Research on Standard Cost Calculation of
MEDICAL SERVICE PROJECT

医疗服务项目
标准成本测算研究
——基于估时作业成本法

顾　问　谢双保

主　编　赵要军

副主编　李利平　蒋帅　史展

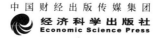
中国财经出版传媒集团
经济科学出版社
Economic Science Press

图书在版编目（CIP）数据

医疗服务项目标准成本测算研究：基于估时作业成本法/
赵要军主编 . -- 北京：经济科学出版社，2022.8

ISBN 978 - 7 - 5218 - 3930 - 2

Ⅰ. ①医… Ⅱ. ①赵… Ⅲ. ①医疗卫生服务 - 成本计
算 - 研究 - 河南 Ⅳ. ①R197. 1②F231. 2

中国版本图书馆 CIP 数据核字（2022）第 148257 号

责任编辑：杨　洋　赵　岩
责任校对：李　建
责任印制：王世伟

医疗服务项目标准成本测算研究
——基于估时作业成本法
顾　问　谢双保
主　编　赵要军
副主编　李利平　蒋　帅　史　展
经济科学出版社出版、发行　新华书店经销
社址：北京市海淀区阜成路甲 28 号　邮编：100142
总编部电话：010 - 88191217　发行部电话：010 - 88191522
网址：www. esp. com. cn
电子邮箱：esp@ esp. com. cn
天猫网店：经济科学出版社旗舰店
网址：http：//jjkxcbs. tmall. com
北京季蜂印刷有限公司印装
787×1092　16 开　22 印张　390000 字
2023 年 1 月第 1 版　2023 年 1 月第 1 次印刷
ISBN 978 - 7 - 5218 - 3930 - 2　定价：88. 00 元
（图书出现印装问题，本社负责调换。电话：010 - 88191510）
（版权所有　侵权必究　打击盗版　举报热线：010 - 88191661
QQ：2242791300　营销中心电话：010 - 88191537
电子邮箱：dbts@ esp. com. cn）

本书编写委员会

序

　　历经十余年改革探索，我国新一轮医药卫生体制改革取得了阶段性成效。作为新医改的关键环节和最难啃的"硬骨头"的公立医院改革已步入高质量发展阶段，但与之相适应的医疗服务成本核算能力与经济运营管理水平仍亟待提升。成本是衡量现代医院经营管理水平和提升医院核心竞争力的一项综合指标，做好成本管理、优化配置资源，最大限度挖掘医院发展潜力，是公立医院竞争制胜的关键，也是公立医院实现高质量发展的内在要求。

　　2021年，国家卫生健康委和国家中医药管理局组织制定了《公立医院成本核算规范》，为规范公立医院成本核算工作和推动公立医院高质量发展提供了根本遵循。2022年7月，财政部会计司发布2022年第一批政府会计准则制度应用案例：公立医院成本核算案例——基于估时作业成本法的医疗服务项目成本核算，标志着公立医院成本核算已从制度性规范向实践性应用转化。从经济学思想来看，以最少的资源消耗满足城乡居民健康需求，既符合当前新医改的战略目标，也符合公立医院实现自身价值、实现高质量发展的现实需要。新形势下公立医院改革仍面临着重大挑战，尤其是以支付制度改革为突破口的公立医院综合改革亟须取得实质性突破，以公益性改革为导向的医疗机构和医务人员激励约束机制亟须强化，以成本管控为核心的现代医院精益管理模式亟须改进等。

　　为进一步破解制约公立医院高质量发展的瓶颈问题，寻找公立医院改革关键靶点是当务之急。支付制度改革通常被认为是撬动现代医院综合改革的有效杠杆，是决定公立医院改革能否成功的关键因素之一。但由于当前以支付制度改革核心的医疗服务价格动态调整机制还未真正形成，在一定程度上影响了公立医院综合改革的深入推进。

　　众所周知，医疗服务价格改革对提升医疗卫生资源配置效率发挥着重要作用，而价格改革的关键在于医疗服务项目标准成本的科学、合理测定。成本是医疗服务价格调整的重要基础和参考依据，同时，也是有效控制医药费用、优化收入结构和作业流程、调配医疗卫生资源、改善医务人员绩效和提高医院精益管理水平等的重要基础和支撑。虽然国家政策文件中明确规定调价要"以成本和收入结构变化为基础进行价格动态调整",但落实起来相当困难,国内对医疗服务项目标准成本测算的研究和实践探索有待加强,存在着成本核算规范、标准不统一,医务人员技术劳务价值体现不充分,以及缺乏对项目标准成本测算的指导性意见等诸多问题。

研究团队坚持问题导向、目标导向和结果导向,以河南省省管医院为研究对象,通过系统学习和研究,针对医疗服务项目成本核算中存在的问题,创新性地构建了医疗服务项目标准成本测算体系,并进行了实证研究,取得了阶段性研究成果,编写完成了《医疗服务项目标准成本测算研究——基于估时作业成本法》一书。该书以"基础理论方法研究、实践理论探索和实证案例分析"等进行谋篇布局,思路清晰、内容翔实、观点鲜明、逻辑严谨、实用性强,强化理论与实践相结合,可读性强,具有重要的理论借鉴价值和现实指导意义。

在河南省卫生健康委的指导下,研究团队开展的基于估时作业成本法的医疗服务项目标准成本测算体系研究,可为系统探索推动医疗服务价格改革、支付制度改革、加强医院精益管理以及实现制度化转化等提供循证基础。

科技创新是引领发展的第一动力。科学研究永无止境,医药卫生体制改革永远在路上。卫生健康事业发展任重道远,不可能一蹴而就,需要更多致力于健康中国建设的改革者、研究者和实践者前赴后继,为推动医药卫生体制改革贡献力量。

真诚希望该书的出版能够为从事医药卫生体制的改革者、政策制定者、大中专院校师生,特别是为从事医疗服务价格改革和医院成本绩效管理的同仁带来一些思考和启示,为推动新时期公立医院高质量发展注入新活力、增添新动力、贡献新力量!

谢双保

2022 年 5 月

前　言

　　暴发于 2019 年末的新型冠状病毒肺炎疫情（以下简称"新冠疫情"）让整个生机勃勃、井然有序的社会骤然按下了暂停键，使得我们习以为常的工作生活秩序完全被打乱。限制社交聚集、隔离、独处成了一种新的生活常态，整个社会骤然安静了下来，也是在这个当口，我对工作对生活特别是对自己感兴趣的"工作与科研"有了新的更深层次的思考。

　　医务人员"义无反顾、逆行出征、不计得失、勇往直前"抗击疫情的精神感动了整个社会，也激发了我们从事医院管理工作者对医务人员"价值"的重新考量。"按劳分配、多劳多得"的绩效分配理念在疫情肆虐的当下似乎已不能充分体现医务人员的劳动价值，工作强度似乎已不能简单用工作量来衡量，更多的是对医务人员心理承受能力的考验。"岗位风险、技术难度、复杂程度"理应作为体现医务人员劳动价值的重要考量因素。基于这样的思考，综合考虑新冠疫情的影响，我们对医院绩效核算分配体系进行了重新调整，探索建立了基于"岗位风险、技术难度和劳动强度"相结合的新的绩效核算分配体系。相继产出了《重大传染病疫情影响下基于岗位价值的医疗机构绩效变革探讨》和《新型冠状病毒肺炎疫情影响下公立医院绩效核算模式变革及仿真模拟》的研究成果，并在医院进行了应用，得到了医务人员的认可与肯定。

　　鉴于这样的思考、尝试、调整和应用，更进一步激发了我们对现行医疗服务价格体系的思考。医疗服务价格是最直接、也最能体现医务人员劳动价值的衡量标尺。但当前医疗服务价格体系存在的"价格不能反映价值、比价关系不合理"等问题，使得医务人员并不完全认可现行医疗服务价格体系，甚至怨声载道。医疗服务价格长期以来受管制的现状，导致价格与价值严重偏离。2009 年新一轮医改启动后，国家相继出台了一系列价格改革的政策文件，将"医疗服务价格动态调整"作为重要改革目标加以推进，明确了以"临床价值为导向、以成本为基础，以科学方法为依托，充分发挥医疗机构专业优势，建立和完善医疗服务价格动态调整机制"新要求，以及要"厘清价格项目与临床诊疗技术规范、医疗机构成本要素、不同应用场景加收标准"等的政策边界。遵循价值决定价格的形成规律和建立以

1

成本为基础的定调价机制成了应有之义。

造成医疗服务提供方对现行医疗服务价格体系不满意的根源进一步明朗，其根本原因是缺少调价的最重要的基础和依据——医疗服务项目成本。事实上，我们对于医疗服务项目成本价格的研究和探索始于《全国医疗服务价格项目规范（2012年版）》发布之后，陆续探索产出了《估时作业成本法在医疗服务项目成本测算中的应用》《技术、风险要素在医疗服务人力价值测算中的应用研究》《基于 TD－ABC 的医疗服务项目二级分层成本核算模型构建及应用》《基于成本与价值导向的医疗服务项目定价模型研究》等相关研究成果。

在前期思考探索和研究积累的基础上，经过充分调研论证，在河南省卫生健康委员会的指导下，我们组建了由财务、价格、成本、绩效、医务等30余名相关专家构成的"医疗服务价格动态调整"研究团队。研究团队坚持问题导向，从技术层面、制度层面和工具层面系统梳理了当前医疗服务价格体系存在的突出问题。归结起来为以下几点：技术层面缺乏定调价依据，主要包括缺乏科学方法与理论支撑、缺乏循证数据、标准和缺乏定调价模型等；制度层面存在着医疗服务比价关系不合理、价格补偿机制不健全、规范性制度不完善、触发启动条件和动态调整长效机制未建立等；工具层面缺乏定调价标准成本大数据支撑、缺乏合适的成本、价格监测工具和平台等。

在充分调查研究的基础上，初步形成了我们对"医疗服务价格动态调整"的总体研究思路：遵循价值决定价格和价格制定主要依据成本变动为基础的原则，按照"政府主导、价值导向、动态调整、结构优化、多方共赢"的总体思路，从技术层面、工具层面和制度层面探索解决医疗服务价格动态调整的形成机制问题。在河南省卫生健康委支持下，研究团队承担了"医疗服务项目标准成本测算"研究任务，着力从技术层面解决医疗服务价格动态调整缺乏成本依据的现实问题。

建立医疗服务价格动态调整机制最关键也是最根本的任务是要解决医疗服务项目成本核算的问题。"标准"一词进入了我们的视野，医疗服务价格调整要以标准成本为依据，而不能以实际成本作为参考。但当前医疗服务项目成本核算还存在着方法不统一、成本要素最小计价单元缺乏核算标准、技术劳务价值体现不充分等问题。为解决这些基本问题，我们从省管 32 家医院中综合考虑"财务制度规范化水平、信息化水平、成本管理能力、专科类别、区域分布"等因素，选取了 8 家有代表性的医院为研究对象，重点攻克现行医疗服务项目标准成本测算问题。

在前期理论实践研究的基础上，研究团队历经近 1 年时间，以 8 家有代表性的医院 2019 年、2020 年价格和成本监测数据为基础，参照全流程管理理念，以估时作业成本法为基本方法学导向，以真实世界数据采集为逻辑起点，探索建立了标准化数据采集、标准化数据处理、标准化作业字典库、标准化作业资源消耗、标准化成本要素测算和标准化成本测算平台等"六位一体"的医疗服务项目标准成本测算体系，并以河南省省管医院现行常用医疗服务项目为研究对象进行标准成本的测算，现行医疗服务项目实际测算完成率为95.95%。医疗服务项目标准成本测算结果也在价格动态调整中得到了一定的应用。

研究团队坚持理论与实践相结合，边思考、边探索、边总结，初步完成了《基于TD‐ABC的医疗服务项目标准成本核算模式探讨》《基于项目技术难度和风险程度的医务人员劳务价值标准成本研究》《基于成本性态的医疗服务成本构成要素指数体系构建》《医疗服务项目最小计价单元成本要素指数测算方法探讨》《河南省大型医用设备检查项目标准成本核算与调价策略探讨》等一系列最新研究成果。

这也为写作本书奠定了很好的理论基础和现实素材。经过研究团队充分酝酿讨论，决定编写《医疗服务项目标准成本测算研究——基于估时作业成本法》一书，以供国内同行共同交流探索研究之用。本书分上下两篇共13章，上篇6章为基础理论篇，下篇7章为探索应用篇。附录部分对近年来国家层面出台的与成本、价格相关的重要政策和制度10项进行了摘编。

基础理论篇重点从医院成本核算、成本管理、医疗服务项目成本核算、医疗服务项目规范与价格政策、估时作业成本法研究状况等方面进行理论阐述；探索应用篇重点从科室成本核算、医疗服务项目成本构成要素及指数模型、医疗服务项目中技术劳务要素标准成本测算、医疗服务项目标准成本测算、医疗服务项目中固定资产折旧标准成本测算、医学检验项目标准成本测算以及医疗服务项目标准成本测算应用等方面进行探索应用论述，借用估时作业成本法的原理进行标准成本测算。

本书的重要价值和贡献在于探索设计了"六位一体"的医疗服务项目标准成本测算体系，引入社会必要劳动时间这一关键要素借鉴估时作业成本法测算医疗服务项目标准成本，基于风险技术指数的医务人员技术劳务价值标准的测定，医疗服务项目最小计价单元成本构成要素以及成本变动指数的提出与测算，以及医学检验项目按方法学进行测算等。

本书中相关研究内容大多属于我们研究团队的首创，也是在不断讨论总结中编写完成的，难免有所疏漏或不足。本书的出版发行希望能起到抛砖引玉的作用，希望国内从事成本价格研究的同仁多批评、多指正，也希望同仁们在该领域的研究探索更上一层楼，为推动我国医疗服务成本价格改革、推进公立医院高质量发展作出新的更大贡献。

在本书成书之际，非常庆幸我们有一个"兴趣爱好一致、研究特长互补、勇于探索创新和善于攻坚克难"的研究团队。我们组建了以李利平老师为核心的技术攻关小组、以蒋帅老师为核心的理论方法研究小组、以赵要军老师为核心的成果转化小组和以史展老师为核心的组织协调小组。小组之间以及小组成员之间齐心协力、相互学习、相互启发、相互帮助，心往一处想、劲往一处使，拧成一股绳，铆足一股劲，在激烈争辩和倔强较真中不断攻克一个又一个难题和挑战。

最后，特别感谢河南省卫生健康委财务处给予的指导和帮助，感谢每一位不惜牺牲节假日和陪伴家人的时间，积极参与项目研究的团队成员为此付出的辛勤努力和不计得失的奉献精神，同时也要感谢郑州大学公共卫生学院师生的积极参与和对编写本书所作的贡献。

赵要军

2022 年 5 月 9 日晨 3 点于郑州

目　　录

上篇　基础理论篇

下篇　探索应用篇

上篇 基础理论篇

第一章

医院成本核算

第一节 成本与医院成本

一、成本概念与类别

(一) 成本概念

如何界定成本是国内外理论实务界关注的重要问题。美国理论实务界对成本概念的界定主要观点有：一是 1951 年美国会计学会给定的成本定义："成本是指为了实现特定目的而发生或可能发生的可以用货币度量的价值牺牲"；二是 20 世纪 70 年代美国会计师协会对成本的定义："成本是经济活动中所蒙受的牺牲"；三是 20 世纪 80 年代美国财务会计准则委员会界定成本的定义："成本是经济活动中发生的价值牺牲，即为了消费、储蓄、交换、生产等所作的放弃"[①]。

我国理论实务界对成本的研究主要受到马克思主义政治经济学的影响较大。马克思在《资本论》中指出：按照资本主义方式生产的每一个商品的价值 (w)，用公式来表示是 $w = c + v + m$，如果要从中减去剩余价值 (m)，在商品中所剩下的，仅是补偿了使资本家自身耗费的部分，即生产资料价格部分和劳动力价格部分 ($c + v$)，也就是商品的成本价格。通俗来讲，成本即是由物化劳动资料价格和活劳动价

[①] 田家琛. 成本概念及其内涵的探讨 [J]. 今日财富，2021 (22)：139－141.

格两部分构成。马克思政治经济学的成本概念，奠定了我国现代财务会计与成本会计的概念基础。

成本是商品价值的重要组成部分，当人们从事生产经营活动或者达成某目标时，就需要耗费一定的资源（包括人力、物力、财力等），所耗费资源的货币表现称为成本。成本具有补偿性，另外，成本本质上而言是一种价值牺牲，即为了达到一种目的而放弃另一种目的牺牲的经济价值，在经营决策中所用的机会成本就包括了这种含义。

（二）成本类别

根据不同标准可将成本划分为多种类别。例如，按成本计入方式的不同可分为直接成本和间接成本；按成本与服务量之间的依存关系，可划分为固定成本、变动成本和混合成本；按使用情况可分为财务成本和管理成本等①。

1. 直接成本与间接成本

直接成本指的是确定由某一成本核算对象负担的费用，包括直接生产成本和直接计入成本两方面。其中，直接生产成本是与产品生产工艺直接有关的成本；而直接计入成本是生产费用发生时，能直接计入某一成本计算对象的费用。例如，医疗服务过程中不可收费卫生材料及低值易耗品等均属于直接成本。间接成本是指在生产费用发生时，不能直接计入某一成本计算对象，而是需要经过合理分摊进行分配的成本。

2. 固定成本、变动成本、混合成本

固定成本指的是成本总额在一定时期和一定医疗服务量范围内，不受服务量增减变化的影响而改变的成本；变动成本则是成本总额会随着业务量的变化而产生相对变化的成本；混合成本兼有固定成本和变动成本的特性，即成本总额随着服务量变动而变动，但是并不保持正比例变动关系，如加班费等。

3. 机会成本与沉没成本

机会成本是指把一种资源运用在某个领域而放弃了该资源运用在其他领域所能得到的利益。比如，如果某公司在选定投资方案 A 或 B 时，由于选定了方案 A 而舍弃了另一个可以得到收益的方案 B，被舍弃的方案 B 可能产生的收益正是已选定方案 A 的机会成本。

沉没成本是指在某个领域或项目上的投入无法得到应有的收益或补偿。例如，某科室购置了一台新设备，然而由于某种原因无法正常使用，不能产生任何

---

① 朱靓. 军队医院成本分析及核算方法的研究［D］. 第四军医大学学位论文，2007.

效益，那么购置该设备的投入就属于沉没成本。因此，本质上来看沉没成本是一种资源浪费。

4. 边际成本

边际成本指的是总成本对总产量的变化率，即每增加或减少一个服务量单位所引起变动的成本数额。在一定的经济规模下，投入与产出是呈正向变动，即投入越大产出越大；然而当投入规模过大或服务量过多时，投入与产出将呈反向变动。边际成本常与边际收益一起用来分析企业的最优产量或服务量。

5. 管理成本

管理成本是指行政管理部门为组织和管理生产经营活动而发生的各项费用支出，例如，工资和福利费、办公费、邮寄费等。

二、医院成本概念与类别

（一）医院成本概念

医院成本是指医院在预防、医疗、康复等医务服务过程中所消耗的物质资料价值和必要劳动价值的货币表现。包括人力资源耗费，房屋及建筑物、仪器设备、卫生材料等有形资源耗费，以及专利权、著作权等无形资源耗费。

（二）医院成本类别

1. 按照计入成本核算对象方式

（1）直接成本是指确定由某一成本核算对象负担的费用，包括直接计入和计算计入的成本。

（2）间接成本是指不能直接计入成本核算对象的费用，应当由医院根据医疗服务业务特点，选择合理的分配标准或方法分配计入各个成本核算对象。间接成本分配标准或方法一般遵循因果关系和受益原则，将资源耗费根据动因（工作量占比、耗用资源占比、收入占比等）分项目追溯或分配至相关的成本核算对象。同一成本核算对象的间接成本分配标准或方法一旦确定，在各核算期间应当保持一致，不得随意变动。

2. 按照成本属性分为固定成本和变动成本

（1）固定成本是指在一定期间和一定业务范围内，成本总额相对固定，不受业务量变化影响的成本。

（2）变动成本是指成本总额随着业务量的变动而呈相应比例变化的成本。

3. 按照资本流动性分为资本性成本和非资本性成本

（1）资本性成本是指医院长期使用的，其经济寿命将经历多个会计年度的固定资产和无形资产的成本，包括固定资产折旧和无形资产摊销费用。

（2）非资本性成本是指某一会计年度内医院运营中发生的人员经费、卫生材料费、药品费、提取医疗风险基金和其他运行费用。

4. 按照成本核算目的分类

按照成本核算目的，医院成本可分为医疗业务成本、医疗成本、医疗全成本和医院全成本。

（1）医疗业务成本是指医院业务科室开展医疗服务业务活动发生的各种耗费，不包括医院行政后勤类科室的耗费及财政项目拨款经费、非同级财政拨款项目经费和科教经费形成的各项费用。

$$医疗业务成本 = 临床服务类科室直接成本 + 医疗技术类科室直接成本 +$$
$$医疗辅助类科室直接成本$$

（2）医疗成本是指为开展医疗服务业务活动，医院各业务科室、行政后勤类科室发生的各种耗费，不包括财政项目拨款经费、非同级财政拨款项目经费和科教经费形成的各项费用。

$$医疗成本 = 医疗业务成本 + 行政后勤类科室成本$$

（3）医疗全成本是指为开展医疗服务业务活动，医院各部门发生的各种耗费，以及财政项目拨款经费、非同级财政拨款项目经费形成的各项费用。

（4）医院全成本是指医疗全成本的各种耗费，以及科教经费形成的各项费用、资产处置费用、上缴上级费用、对附属单位补助费用、其他费用等各项费用。

5. 按成本核算对象分类

（1）医院总成本和科室成本。

医院总成本指的是医院在提供医疗服务过程中所消耗的费用总和；科室成本则是医院内部科室在提供各项医疗服务过程中所消耗的费用。

（2）医疗服务项目成本和病种成本。

医疗服务项目成本指的是在医疗服务过程中，某一医疗服务项目消耗的费用。病种成本指的是患者从入院到出院这一过程中所耗费的平均成本。

（3）诊次成本和床日成本。

诊次成本指的是医疗服务成本按门诊人次进行分摊后的成本；床日成本是指按住院床位每日进行分摊后的成本。

（4）实际成本与标准成本。

实际成本指的是医疗服务活动中实际耗费的成本，即成本已经实际发生；标准成本指的是通过精确的调查、分析和技术测定而制定的用来评价实际成本、衡量工作效率的一种预计成本。

三、医院成本核算概念与对象

（一）医院成本核算概念

2021年1月国家卫生健康委员会、国家中医药管理局印发《关于印发公立医院成本核算规范的通知》第一章总则第四条规定：医院成本核算是指医院对其业务活动中实际发生的各种耗费，按照确定的成本核算对象和成本项目进行归集、分配，计算确定各成本核算对象的总成本、单位成本等，并向有关使用者提供成本信息的活动。

（二）医院成本核算对象

2021年国家财政部发布的《事业单位成本核算具体指引——公立医院》中明确指出"医院可以根据成本信息需求多维度、多层次地确定成本核算对象"。按照成本核算的不同对象，可分为科室成本、诊次成本、床日成本、医疗服务项目成本、病种成本、按疾病诊断相关分组（diagnosis related groups，DRG）成本。

1. 科室成本核算

科室成本核算是指以科室为核算对象，按照一定流程和方法归集相关费用、计算科室成本的过程。科室成本核算的对象是按照医院管理需要设置的各类科室单元。医院应当按照服务性质将科室划分为临床服务类、医疗技术类、医疗辅助类、行政后勤类。

科室直接成本分为直接计入成本与计算计入成本。直接计入成本是指在会计核算中能够直接计入科室单元的费用。包括人员经费、卫生材料费、药品费、固定资产折旧费、无形资产摊销费以及其他运行费用中可以直接计入的费用；计算计入成本是指由于受计量条件所限无法直接计入科室单元的费用。医院应当根据重要性和可操作性等原则，将需要计算计入的科室直接成本按照确定的标准进行分配，计算计入相关科室单元。对于耗费较多的科室，医院可先行计算其成本，其余的耗费再采用人员、面积比例等作为分配参数，计算计入其他科室。

科室间接成本应当本着相关性、成本效益关系及重要性等原则，采用阶梯分摊法，按照分项逐级分步结转的方式进行三级分摊，最终将所有科室间接成本分摊到临床服务类科室。

2. 诊次成本核算

诊次成本核算是指以诊次为核算对象，将科室成本进一步分摊到门急诊人次中，计算出诊次成本的过程。采用三级分摊后的临床门急诊科室总成本，计算出诊次成本。

$$全院平均诊次成本 = \frac{\sum 全院各门急诊科室成本}{全院总门急诊人次}$$

$$某临床科室诊次成本 = \frac{某临床科室门急诊成本}{该临床科室门急诊人次}$$

3. 床日成本核算

床日成本核算是指以床日为核算对象，将科室成本进一步分摊到住院床日中，计算出床日成本的过程。采用三级分摊后的临床住院科室总成本，计算出床日成本。

$$全院平均实际占用床日成本 = \frac{\sum 全院各住院科室成本}{全院实际占用总床日数}$$

$$某临床科室实际占用床日成本 = \frac{某临床住院科室成本}{该临床住院科室实际占用床日数}$$

4. 医疗服务项目成本核算

医疗服务项目成本核算是指以各科室开展的医疗服务项目为对象，归集和分配各项费用，计算出各项目单位成本的过程。医疗服务项目成本核算对象是指各地医疗服务价格主管部门和卫生健康行政部门、中医药主管部门印发的医疗服务收费项目，不包括药品和可以单独收费的卫生材料。

5. 病种成本核算

病种成本核算是指以病种为核算对象，按照一定流程和方法归集相关费用，计算病种成本的过程。病种成本核算方法主要有自上而下法、自下而上法和成本收入比法。病种成本核算可以作为衡量治疗服务的综合评价指标，为病种收费和医保的结算提供数据支撑。

6. DRG 成本核算

DRG 成本核算是指以 DRG 组为核算对象，按照一定流程和方法归集相关费用计算 DRG 组成本的过程。DRG 成本核算方法主要有自上而下法、自下而上法和成本收入比法。

四、医院成本核算内容与框架

（一）医院成本核算内容

医院应当根据国家规定的成本核算口径设置成本项目，并对每个成本核算对象按照成本项目进行数据归集。成本项目是指将归集到成本核算对象的按照一定标准划分的反映成本构成的具体项目。医院成本项目包括人员经费、卫生材料费、药品费、固定资产折旧费、无形资产摊销费、提取医疗风险基金、其他运行费用七大类。

1. 人员经费

医院在职员工实际发生的所有支出，包括员工的工资、津贴补贴、奖金和其他各项补助等。

2. 卫生材料费

医疗工作过程中所消耗的一系列的相关卫生材料，例如酒精、纱布、针管等。

3. 药品费

医生在医疗活动中所使用或出售的药品费用。

4. 固定资产折旧费

医院所拥有的房屋或者设备在使用过程中所计提的折旧费，按照医院实际固定资产的构成进行费用细分。

5. 无形资产摊销费

比如著作权、土地使用权等的摊销。

6. 提取医疗风险基金

是被用于支付医院购买医疗风险保险所发生的支出或实际发生的医疗事故赔偿的资金。

7. 其他运行费用

医院在职员工进行医疗活动或其他辅助活动所产生的各项费用，例如，水电费、洗衣费、物业管理费、工会经费。[①]

（二）医院成本核算框架

医院成本核算的基本框架可以分为三个层次：第一层次以医院为核算主体，核

---

① 李丹娅. 作业成本法在公立医院成本核算中的应用研究［D］. 云南财经大学，2021.

算内容为医院的总成本，用于分析医院经济管理水平；第二层次将各个科室作为核算的主体，核算科室在一段时间内的所有消耗支出，用来计算科室的总成本；第三层次以医疗作业为核算主体，在第二层次的基础上，科学归集和分配医疗作业成本。[1]

五、医院成本核算作用

（一）宏观方面

1. 加强成本核算是深化医药卫生体制改革的政策要求

2010 年由卫生部、中央编办、国家发展改革委、财政部和人力资源社会保障部五部委联合发布的《关于医院改革试点的指导意见》明确指出，在成本核算方面，要求加强成本核算与控制并逐步完善医院财务会计管理制度；在药品核算方面，要求调整医药价格并逐步取消药品加成的同时，医院必须严格管理预算和收支，在成本核算的基础上制定医疗服务项目价格，加强医用耗材的价格管理，逐渐降低药品和大型医用设备检查价格。

2. 实行成本核算是适应客观经济规律的内在要求

价值规律是商品经济的普遍规律，医疗服务作为用来交换的特殊商品，必然符合价值规律。医院只有加强成本核算，才能自觉地遵循和运用价值规律，贯彻物质利益原则，正确处理医院内部和外部、医务人员和患者之间等各种经济关系。

3. 医院实行成本核算是加强内部管理的现实需要

医院实行成本核算，政府部门按卫生服务社会平均成本制定收费标准，鼓励卫生机构开展公平竞争，有利于建立和完善医疗服务市场。在商品经济条件下，医疗服务也是用来交换的一种特殊商品，理应按照等价交换的原则遵循价值规律。但是，由于公立医院属于非营利性机构，国家调控医疗服务市场，采取对医疗服务的价格限制政策，医疗服务价格往往低于医疗服务价值。医院进行成本核算，可以充分调动医务人员关注成本、降低资源消耗、减少浪费的积极性，有效地缓解"干好干坏一个样"和吃"大锅饭"的问题。

4. 加强成本管控是缓解患者疾病负担的重要手段

医院加强成本核算与控制也是解决看病难、看病贵的根本途径。目前来讲，"看病难、看病贵"部分原因是医疗服务价格过高，导致普通老百姓根本看不起

---

① 纪敏杰. 时间驱动作业成本法下公立医院成本核算研究 ［D］. 兰州财经大学，2020.

病，医院必须进行科学的成本核算与控制，降低医疗服务价格，使成本信息更加准确，这样才能作为相关部门的定价依据，使其作出更为科学的决策，从而减轻国家财政的负担。

（二）微观方面

1. 有利于促进医院的可持续发展

随着医疗行业竞争的加剧，成本控制的重要性日益凸显，医院通过科学的成本核算与内部管理，有利于及时明确医院成本费用消耗情况，围堵成本管理漏洞，减少浪费；同时有利于强化医院管理人员成本核算与成本管理理念，为医院管理科学化、现代化、精益化奠定基础，为医院可持续发展提供保障。

2. 有利于提升医院核心竞争力

当前，国家政策文件中对公立医院高质量发展的要求以及民营医院的迅速发展使得医院之间竞争日益激烈，在医疗收入增长尚未突破瓶颈期的现状下，实施科学合理的成本核算是提升医院自身竞争力的关键。

3. 有利于优化卫生资源配置

加强成本核算有利于合理分配卫生资源，以最少的投入，取得最大的经济社会效益。政府规定的价格，在保证服务质量和数量的前提下，成本控制已经成为并必将成为医院生存和发展的重要手段。医院在业务活动中，所耗费的物化劳动和活劳动的总量多少，直接影响着医院成本数额的多少。但每一个耗费都是对一定经营活动情况的直接反映。医院进行成本核算，可以全面地体现医院的诊疗结果，强化医务人员的成本意识和自身的"造血"功能，加强管理，充分利用现有资源，开源节流、降低成本和增收节支；以较少的人力、物力和财力投入获得尽可能多的经济收益。

4. 有利于医院加强成本管理

成本核算是医院财务管理上的一项重要改革，医院实行成本核算从会计工作来讲，是由预算会计向成本会计过渡。不论从核算对象、核算方法、结账基础以及账务处理等各个方面，都要做一系列的改革，向科学管理迈进[①]。

5. 有利于改善医院经营理念

医疗体制改革的关键是医院管理机制的现代化和国际医疗管理标准的整合。国内医院管理面临着巨大的挑战，这就要求医院管理者要学习和借鉴国内外医疗机构

---

① 王成，许涛，孙磊，等. 加强公立医院成本核算的几点思考——基于北京市的调研［J］. 卫生经济研究，2016（1）：14－19.

在成本核算上的先进管理方法和管理理念。重大支出项目的成本核算管理应从医院财务、人力资源、市场开发、质量控制、信息技术等方面全面提高医院的成本核算管理水平，以适应当前复杂的医疗市场氛围，并获得健康、快速的医院可持续发展。

第二节　医院成本核算的发展

一、国内外医院成本核算演进

（一）国外医院成本核算

1. 医院成本核算萌芽阶段

医院成本核算在西方国家最早出现于 20 世纪 50 年代。20 世纪 60 年代中期，参考企业成本核算，西方学者将阶梯分配法引入医院成本核算，将辅助科室发生的费用参考其服务量大小对成本分配进行排序。通过对这一方法的实际运用可以发现，成本发生额会受到诊断或治疗方式的差异、患者病情的轻重缓急程度等因素的影响[1]。随着医疗卫生行业的发展变化，医院提供医疗服务日益复杂，医院成本的实际情况难以得到真实体现，为此学者们开始尝试探索新的成本核算方式。

1973 年，国际保健组织麦克唐纳教授等（Macdonald et al.）专家提出患者成本法，尝试将患者作为核算单元来对医疗项目成本进行核算，从上至下对医院成本进行计算。该方法虽然考虑医疗行业的特点，但是会忽视掉一些医院使用的资源，不能准确提供医院的成本信息[2]。1974 年，日本自治医科大学医院管理学教授根据医院的实际情况，提出医院应按科室进行成本核算。1976 年，耶鲁大学卫生研究中心提出了 DRGs 成本核算法，该方法实际上是以患者病例组合为分类单位，进而研发了疾病诊断相关组法，确立了综合服务、护理服务和辅助服务三个最终成本中心，将住院患者的所有成本考虑在内，按照不同的分配标准分两阶段完成成本测算过程。同时，通过会计科目与成本科目的统一，实现了医院之间成本数据的对

---

① 折文海. 基于作业成本法的 Y 医院成本核算研究 ［D］. 西安石油大学，2020.

② 纪敏杰. 时间驱动作业成本法下公立医院成本核算研究 ［D］. 兰州财经大学，2020.

比①。1983 年，国外学者将这种独特的核算方法在新泽西州医院进行了具体实施，产生了以 DRGs 为基础的预付费制度。自此以后，DRGs 成本核算法在英国、法国、德国等西方发达国家中得到广泛研究与应用。

20 世纪 60 年代，北美地区开始针对医院内部成本核算进行改革，采取较为激进的方式革新医院付费制度，将医疗保险制度引入医院成本核算制度当中，并且要求医院将成本核算报告透明化并面向社会公示②。20 世纪 90 年代，美国采取按人头计费的方式收取医疗保险费用，参与保险的公民应按照人头在一定时间范围内缴纳特定保险费用，强化了政府部门对医院的成本控制。除美国外，其他欧美国家也实施了一系列成本核算工作，例如，英国面向全国各地卫生单位实施成本管理、强化成本控制，在医疗卫生领域的有关政策文件中，英国政府要求医院应上报自身成本核算数据，同时实行总经理责任制度，政府根据医院实际成本核算结果构建对应的总成本付费制度③。

2. 医院成本核算系统化阶段

20 世纪 90 年代以来，一种新兴的成本核算方法——作业成本法优势日益明显，并且作业成本法在医院中得到初步应用。作业成本法的提出将医院从成本核算提升到成本管理层面上来，医院成本核算逐步向成本管理转变，这一阶段一直延续到 21 世纪初④。1991 年有学者证明了作业成本法应用于医疗服务行业成本核算的可行性，认为作业成本法通过因果关系可以把成本追溯到产品，用于医疗服务成本核算可以获取更为真实有效的成本信息。1993 年，加拿大麦克马斯特大学教授引用作业成本法对实验室的成本进行具体核算，通过与医院传统成本核算法对比，结果表明应用作业成本法核算出来的成本数据更加准确，证明了在医院开展作业成本法不仅可行而且结果表现更优越。不过他对关于医院实行作业成本制度的具体步骤等缺乏详尽说明，不能够说明作业成本法在不同医疗项目中的实施情况。1996 年，加利福尼亚大学伯克利分校哈斯商学院学者尝试研究将作业成本法应用于医疗行业，设计了相对全面的作业成本法应用体系，首次将作业成本法和医院的结合上升到理论阶段⑤。

---

① Pandey S. Applying the ABCs in Provider Organizations [J]. Healthcare Financial Management：Journal of the Healthcare Financial Management Association，2012，66（11）：112 – 116.

② Eichler Markus. Penetrating Thoracic Trauma Patients with Gross Physiological Derangement：A Responsibility for the General Surgeon in the Absence of Trauma or Cardiothoracic Surgeon? [J] World Journal of Surgery，2017.

③ Pirson Magali：Analysis of Interventions Designed to Improve Clinical Supervision of Student Nurses in Benin，Sante publique（Vandoeuvre – les – Nancy，France），2017.

④ 赵力杰. 我国医院成本核算与成本管理研究 [D]. 河北经贸大学，2011.

⑤ 李丹娅. 作业成本法在公立医院成本核算中的应用研究 [D]. 云南财经大学，2021.

3. 医院成本核算战略化阶段

21 世纪以来，由于战略管理会计理论的广泛应用，国外医院把成本核算逐步提升到发展战略层次上来。"战略成本管理"最早由美国著名管理学家迈克尔·波特提出，认为战略管理应把成本放于战略管理工作这一空间考虑，并且使用专门的方法为之提供材料进行分析，也就是指站在战略的高度对成本行为和结构进行分析，从而指导决策者战略管理工作的一项管理活动。随着战略成本管理时代的来临，学者们在战略成本管理框架下，针对医院内部成本核算进行了一系列系统性研究[①]。

总之，在国外成本核算与管理发展的最初阶段，患者成本法占有相当关键的地位，但由于只能简单反映实际成本，所以逐渐被集成本核算与管理工作于一身的作业成本法所代替；国外成本核算的第二阶段，即成本管理阶段，作业成本法占据主要地位；2000 年以后，国外医院对成本核算重视程度已经上升到战略管理层次。

（二）国内医院成本核算

1. 发展演进

我国医院成本核算起步略晚，1979 年 4 月，卫生部、财政部等部门围绕医院经济管理试点中发现的问题，明确提出要做到"控制支出、降低收费"的要求，至此拉开了我国医院成本核算的序幕。1992 年，山东省卫生厅与山东医科大学携手进行了一项长达两年的课题研究，旨在探明医疗服务成本测算中需要注意哪些问题，摸索出一套行之有效的成本测算方法。该课题研究专家组共完成 132 种代表性项目的成本核算，总结出的指标推算模式在全省范围内十几家医院进行了测算，获得了较为完善的成本核算方法[②]。

1997 年中共中央、国务院《关于卫生改革与发展的决定》指出，卫生机构应当将重心放在经济管理上，通过引进新的核算方法，使收入分配机制更加合理，进而帮助财务行为逐渐走向规范。随后，国内医院开始陆续探索医疗服务全成本核算。1999 年财政部、卫生部联合发布《医院财务制度》，强制要求医院推行成本核算，并要覆盖医疗成本核算及药品成本核算两大内容。然而，这一版《医院财务制度》当中尚未针对成本核算设定具体条例，医院内部也尚未设置负责成本核算的有关部门，因此导致了成本核算及会计核算无法相互对接，出现了财务账目争议。

2010 年 12 月，财政部、卫生部联合发布的新版《医院财务制度》和《医院会

---

① Pandey S. Applying the ABCs in Provider Organizations [J]. Healthcare Financial Management：Journal of the Healthcare Financial Management Association，2012，66（11）：112-116.

② 邹多．××医院医疗项目作业成本核算研究［D］. 湖南大学，2012.

计制度》管理制度（以下简称"新制度"），新制度明确强调了成本管理，还明确具体成本核算范围、单位成本费用分配标准及其所采取的分摊方法。这些规定为医院全面加强自身工作精细化管理，稳步提升成本管理工作水平提供了政策保障和理论方法支持，也为政府部门对将来制定更合理规范的医疗收费服务价格提供了参考依据。

根据《政府会计制度》，2021 年开始实施的《事业单位成本核算基本指引》中对目标的成本构成和分类进行了重新归类调整，明确成本核算对象、成本项目等内容，明晰了医院成本核算的概念界定，为医院成本核算及管理奠定了坚实的基础。

2021 年 2 月，国家卫生健康委和国家中医药管理局组织出台《公立医院成本核算规范》（以下简称《规范》），健全现代医院管理制度，优化资源配置，规范公立医院成本核算工作。《规范》标准化医院成本基础数据集成、科室归类与编码等，有利于医院成本计算流程的一体化，可以破解不同支付基准定价基础成本虚化问题，为医院预算与绩效管理一体化打下基础[①]。

由此，我国医院成本核算体系日益健全，由科室全成本核算向项目成本核算和病种成本核算稳步推进，各级医疗机构也逐渐认识到成本核算的重要性，开始尝试将成本核算的数据结果运用都具体到管理工作中去，进一步推动成本核算工作的发展和不断完善。

2. 医院成本核算现状

（1）成本核算方法逐步完善。医疗卫生服务领域的成本测算最初是借鉴企业的成本核算方法。20 世纪 80 年代中期开始，我国的医疗服务成本测算逐渐得到发展和应用。复旦大学公共卫生学院于 1987 年开展了上海医院成本核算方法与应用研究，1990 年又对全国 10 个城市 25 所医院进行成本核算方法、成本标准化管理及病种成本研究。1992 年，山东省卫生厅与山东医科大学对医疗服务项目成本核算方法进行了研究，此研究以山东省等四省的 17 家医院为研究对象，对医疗服务项目平均实际成本、医疗服务项目成本的指数推测及医疗服务成本要素指数测算这几种分析方法进行了实际案例测算分析，并且通过检验和进一步完善，最终得到了比较完整的医疗服务项目成本核算方式[②]。2005 年有些研究者将作业成本法应用于医疗服务项目成本核算研究，证明了作业成本法在医疗服务项目成本核算方面的可行性；2011 年研究人员将作业成本法引入医院医疗服务项目成本核算，为医院医疗服务项目成本核算体系的建立提供了依据；2018 年有学者在医院医疗服务项目

① 殷俊琪. ×医院成本核算与管理研究［D］. 河南财经政法大学，2021.
② 马骏. 医疗项目及病种成本核算［J］. 中国医院管理，1997，17（1）：60 – 61.

成本核算的研究当中使用了更为精细化的成本管理方式即估时作业成本法，研究当中以某公立医院血液透析中心所包含的服务项目为研究对象，并证实了估时作业成本法在医疗服务项目成本核算中的优势①。

（2）成本核算层级逐步细化。根据医院目前成本核算的现状，成本核算理论、范围和工作安排依据 2012 年实施的《医院财务制度》和《医院会计制度》，医院的成本核算等级分为医院成本、科室成本、医疗服务项目成本、病种成本、床日和诊次成本。根据医院成本核算现状调查，多数医院都采用科室成本核算与床日和诊次成本核算，少部分有条件的医院会采用医疗服务项目成本核算与病种成本核算。山东济宁医学院附属医院是推行单病种成本核算的典型，多年来在相关理论研究的基础上，探索出适合本院、符合实际的一套单病种核算方法。但是，由于我国医院的整体管理水平不高，成本核算的级次不能一开始就划得过细，各医院应结合自身情况，实事求是，具体问题具体分析，不能盲目照搬。

（3）成本分析越来越受重视。成本分析是在成本核算的基础上挖掘、探讨数据背后的原因，为管理者提出合理化对策建议并提供数据信息支持，最终达到成本管控目的，提升医院综合实力。成本分析是医院从单一的成本核算向全面成本管理转变的必经阶段，常用的成本分析方法包括本量利分析、差异分析等。

某些学者对其样本医院经济运行情况数据进行分析，利用成本内部构成分析、成本与收益比较、实际成本与标准成本比较等方法，证实了成本控制在医院经营管理中的重要意义。宁波市以样本医院成本核算数据为例，采用可比成本法分析两年间年度业务量及相应收入与发生费用产生较大差异的原因，客观反映各因素对收支结余的影响。部分学者从医疗机构和科室两个角度开展研究，分别提出了较为完善的机构分析法和科室分析法②。

3. 医院成本核算存在问题

（1）医院成本核算体系不健全。在按项目收付费体系下，医院缺乏开展成本核算和成本控制的动力。因此，目前医院已经开展实施的成本核算绝大多数围于科室成本核算，无法满足医疗服务项目价格调整和支付方式改革的需要。在组织机构建设上，绝大部分医院均未单独设置成本核算部门。实际上，成本核算是一项复杂、多部门联动配合的工作，需要从医院层面给予足够的重视，提供运行保障。医院成本核算体系不健全具体表现在以下几个方面：

一是成本核算组织机构不完善。按照国家有关规定，医院财务管理部门内部应

---

① 侯晓凤. 估时作业成本法在医疗项目成本核算中的研究 [D]. 内蒙古农业大学，2017.
② 郑大喜. 我国公立医院成本核算的历史演进与发展趋势研究 [J]. 医学与社会，2011，24 (4)：1 – 3.

设置成本核算部门。然而，由于我国医院体制和制度的客观条件限制，现阶段大多数医院设置的成本核算部门不仅需要承担成本核算工作，还同时肩负着其他财务工作任务，这就容易导致两部门之间互相推卸责任，工作效率大打折扣；除此之外，当前医院内部还存在成本核算机构重复设置的现象，造成了人力、物力及财力资源的浪费。最后，还存在着医院成本核算部门在实际的工作中仅负责普通的分配和管理工资、核算奖金等方面的基础性工作，其核心职能尚未得到充分发挥①。

二是成本管理制度不健全。由于目前还未形成一套科学规范的成本管理制度，很多医院是按照自己总结的经验和方法进行成本核算管理，成本核算的账务处理和报表内容过多地强调个性，忽视共性。各医院成本核算项目范围和口径不一致，医院之间成本比较具有局限性，也无法为价格补偿和收费标准的制定提供依据。

三是成本核算各部门协调不力。成本核算要求且非常依赖医院各科室之间的相互配合。然而，在实际核算过程中，由于管理者对成本核算认识薄弱等主客观条件限制，在事先设计各机构的职责时考虑不全面，导致在实践中经常出现部门协调不力的问题。较为典型的案例包括：财务部在每月记账时，未能将成本准确记录到所有相关部门，而是一次性记录，因此，成本核算系统引入的成本无法分摊到所有部门。

四是成本核算方法有待完善。首先，行政费用方面存在管理成本分摊方法不规范的现象，大多数医院在会计报表中将行政费用分摊到医疗费用和药品费用中，但这并不能切实反映行政费用的水平，也无法实现有效控制行政费用。其次，固定资产方面，一方面，国内目前的医疗定价是按照扣除固定资产折旧后的成本进行计价，但这种项目成本不能充分反映固定资产折旧费用；另一方面，根据固定资产会计准则，现行医院会计制度存在固定资产核算的漏洞，科室成本应该包含固定资产折旧和维护费用，资本支出的价值转移折旧和收益性支出的维护成本不能计入同一账户，并且在具体实践中，折旧费用仅包括新增医疗设施，不包括科室现有设施。再次，在医院日常经营过程中，修购基金退出，既不会降低固定资产的原值，也不会减少固定资金，这将导致固定资产报废前医院资产和资金的虚拟增加。最后，人力成本方面，成本核算的目的之一是合理确定医务人员的奖金和工资，但由于缺乏能够反映医务劳动价值的指标，如劳动强度指标、社会效益指标、技术含量、风险状况等，医院无法有效衡量差别岗位和差别层次的医务人员劳务价值，如何将这些差异指标融入成本核算，准确量化医务人员的实际贡献，体现其劳动价值，是医院成本管理核算的难题。大量研究表明，运用成本会计方法可以建立科学的激励机

---

① 刘志荣. 浅析医院成本核算中存在的问题及解决对策 [J]. 现代经济信息，2016（12）：168.

制，关键是将成本核算结果与考核指标直接挂钩，进一步完善分配制度①。

（2）医院成本核算单元设置不合理。医院进行全面成本核算首先要做好的就是确定成本核算的基本单元，事实上，我国医院成本核算起步较晚，医院内部成本核算组织结构与企业内部成本核算结构存在一定差异。由于目前我国医院并没有出台核算单元设立标准作为参考依据，因此医院通常根据自身实际情况设立成本核算单元，这就容易出现核算单元归属不清等一系列问题。在实际成本分摊过程中，由于医院成本核算单元的划分尚缺乏统一性，即使同等级、同类别医院的科室名称和内含也存在一定差异，并且各医院采用的分摊标准不一致，造成各医院同类科室成本的可比性不强。其次，由于医院暂且缺乏行业范围内统一的科室编码规则，各医院信息系统内科室编码不同，因此不同医院间的成本数据无法进行横向比较，成本数据未能得到充分利用。除此之外，一些具有多重属性的科室在不同医院间可能被划入不同属性，造成了不同医院间成本结构存在差异。

（3）医院成本管理意识亟待提升。我国医院成本核算在理论与实践操作方面还都存在不足，这容易导致医院管理者对成本核算工作认识程度不足②。传统成本法认为成本管理在提升医院管理水平方面的作用十分有限，这样造成的影响就是许多医院认为成本管理可有可无、无关痛痒，甚至当前仍有诸多医院将成本核算视为分配奖金的依据，片面追求经济利益，过度压缩成本③。

医院的成本管理意识不足主要表现在以下三个方面：

一是医院管理层缺乏经营意识和成本意识，重视医疗服务成本，忽略了医院辅助科室的成本费用；

二是医院内很多部门管理人员认为成本核算与自身无关，仅仅是会计部门或成本核算部门的事，与其他业务科室关系不大，这种对于成本核算认识性不足的现象，将会造成医院成本核算取数困难，数据来源不准，成本核算口径不一致等问题；

三是医院财务人员对成本管理缺乏认识，根据调查发现，一般的医院财务人员缺少对作业成本核算方法、平衡记分卡、经济增加值等先进成本管理方法的认识，对于成本信息的处理只停留在核算阶段，成本分析与控制意识较为欠缺。

———————————

① 张赟. 新医院会计制度下 SC 公立医院全成本核算研究 [D]. 西安电子科技大学，2018.

② 武剑，李淮涌，林庆贤. 新形势下我国医院成本核算工作的发展 [J]. 医学与社会，2014，27 (11)：72 - 74.

③ 李琼. 新医改政策下医院财务管理和会计核算探讨 [J]. 中国医院管理，2012，32 (8)：60 - 61.

二、国内医院成本核算体系建设

（一）医院成本核算组织机构

1. 医院成本核算领导小组

成本核算工作领导小组应当由医院主要负责人担任组长，总会计师或分管财务的副院长担任副组长，成员包括财务、医保、物价、运营管理、医务、药剂、护理、信息、人事、后勤、设备、资产、病案统计等相关职能部门负责人及部分临床科室负责人。成本核算工作领导小组主要负责审议医院成本核算工作方案及相关制度，明确各部门职责，协调解决成本核算相关问题，组织开展成本核算，加强成本管控，制订相匹配的绩效考核方案，提升运营效率。

2. 成本核算部门工作职责

成本核算部门是开展成本核算工作的日常机构。医院根据规模和业务量大小设置成本核算岗位。成本核算部门主要的职责包括：制订医院成本核算工作方案及相关工作制度等；确定成本核算对象和方法，开展成本核算；按照相关政府主管部门的规定定期编制、报送成本报表；开展成本分析，提出成本控制建议，为医院决策与运营管理提供支持和参考。

3. 不同职能部门工作任务

（1）财务部门。各部门应发工资总额，邮电费、差旅费等在财务部门直接报销并应当计入各部门的费用；门诊和住院医疗收入明细数据。

（2）人事薪酬部门。各部门人员信息、待遇标准（包括职工薪酬、社会保障等）、考勤和人员变动情况。

（3）医保部门。与医保相关的工作量和费用。

（4）后勤部门。各部门水、电、气等能源耗用量及费用；相关部门物业、保安、保洁、配送、维修、食堂、洗衣、污水处理等工作量和服务费用。

（5）资产管理部门。各部门固定资产和无形资产数量、使用分布与变动情况，设备折旧和维修保养、内部服务工作量和费用。

（6）物资管理部门。各部门卫生材料、低值易耗品等用量、存量和费用。

（7）药剂部门。各部门药品用量、存量和费用。

（8）供应室、血库、氧气站等部门。各部门实际领用或发生费用及内部服务工作量。

（9）病案统计部门。门诊、住院工作量，病案首页及成本核算相关数据。

（10）信息部门。负责医院成本核算系统的开发与完善，并确保其与相关信息系统之间信息的统一与衔接，协助提供其他成本相关数据。

（11）其他部门。其他与成本核算有关的数据。

医院应当根据自身实际情况确定提供成本核算数据的部门。

（二）医院成本核算优化策略

1. 医院成本核算优化策略

（1）健全成本核算体系，夯实成本核算基础。医院应着力构建完整的成本核算组织体系，实现各职能部门之间通畅联动，确保成本核算工作在各职能部门间无缝衔接，通过自上而下的核算完成全方位、全流程的会计管理。医院内部应组织主管领导成立专职成本核算小组，对成本核算工作进行科学分析研判，并制订具有可行性、可控性、可落实性的方案，同时将其贯彻落实到实际工作中，并通过定期组织考核等方式对方案落实情况进行验收，考核形式需做到高效、公平，充分保障成本核算细化到医院内部各项工作中，切实提高医院经济效益。另外，成本核算还需要明晰成本分配方法，设置科学合理的成本核算单位。开展会计工作之前，要做好宣传工作，使更多的职工和科室意识到成本会计的重要性，增强职工的成本核算意识。

（2）强化成本核算制度，完善成本核算机制。医院应贯彻落实新《医院财务制度》中的相关规定，结合医院实际经济运行情况制定、规范成本核算制度，建立完善系统全面的成本核算工作机制。

首先，医院应明确成本核算范畴，将医疗服务过程中产生的各项耗费都纳入成本核算范畴，并在成本核算中引入并落实权责发生制；

其次，医院应明确"四类三级"成本核算方法，按照四类科室进行成本核算（医技类、医辅类、临床类和行政后勤类），采用分项逐级分步结转方法将管理费用、医辅成本、医技成本进行科学分摊，最终将所有成本都转归至临床类科室；医院应建立并落实成本分析报告制度，将成本核算数据运用于实际成本分析工作，科学编制成本分析报告并定期上报至医院管理决策层，为提升成本管理水平提供参考借鉴；

最后，医院应切实推进成本核算信息化能力建设工程，实现成本核算系统与医院 HIS、财务管理系统、资产管理系统等有效衔接，实现成本核算数据的快速获取及成本信息的高度共享。

（3）转变成本管理观念，全员参与成本核算。成本核算是和自身利益紧密相连的工作，属于一个技术性高、涉及范围广、工作量大的工作，关系到医院各科室全部职工，因而成本管理理念的转变绝不仅是决策管理层的任务，更是医院内部每一位员工应该持有的正确理念。为此，医院必须充分考虑各种影响医院成本的因素，系统掌握成本管理的总目标，然后以总目标为基准分配工作，让医院各部门员工都可以参与进来，在此基础上开展成本管理工作，使得成本管理成为医院日常工作中不可缺少的一环，同时也有助于成本核算工作的顺利推进，优化医院成本管理工作氛围。

（4）加强人才培养力度，提升成本核算意识。医院成本管理需要专业技术人才，需要有对先进成本管理理念的认识和对成本核算全局的把控，追求医院良性发展，不仅要提升其财务管理能力，更应该增强医院工作者的成本核算意识。对于医院成本核算专职人员而言，必须具备系统、全面的理论知识及扎实的核算基本技能，才能使医院成本核算工作顺利开展，提升资金利用效率。医院成本核算管理人员应树立终身学习的理念，重视基础理论的学习，不断提升自身业务能力水平。鉴于此，医院应采取措施，着力提升医院管理者整体综合素质和财务管理知识水平。例如，定期组织成本核算培训工作研讨会，鼓励医院成本核算管理人员积极参加；另外，有计划地分派成本核算人员去相关培训单位学习深造，不断巩固、充实及更新知识储备[①]；同时应对成本核算人员进行定期考核，以此调动、激发成本核算人员提升业务能力的积极主动性。

2. 医院成本核算意义

（1）有助于医院提升核心竞争力。当前，公立医院高质量发展要求公立医院实现发展模式由外延扩张向内含建设转变，提高质量；由粗放发展向集约、高效管理转变，提高效率；由满足需求向优化供给转变，提高医务人员待遇。另外，民营医院的快速发展也日益加剧了医院之间的竞争。在这一背景下，医院应在整个过程和范围内开展成本核算，加强成本管理力度，这有利于医院减少消耗从而节省医院运营成本，增强医院的整体竞争力。

（2）有助于医院提升社会效益。医院运营不仅只追求单纯的经济效益，还需追求社会效益的实现，这也是医院与其他企业的本质差别。提升社会效益对医院发展的影响深远。一方面，医院实现社会效益的重要前提及必备条件为"必须保证自身经营的稳定性"，而实施成本核算有助于医院整体预判与把控成本，有效降低风险系数，实现自身稳定经营。另一方面，新会计制度背景下对医院成本核算的要求逐步提高，一定程度加重了医院成本核算压力，为切实保证成本核算的实施效果，医院必须采取各种方法带动人才队伍的整体水平，人才队伍水平的提升不仅有

---

① 杨珍. 论医院成本核算管理存在问题及对策［J］. 农村经济与科技，2020，31（2）：182-183.

助于保障医院成本核算质量，更有助于优化实现医院经济效益，保障医院更好地发展，为更好地服务社会打下坚实的基础，形成良性循环。

（3）有助于医院实现科学决策。医院经营的完整过程包括制订战略计划、部署工作、做出决策，即制订战略计划是医院运营管理中首先应完成的工作，然后根据战略计划部署工作，最后由医院领导者经营决策。由此可见，经营决策对于医院整体的运营发展至关重要，如果医院的经营决策缺乏科学性，那么医院无论是在开展工作的哪个环节都极有可能出现问题，对医院的整体发展产生消极影响。科学、翔实的数据可以为医院决策管理层制定经营决策提供有力支撑。有序实施成本核算可以为医院决策管理层提供全面、精细的成本数据，帮助医院管理层充分了解医院整体经营状况，使医院的经营决策更加科学合理、系统全面。

（4）有助于医院转变管理理念。新医改背景下国内医院管理面临着巨大的风险与挑战，这就倒逼医院管理者必须不断学习、借鉴国内外医疗机构在医院成本核算、成本管控方面的先进方法及管理理念，以适应当前竞争激烈、环境复杂的医疗市场，确保医院健康可持续发展。

（三）医院成本核算发展路径

20世纪90年代以来，在政府主导和推动下，我国医院成本核算得到了快速的发展。基于不同利益相关方目标导向的差异，各利益相关方从自身角度出发开展了不同视角的成本核算内容与方法的研究与探索。我国医院成本核算随着我国社会经济体制的转型和发展得到了相应发展和转变。随着公立医院高质量发展的不断推进，医院经营管理模式将发生重大变化，对医院成本核算与管理的要求会越来越高，也会越来越迫切。总体来看，医院成本管理的发展路径可归结以下几个方面：

1. 由宏观管理转向微观核算

医院在实行成本核算之初，大多是利用成本核算的理论和思想对医院经济实施宏观的、粗线条的管理和指导。随着医院管理模式的变化，医院也越来越不满足于这种宏观粗放型的成本核算方式，而要求成本核算能作为医院日常管理的一种具体制度和方法，能真正起到控制成本、提高效益的目的。于是医院成本核算也日益由宏观管理向微观核算发展。

2. 由预决算管理转向成本管理

预决算管理能综合反映医院在完成提供医疗服务任务中的财力规模和各项经费的保障程度，有利于医院领导加强对财务工作的指导，保证医院经费的合理使用，并在上级下拨的经费和医院医疗收入所带来的经费数额内合理使用，实现收支平衡。预决算管理虽然在一定程度上对医院开支起到计划调节和监督控制作用，但在实施过程中，也存在重收入、轻支出，重追加、轻效益，重拨付、轻核算等问题。而在医院高质量发展的背景下，单纯靠预决算已远远不能满足医院发展要求，医院迫切要求加强重支出、重效益和重核算的成本核算管理，对医院成本消耗进行有效控制，使医院经济管理由粗放型向集约型、由定性向定量，逐渐向成本核算管理方向发展，提高管理效益。

3. 由会计核算转向多维度成本核算

由传统的重视科室成本核算、床日、诊次成本核算向病种成本核算、DRG/DIP 成本核算、医疗服务项目成本核算转变。也是满足不同利益相关方奢求、契合医院高质量发展和推动医药卫生体制改革的现实需要。

4. 由不完全成本核算转向全成本核算

全成本核算是一种全员参与、全要素和全过程控制的全面系统的成本核算管理方法，有利于实现医院优质、高效、低耗的经营目标[1]。

（1）全员成本管理。成本产生的直接动因和成本改进的决定性影响因素受全体员工影响。医院成本管理不是单纯的成本管理专设机构和专职工作人员的工作，而是应该延伸到全院所有的科室和员工，领导需要高度重视，全员主动参与，各部门密切配合，构建起以成本管理机构为中心的成本控制网络，自上而下地树立成本意识和成本效益观念，明确各岗位成本责任，降低成本，提高质量，增加效益的主动性、创造性，使成本管理具有坚实的群众基础。

（2）全过程成本管理。医院里的一切生产经营管理活动都会产生成本。只有从成本费用发生源头入手，对经营全过程各个环节、各个方面进行事前制订成本计划和成本控制标准，事中揭示成本差异和控制，事后成本反馈分析"三位一体"的全方位、全过程成本控制，形成一个综合性的成本管理框架体系，才能真正实现节约医疗卫生服务资源、降低医疗成本、提高医疗质量和发挥社会效益最大化的目的。目前，医院应逐步从事后成本控制形式下的计发奖金管理模式向全过程成本管理延伸，以有效推动我国公立医院的可持续发展[2]。

5. 由账外成本核算转向账内成本核算

规范的医院成本会计制度是进行成本核算的基础，不仅有利于确定医院成本核算的内容和目标，而且能使医院的经济管理达到更高的水平。目前国内很多医院实行的是账外成本测算法，不能全面、真实地反映医院的实际成本。随着医院成本会计制度的不断完善，账内核算将会成为必然的选择。

---

① 侯伟. 我国公立医院全成本核算研究［D］. 山东财经大学，2015.
② 殷俊琪. ×医院成本核算与管理研究［D］. 河南财经政法大学，2021.

6. 由手工成本核算转向智能成本核算

由于医疗服务涵盖范围广泛，专业分工细致，各个领域和技术保障组织间的联系密切而复杂，加上医疗服务是按项目收费，核算数据比较烦琐，若用手工统计核算，工作量较大且不精确。所以，医院必须要适应知识经济、互联网等经济时代发展要求，利用现代计算机网络技术进行成本核算管理工作的网络化、信息化、自动化和科学化。医院要加大内部信息管理系统的建设力度，形成以医院为中枢的信息数字化收集、传递和储存的智能信息系统；形成一个功能齐全的信息化系统，涵盖全院成本核算的所有功能模块，在临床科室中设"医生工作站"和"护士工作站"，医院部门之间信息化管理，互联互通，最大限度地完成信息采集、存储、传输和归集成本核算数据。

第二章

医院成本管理

第一节　医院成本管理概述

一、医院成本管理概念

医院成本管理不同于传统意义上的成本核算，其强调成本管理的全过程性，即综合运用现代管理学、成本会计和管理会计等方法，及时、准确地对关键要素（财务和非财务）信息进行确认、计量、收集、分析和报告，实施标准成本定额（限额）管理，通过实际成本和标准成本的比较，找出控制差异、关键环节并予以纠正，以达到控制成本，提高医院总体经营绩效的目标①。现代意义上的医院成本管理是针对组织生产经营过程中的各种成本和费用所进行的预测、计划、决策、核算、控制与分析及考核与奖惩等一系列活动。具体包括成本预测、成本计划、成本决策、成本核算、成本控制与分析及成本考核与奖惩等内容。医院成本管理的最终目的就是发挥医院自身的主动性，在保证医疗服务质量的同时为病人提供"花费少、疗效好"的服务。

---

① 鲁献忠，徐红伟，许梦雅，等. 加强公立医院成本管理的对策 [J]. 现代医院管理，2015，13（6）：12 – 14.

二、医院成本管理内容与方法

医院成本管理是从成本效益的角度出发，采用科学的手段优化医疗资源配置，提高医疗资源效益。医院成本管理可分为预测、计划、决策、核算、控制与分析、考核及奖惩。

（一）医院成本管理内容

1. 成本预测

成本预测是指医院成本管理相关人员在预算编制前根据医院历史成本数据、医院发展规划和外部经济环境，运用科学的方法合理估算一定时间内医院的成本目标、成本水平和成本变化趋势。成本预测是编制成本计划的数据依据，医院相关人员要立足全局，统筹全部需求，合理评估医院外部环境。

2. 成本计划

成本计划是根据成本预测和既定的利润目标，通过"由上而下"或"由下而上"两条计划制定路线，充分发挥和调动全体员工的积极性，编制成本预算。成本计划具有权威性，一旦由决策者批准，不得随意改动。医院与各科室的有效沟通以及制订成本计划的流程决定了成本计划的质量，在制订成本计划前，医院要向各科室明确医院年度总目标以及整体规划，建立科室反馈渠道，及时了解各科室的实际情况，根据反馈情况做出合理调整保证成本预算的有效实施。

3. 成本决策

管理者还要根据既定的目标收集成本信息和制订可行性方案，运用科学的决策方法，选定一个提高经济效益的最佳方案，在这个过程中需要分清可控与不可控因素，需要确定成本管理的思路和方法，相关决策者在进行成本决策时要对医院整个经营管理流程进行分析和总结，尽量使决策更加科学，降低成本损失。

4. 成本核算

成本核算指通过成本确认、计量、记录、分配、计算等一系列成本核算活动确定成本管理的效果，为成本管理的各个环节提供准确的信息，方便相关管理者在经营管理过程中及时发现问题，加强薄弱环节管理。为保证成本核算的准确性，医院可以加强医院信息化建设，在各科室之间搭建一个科学合理、互联互通的信息平台，保证成本数据传输的及时性和准确性，防止人为更改，为事中控制打下坚实的技术基础。成本核算有助于医疗资源的优化配置，有助于医院获得最大的经济效益和社会效益，实现真正的效益最大化，从而促使医院提供更为优质的医疗服务。

5. 成本控制与分析

成本控制是以做出的成本规划为基础，在整个规划的约束下，结合成本核算所得到的数据进行分析，识别出成本规划框架之外的成本消耗与其他不合理消耗，从而对这些成本进行降低或者清理。

成本分析是利用核算及其他有关资料，分析成本水平与构成的变动情况，系统研究影响成本升降的各因素及其变动的原因，寻找降低成本的途径的分析。它是成本管理工作的一个重要环节。通过成本分析，有利于正确认识、掌握和运用成本变动的规律，实现降低成本的目标；有助于进行成本控制，正确评价成本计划完成情况，还可为制订成本计划、经营决策提供重要依据，指明成本管理工作的努力方向。

6. 成本考核与奖惩

成本考核和奖惩是指成本管理人员通过对比医院成本实际完成情况和计划完成情况，将成本完成情况责任到科室和责任人，根据责任科室和责任人对医院效益和成本管理工作贡献的大小，按预先制订的奖罚方案，奖励在成本管理上表现突出的科室和职工，惩罚成本控制不到位造成资源浪费的科室和职工[1]。

（二）医院成本管理方法

医院成本管理方法是指围绕成本管理方案，在保障医疗质量的前提下，为完成成本管理目标所实施的手段。目前，医院成本管理方法主要包括定额法、成本差异分析法、成本管理考核法等。

1. 定额法

医院对医疗服务项目消耗进行定额限制，例如，办公用品费用限额支出、药品费用限额支出或卫生材料费限额支出等。这种方法比较苛刻，对制定定额数的人员和医疗人员有着极高的要求，一旦定额设置不合理，会严重降低医院的医疗服务质量。

2. 成本差异分析法

在成本管理过程中，通过定期或不定期地分析成本实际数与预算数之间的差额，及时发现经营中存在的问题，严格控制费用开支，从而提高医疗服务效率。医院变动成本的高低取决于医院医疗物资的用量和价格，因此，相关管理人员要着重控制采购费用和保管费用，减少浪费。而医院总固定成本与医疗服务量及物资量无关，相关人员需要着重提高医疗设备利用率，增加医疗服务总量，以降低单位成本。

---

① 李勇，李卫平．我国医院成本核算研究方法比较分析［J］．中国医院管理，2007，27（1）：11 - 14.

3. 成本管理考核法

要求医院须做好事前计划，提前设定完善的成本考核标准，在月末或年终对科室及人员进行公开、公正的成本控制考核并严格执行奖惩制度，增加职工成本管理的参与感和责任感，合理控制成本支出。但是，如果成本目标设置不科学，会使成本管控流于形式[①]。

三、医院成本核算与成本管理

现阶段，大多数医院成本核算方法无法充分满足医院成本管理的需求。大部分医院仍在实行粗放型的成本核算方式，没有对科室以及具体医疗服务项目进行精细化核算。医院应该从建立健全组织管理制度出发，立足于医院全成本核算，将成本核算以及医院全过程成本控制与医院的战略、预算、绩效管理相融合，建立较为科学合理、全面完善的成本管理体系[②]。

（一）成本核算是成本管理重要组成部分

成本核算是成本管理工作的一项重要内容。成本管理工作有严格的政策界限，要求医院在进行成本核算工作中正确核算有关费用。开展成本核算，必须要避免"为了核算而核算"的思想理念，脱离成本管理实际需要的做法，也要防止片面追求成本简化，与管理需要不适应的烦琐核算做法。

（二）正确认识医院成本核算与成本管理关系

成本核算的过程，既是对医疗服务活动过程中发生的各种耗费如实反映的过程，也是为满足成本管理的要求进行成本信息反馈的过程，医院成本核算是对医院成本管理责任制的细化。要正确认识医院成本核算与管理的关系，深刻掌握成本核算并不是最终目的，而是为管理提供服务的工具或手段。成本核算应以满足成本管理的要求为目的，并根据管理的实际需求来进行，正确核算有关项目成本，提供正确的成本指标及核算资料，为成本预测及成本决策提供参考依据，便于提高医院的应变能力和抵御风险的能力[③]。

① 宋定衡. 新医改背景下 GY 公立医院成本管理研究 ［D］. 贵州财经大学，2021.
② 殷俊琪. ×医院成本核算与管理研究 ［D］. 河南财经政法大学，2021.
③ 陈柯兵. 新医改背景下 PS 医院成本核算及管理研究 ［D］. 中国矿业大学，2020.

（三）医院进行成本核算应当满足内部管理和外部管理需求

医院在开展成本核算时，应切实满足内部管理以及外部管理需求，具体需求包括但不限于以下三方面。

1. 成本控制

医院应当完整、准确核算特定成本核算对象的成本，揭示成本的发生和形成过程，以便对影响成本的各种因素、条件施加影响或管控，将实际成本控制在预期目标内。

2. 医疗服务定价

医院应当在统一核算原则和方法的基础上准确核算医疗服务成本，为政府有关部门制订医疗服务相关价格或收费标准提供依据和参考。

3. 绩效评价

医院应当设置与成本相关的绩效指标，衡量医院整体和内部各部门的运行效率、核心业务实施效果、政策项目资金实施效益。

第二节　医院成本管理发展现状

一、国内外医院成本管理发展历程

（一）国外医院成本管理状况

第一阶段：医院成本核算初步形成阶段。

20 世纪 50～90 年代，医院服务成本核算处于初步探索以及逐步形成阶段。西方发达国家医院成本核算是在借鉴企业成本核算的基础上，形成了一种以数量为基础，采用阶梯分配法核算间接成本的核算模式。该模式在应用初期成效显著，但随着医疗卫生行业环境的变化，这种核算模式在一定程度上扭曲了医疗服务成本的真实性[①]，因而逐渐退出历史舞台。

1973 年，国际保健组织成员提出了患者成本法的概念，即在医疗服务成本核算过程中，以患者为成本核算对象，从医院总成本逐级核算，一直细化到患者层级

---

① 赵力杰. 我国医院成本核算与成本管理研究［D］. 河北经贸大学，2011.

的医院成本核算方法，由此提供真实的医疗服务成本。事实上，患者成本法以更为合理的成本计算方法核算了医院的科室成本和人力成本，较为全面地考虑到医疗服务的特殊性。然而，患者成本法并没有将医院的全部资源耗费纳入医疗服务成本核算中，因此最终核算出的成本并不能真实地反映医院成本耗费情况。在此背景下，日本有关学者结合医院的实际情况，认为随着医疗服务的现代化以及医疗机构体系日益庞大，医院管理者难以对每一个部门都开展事无巨细的管理，每一个部门都应有部门管理者负责管理各部门具体问题，因此实行分科室成本核算是医疗机构的必然之选。1976年，病种成本核算法问世，该方法是以患者病例组合为分类单位，进而研发了疾病诊断相关组法，还对综合服务、护理服务和辅助服务三个医疗服务成本中心进行医疗服务成本的归集和分摊，明确了以成本因果关系为基础的分摊标准。

第二阶段：医院成本管理系统化阶段。

20世纪90年代以来，作业成本法优势日益明显，实现了医院由单纯的成本核算向成本管理领域的过渡，逐步构建起医院成本核算与成本管理理论。1996年，加利福尼亚大学伯克利分校哈斯商学院教授在前人研究成果的基础上，提出了医院实施作业成本法的具体步骤，即划分作业中心、确定资源动因和成本动因等，同时提出了两阶段的分配模型，并且充分考虑了医疗服务特殊性，首次将作业成本法和医院实际相结合上升到理论阶段。总之，西方国家医院成本核算级次的逐步深化使得医院的成本核算与成本管理水平都迅速提升，相对精准的成本核算带动了医院成本管理的发展，西方发达国家医院自此步入成本管理系统化阶段。

第三阶段：医院成本管理战略化阶段。

自21世纪以来，西方发达国家医院步入了医疗成本管理的战略化阶段。在这一阶段，由于诸多成本理论的发展，如战略聚焦组织理论、战略管理会计理论的兴起，逐步形成了医院成本管理战略化系统，将医院成本核算与成本管理由原来仅停留在作业层级控制升级成为战略高度的成本管理[①]。

（二）国内医院成本管理发展及特征

1. 国内医院成本管理发展背景

长期以来，我国公立医院更关注收入规模的增长，缺乏足够的动力积极主动地实施医院成本管理。即使部分进行了成本核算的医院其对成本管理的认识也较为单薄片面，甚至认为成本核算等同于成本管理，存在"成本核算软件种类越多，成

---

① 张梦霞. A公立医院成本管理研究［D］. 中国财政科学研究院，2017.

本管理越先进的"刻板印象。实际上，这种观念在一定程度上会制约成本管理的探索。成本核算的本质是对象化的费用，将各种费用通过不同的分摊标准分摊到核算对象上，重点在结果的产出；而成本管理是通过规范业务流程、合理配置资源等方式提高投入产出率，重点在业务的系统管理过程。

当前，我国医药卫生体制改革正在深入推进，医院共同面临着政府补贴不到位、药品耗材零加成、支付制度改革等医改系列举措，给公立医院发展带来巨大挑战。与之相反，医院的医疗设备、人力资源等成本却逐年上涨，再加上医院为协调医患关系需要负担的社会成本，为处理医疗废物和垃圾付出的环保成本等，医院亟须平衡成本与收益之间的关系，拓宽生存发展空间。成本管理是医院面对外部激烈的市场竞争，追求内部精细化管理的基础。各公立医院需要通过有效的成本管理方法，优化资源配置，提升医疗资源的使用效率，使医院在新医改中的压力得到化解，促进公立医院能够健康、稳定、可持续的发展。

2. 国内医院成本管理发展特点

（1）成本管理模式企业化。目前，随着公立医院改革的逐步深化，医疗机构迫切需要加强医院成本管理，纷纷引入企业的先进成本管理模式，旨在提高医院成本核算的准确性，提升医院成本管理水平，从根源上降低不合理的医疗成本。然而，由于我国医院管理与企业相比受到的政府管控力度更强，因此在短时间内可能难以适应新型成本管理模式。但总体上，新型的成本管理模式促进了医院成本管理者思维的转变，为医院成本管理注入了新鲜血液，有利于推进医院健康可持续发展。

（2）成本管理思想更加精细。新的医院管理制度明确了成本管理目的、成本核算分类、核算方法及成本核算报表体系和预算管理方法等，同时实施医疗定价，从多个方面细化成本管理，推动我国医院成本管理日益成熟、精细化，为我国医院实现精益化管理奠定坚实的理论和数据基础。

（3）成本管理信息化。信息技术已成为目前公立医院成本管理的重要工具，医院利用信息技术实现各科室之间信息互联互通，避免因医疗信息传达不及时或者医疗数据不准确而影响医院成本管理，从根源上避免因交流问题产生的损失。信息技术的引用，需要医院搭建合理的信息共享平台，做好整体与部分的协调，保证部门的自我核算与医院的整体核算相符。因此，这对医院成本管理人员的统筹思维提出了更高的要求。

3. 国内医院成本管理政策演进

成本管理理应是医院管理的重要组成部分，但受社会经济体制和发展模式的影响，医院对成本管理的关注度还不够，往往以高消耗、高投入、资源消耗型的方式进行日常的经营管理活动，不仅造成了极其严重的医疗资源浪费，也难以真正提高医疗服务水平。

2009 年，《关于深化医药卫生体制改革的意见》提出公立医院要加强预算和成本管理，将改革要求落实到医院日常活动的成本管理中去。2012 年的《医院财务制度》《医院会计制度》要求医院要实行全面预算管理，从预算角度对成本的发生实行严格的监控，对成本进行深入分析并加强控制。新制度对医院内部成本控制提出了更明确的要求，公立医院要在保证医疗服务质量的前提下，运用先进的管理方法和成本控制措施，对成本耗费进行控制。

2016 年，国务院办公厅发布《深化医药卫生体制改革 2016 年重点工作任务》，通过实行药品差别加价并建立药品服务费等方式逐步取消药品加成，基本实现药品零差价，进一步推进医药卫生体制改革。实行公立医院医疗和药品分开、取消药品加成，为的是解决公立医院"以药补医"现象，减轻病人疾病经济负担。药品、耗材改革过后，控制这两部分的成本增加将是医院管理工作的重中之重，只有精准把握医院成本管理的具体问题并加以分析，开展积极有效的成本管理，才能实现医院的可持续发展①。

2017 年 7 月，国务院办公厅发布了《关于建立现代医院管理制度的指导意见》，提出了三个方面的改革任务，分别是完善医院管理制度、建立健全医院治理体系和加强医院党的建设。其中，针对深化新医改过程中公立医院成本管理粗放问题，意见中指出"要强化成本核算与控制，逐步实行医院全成本核算"。

2021 年 1 月，国家卫健委、国家中医院管理局联合印发《关于印发公立医院成本核算规范的通知》，明确了成本核算的分类及核算方法、成本项目及成本的分类、设置成本核算单元等。统一了科室成本核算、诊次成本核算、床日成本核算、医疗服务项目成本核算、病种成本核算、DRG 成本核算等成本核算的流程和方法，也统一了《科室单元分类名称及编码》和《公立医院成本报表》样式，并要求开展成本分析和控制成本。

2021 年 11 月，财政部发布了《事业单位成本核算具体指引—公立医院》，根据医院成本信息需求，重点规范了医疗活动相关的若干成本核算对象，包括科室（含诊次、床日）、医疗服务项目、病种、DRG 成本。明确了成本核算的基本原则和基本方法，为公立医院进行成本核算指明了方向。同时，统一数据核算标准有利于国家获取更精准的数据以支撑项目定价、医保谈判、DRG 付费改革等，对进一步科学规范公立医院运营管理提供了政策依据。

---

① 周莉. 新医改背景下的医院成本管理现状及对策研究［J］. 会计师，2016（10）：67 - 68.

二、医院成本管理研究状况

（一）国内外医院成本管理研究

1. 国外医院成本管理研究

西方发达国家的成本管理已经历了 70 多年的演变，从开始参照工业企业会计进行成本核算到吸收作业成本法进行科室成本与医疗收费项目的成本核算，促使成本核算有效发挥成本管控作用，将医院成本管理各个发展阶段如链条一般完整地衔接起来。

（1）成本管理方法研究。

自 20 世纪 50 年代，国外就开启了医院成本管理的研究，并形成一系列理论。自开始研究到目前为止，国外医院成本管理工作的发展主要经历了三个阶段。

第一阶段：1950～1990 年。有关学者通过构建医院成本函数，利用医院成本函数进行投入—产出分析，考察医院的经济效益和运行效果，此时对于医院成本的管理和控制方法处于萌芽阶段；20 世纪 70 年代学者应用计算机技术进行成本核算，初步实现了成本核算的电算化；20 世纪 80 年代，美国开始实行后付费制度，该制度符合医院的发展特点，但同时也导致医院对成本控制动力不足，患者医疗费用增长较快，疾病经济负担加重，为此美国提出并开始实施预付费制度。

第二阶段：1990～1999 年。20 世纪 90 年代，西方国家吸取企业运用作业成本法进行成本核算的成功经验，将其引入医院成本管理中；1992 年开普兰、诺顿等学者提出平衡计分卡法，将企业的远景、使命和发展战略与企业的业绩评价系统联系起来，即通过对医院、科室、人员三方面重点设计计分卡指导医院实现更好地发展，被美国诸多医院引用。

第三阶段：1999 年至今。国外医院将 DRGs 分类所需提供的医疗服务类型和费用相结合，制定出预付费标准，每个患者一次性按照制定好的价格支付医疗费，当医院实际提供的医疗服务成本大于病人的疾病诊断相关分组费用时，亏损由医院自身承担，而如果医院实际提供医疗服务成本低于病人的疾病诊断相关分组费用时，其差额归医院所有，意味着医院获得了利润，此方法对于控制医疗费用增长起到了显著作用。美国第一个开始按照此制度实行，随后其他国家如德国、澳大利亚、韩国也随之实行此制度，例如，英国研究出"HRGs"（卫生保健资源分类组）预付费方式，日本也结合自身国情以及医疗体制的特点提出了"PDPs"（相关疾病诊断组）按日预付费系统，成功地控制了医疗费用增长。

（2）成本管理内容研究。

医院进行成本管理最早起源于英国，早在 20 世纪 30 年代，英国皇家医协会委员会即建议在医院财务管理中建立收支两个账户，分别用来分项核算资本性收入和经营性收入。此后，英国政府通过要求各地区卫生部门上报一系列控制成本的方法来优化医院经营，切实促进了英国的医疗卫生市场向良性轨道发展。另外，英国政府还利用规范化的临床路径分别归集和摊销医疗成本，以达到医院对整个临床服务过程的成本控制。

20 世纪 80 年代，美国的医疗花费高昂问题越来越突出，医疗卫生费用已占当时美国全部财政支出的 10% 左右，并呈现出了持续上升的趋势。为合理管控医疗成本，美国开始正式进行医院成本管理，明确落实医院各部门成本责任等。伴随着美国政府对成本控制政策的不断改革，激励着其他国家医疗卫生行业也开始不断研究探索新的成本管理方法从而适应日新月异的变革①。

日本是最早实行医院成本管理的亚洲国家。1974 年日本自治医科大学医院管理学教授在《医院经营管理与分析论断》中提出医院应当实行分科核算的新管理理念。日本医院执行的会计制度规定，医院应当依照企业的方式对其资产、债务、费用及损益进行核算，同时以成本报表形式加以展现。医院的经营管理与企业相似，也会受经济环境的影响，需要及时根据情况做出适当调整。日本在医院经营管理方面通过引进管理会计方法，使医院各部门以及医务人员清楚了解自己所肩负的责任，及时将成本核算结果进行反馈，为医院经营管理提供信息支持。日本卫生经济学家也强调医院管理中需要进行经营分析，其中最重要的一方面就是对成本核算结果进行深入探讨。

韩国部分医疗机构也于 20 世纪 90 年代开始实施成本管理，推进医院全成本核算。全成本核算即把用于治疗的所有费用全部纳入核算范畴，其中包括了参与诊疗的人力成本、物资耗材费用和管理费用，待所有成本核算结束后，结算医院治疗每位病人的盈亏。此外，韩国医院还在对总成本进行核算的基础上，对主要医疗成本进行了更深层次分析，通过业务处理系统筛选、汇总有效数据信息，为医院管理层实现更好的成本管理提供信息以及智力支撑。学者对美国医院的成本管理进行研究发现，美国各州之间的医疗成本管理水平存在很大区别，同一大州不同级别医院之间的医疗成本水平也有很大差异，美国医院在成本管理中虽然一直倡导采用信息透明的方法，但并非所有的医院都能完全做到如此，没有让患者得到更加明确的价格

---

① 张文燕. 美国医院成本控制之道 ［J］. 中国医院院长，2014（4）：29 – 30.

数据①。

2. 国内医院成本管理研究

相对于西方国家和亚洲部分国家，我国在医院成本管理方面研究的时间并不算太长，国内学术界对医院成本管理的研究还停留在探索阶段。事实上，从新中国成立之初找国已经在企业实行了成本核算，集中体现在成本加成基础上的产品统一定价、车间班组费用核算等方面。改革开放前我国属于计划经济体制，医院"大锅饭"现象十分严重，经营管理基本上不计成本，不实行任何形式的成本核算，一味地按计划开支，从而导致人力、财力、物力浪费现象异常严重，而政府对医院成本管理并没有强制要求。改革开放以来，国内经济实现了迅速发展，医院成本管理问题以及相关研究才逐渐被提上日程。我国最初着手卫生领域的研究主要是依靠引进和借鉴国外企业成本管理的相关成果，真正开始实践、分析医院成本管理的理论则要追溯到 20 世纪 80 年代。

在 20 世纪 80 年代初期，政府部门意识到了造成人民群众"看病难""看病贵"的重要原因是医院经营不佳，甚至部分医院存在亏本经营，为改变这一现象，卫生部开始要求各级医院对医疗成本与收费进行分析核算。1979 年由卫生部、财政部和国家劳动总局联合发布的《关于加强医院经济管理试点工作的意见的通知》中提出"合理收费，节约支出"成为卫生行业开展成本核算工作的开端。1985 年，医疗机构成本管控意识逐步增强，开始主动开展医院成本核算和科室成本核算，如以西安第四医院为试点，在院内成立成本核算小组，财务科内配备专职会计人员，参照企业"制造成本法"开展科室成本核算工作，较为客观真实地反映了当时医院科室成本核算的现实。与此同时，卫生行业内对医院如何完善成本管理的研究工作也逐渐展开。1988 年卫生部、财政部出台了《医院财务监管方案》，明确指出医院应贯彻落实经济责任制，加强目标监管，主动进行科室核算与医疗成本核算。国家对医院成本管理工作的重视很大程度上推动了医院成本管理研究工作的开展。然而，这一时期尚未将成本管理视为医院管理经营的前提条件，再加上成本核算前期大量工作需要各部门协调，因此医院成本管理此时处于萌芽、探索阶段。

1992 年 6 月，国家卫生部在改革进入新形势下提出"改革医院运行机制，落实自主权，搞活医院""逐步调整收费标准，逐步达到按成本收费，使医疗单位能够达到保本经营，略有结余"。同年底，财政部颁布《企业会计准则》，形成了统一的企业会计核算标准，部分医院的财务人员开始将医院成本核算与企业核算的差

---

① 祁勇.S 医院成本管理策略研究［D］. 苏州大学，2018.

异进行对比分析，参考企业的成本管理经验并结合医院成本自身特点，着手医院的成本管理工作。此后，各级医院全员成本意识逐步增强，在全院范围内广泛进行成本核算、成本管控工作。

1998 年卫生部、财政部出台《医院财务制度》《医院会计制度》，规定医院应当实行医疗成本核算和药品成本核算，并核算直接费用与间接费用，这一制度为医院适应市场经济发展和医疗保险制度改革提供了制度保障，我国医院成本管理步入了标准化阶段。

2010 年，为进一步规范医院的会计核算，提高医院会计信息的质量，国家卫生部和财政部将现行的《医院财务制度》和《医院会计制度》进行全面修订，新颁布的《医院财务制度》和《医院会计制度》实现了医院会计准则与企业会计准则部分对接，完善了成本核算科目和核算方法的改进，明确了成本核算主体为科室、诊次以及床日成本，同时还明确了成本管理的目的、内容、原则以及成本费用如何进行归集和分配。总而言之，医院内部既要深挖总成本以及科室成本核算，实现成本控制，改善医院经营管理的目的，同时还要推进医疗项目成本核算与病种成本核算，为政府层面制定支付补偿和考核激励机制提供决策依据。

虽然我国医院成本管理已经进行了 30 余年的探索和研究，然而在大多数公立医院至今为止仍然缺少规范化的医院成本管理体系。

（1）国内医院成本管理方法研究。

2006 年，随着国家经济发展医疗体制不断完善，国内专家开始针对 DGRs 预付费方式进行研究。2009 年，专家学者分析了医院成本核算的定位与财务监管状况，进而阐明了全成本核算的观点，全成本核算不单单是个别部门及少数人的责任，更是需要让医院所有的职工都参与其中，全面掌控成本项目，主动创收节支。2011 年，北京大型医院开始了 DRGs 试点工作，发现 DGRs 预付费方式能够加强医院成本控制能力与成本管理精细化水平。除了 DGRs 预付费法，学者还针对其他成本管理方法进行了研究，例如，直接比例法、成本谱等成本管理方法。目前医院药品比例控制就是直接比例法，直接比例法是较为直接、有效的成本管理方法；成本谱是将医院运行过程中所产生的成本通过一定的测量方法，根据医院经济核算单元、项目单元和产品单元，分析各种成本现状，建立一套对医院绩效管理具有指导意义的数据或表格，主要作用是为决策者提供医院运营成本的分析、为医院战略发展提供决策依据[①]。

---

① 陈亚光，张甄，唐胜辉，等. 公立医院成本管理方法研究［J］. 中国医院管理，2013，33（5）：66-69.

（2）国内医院成本管理内容研究。

国家 1998 年颁布《医院财务制度》和《医院会计制度》，明确规定医院应实行资产管理和成本管理。随着医院成本管理思想的日益成熟，精细化成本管理理论开始在国内崭露头角，研究认为，新形势下加强医院的精细化成本管理可以为进一步深化医药卫生体制改革提供基础，同时为卫生行政部门制定医疗服务价格和补偿标准提供依据，有利于提升医院成本管理水平，优化公立医院自身运行机制，并提高医院自身以及社会效益[①]。

有关学者提出医药体制改革与成本管理能力是相辅相成的，要想做好成本管理，必须要处理好几组关系[②]：一是医疗服务质量与医疗服务成本间的关系；做好成本管理并不是不顾医疗服务质量而一味地降低成本、"节衣缩食"，而是通过准确的成本核算和科学的成本分析，根据医院实际运营和发展的需要，寻求两者之间的平衡状态。二是医疗技术创新和医院成本的关系；医院的发展过程就是医疗技术不断创新的过程，成本控制工作要注意协调医院科研项目的资金投入和总体成本降低之间的关系，医疗技术的创新虽然需要投入大量的成本，但先进的科研成果可以提高医疗服务的效率，降低人力成本，在一定程度上支持成本管理工作更好的执行。三是医院、医务人员和患者之间的利益关系；实际上，医院、医务人员与患者之间的关系是密不可分的，医院要想提高收入，实现长期和稳定的发展，拥有业务精湛、临床经验丰富的资深医务人员是必不可少的，在医院之间竞争激烈的情况下，留住技术骨干必须要为其提供合理的薪资报酬。为此，在实行成本管理的过程中，不能因为简单的降低成本而忽略应该发生的人力成本。

（二）医院成本管理存在问题

1. 医院成本管理意识淡薄

成本管理意识是实施成本管理工作的前提和基础。成本管理是医院日常运营管理的基础，关系到医院的持续经营，涉及医院方方面面，并不是简单的财务管理。然而，我国大部分公立医院上至管理层，下至每一名员工，都缺乏足够的成本管理意识，主要表现为大部分医院即使是三甲综合医院也只是把成本管理归结于财务部门的工作，使得成本得不到足够重视和不合理情况在医院的日常运营过程中经常出现。成本管理工作是需要医院所有科室共同努力来完成的，不能由财务处一个部门闭门造车。当前医院成本管理意识淡薄，原因在于：首先，医院的日常运营都是医

① 王蓓蓓. 基于作业成本法的 G 医院精细化成本管理研究［D］. 天津农学院，2018.
② 朱婧倩. 公立医院成本管理研究［D］. 首都经济贸易大学，2017.

疗专业人员参与，对医院的成本管理没有清晰的概念；其次，医院领导及财务等职能部门负责人参与医院的预算及成本核算管理，但未对预算数据的合理性、成本核算体系及管控模式进行深入的讨论和研究，在日常的例行检查中，只针对医院病患的一些硬性指标进行考核，对基层科室进行一些简单的成本控制，并没有根据其实际盈利情况合理规划及管理其成本；最后，医院财务人员缺乏医院各个业务方面的专业知识，因而对医院的预算管理、成本管控并没有太大的话语权，使得医院成本管理陷入无法有效进行的窘境。随着医改的不断推进，医院声誉和加强成本管理就医成为各家医院主攻方向。然而有些医院不计成本地投资先进的医疗设备、提升就医服务体验、高薪吸引专家名医，往往导致入不敷出、资产负债率飙升，医院管理者缺乏成本管理意识，不利于医院的可持续发展。

2. 医院成本管理体系不完善

成本核算内容不够全面，难以满足医院精细化管理的具体要求。当前，医院实施的成本核算主要体现在对总成本、科室成本的核算，缺少对诊次、医疗服务项目、单病种成本的核算。受成本核算资料传输、采集等因素的影响，核算水平不高，成本分摊过于片面，难以为医疗服务项目成本核算工作提供数据参考。

成本分析的价值难以得到充分发挥。医院成本分析是以成本核算为前提的，成本核算工作的精确性直接关系到成本分析工作的顺利开展。医院缺少事前成本预测，导致目标成本核算不够科学，加重了成本管理的随意性。加上医院没有出台相关的衡量标准，尚未形成针对成本构成、成本水平的完整规范，难以对成本核算结果进行科学评价，不利于后续绩效考核工作的顺利开展。

成本控制体系不完善。由于职工的成本控制意识不强，医院难以形成全方位成本控制的氛围，加之成本控制制度缺乏，医院成本核算工作水平难以得到保障。医院通常应用财务审批控制办法控制成本费用支出，但成本控制等方法的研究尚处于初级阶段，并未形成完整的成本控制体系。

成本核算系统与医院实际需求不匹配。纯手工的成本核算已经不适应医院的快速发展，现阶段公立医院成本核算的数据多是通过电脑数据统计而成，但很多医院在成本核算系统引进上，并没有充分考虑系统和医院实际需求情况的匹配程度，只是单一关注系统操作流程，以至于核算系统对于成本管理未起到真正作用。

3. 医院成本管理模式滞后

传统成本核算管理由于成本对象简单，只核算科室成本，并且注重测算事后成本，忽视了包括业务开展过程在内的全过程的成本分析和控制。尽管很多医院采用了信息系统来进行成本管理，但在管理模式上仍然是传统的观念和经验模式，这种模式使得医院领导常以收入和固定资产的增长为主要考核目标，忽略成本效益考核，导致医院不顾实际需求，盲目进行医疗设备的扩建和购买，增加了投入和成本，从而给医院和患者带来较为沉重的医疗负担①。

（三）医院成本管理必要性

从管理的视角出发，成本管理对医院经营的影响最为突出。这是因为：第一，从医院宏观的角度看，在众多要素中，医院对于医疗成本的管理相对于其他要素来讲，主观能动性比较大，更容易操作。第二，医院进行成本管理的最直接、最有效的手段，就是降低成本，因而成本管理处于整个经营管理的核心地位。在国家统一规定的医疗服务收费价格之下，降低成本意味着收支结余的相对增加、经济效益的提高；降低成本可以最大限度地减轻病人经济负担，提高医院核心竞争能力。

1. 政策必要性

2015 年 5 月，国务院办公厅印发《关于城市公立医院综合改革试点的指导意见》，明确规定对公立医院的补偿将通过政府补助和服务项目收费两个渠道解决，取消药品加成收入。第一，当前由于受政府财政支出规模的影响，政府补助只占公立医院收入的 8% 左右，且政府财政对医疗卫生行业的补助规模短期内难以实现大幅度增长，医院由于取消药品、耗材加成而减少的合理收入主要通过调整医疗服务项目价格进行补偿，补偿不足部分将主要依靠医院加强内部管理和成本控制进行自我消化。第二，新医改中关于"限制公立医院单体规模扩张、改革医保支付制度、建立分级诊疗制度和构建现代医院管理制度"等政策对公立医院的生存与发展带来了新挑战，公立医院高质量发展要求公立医院实现：发展模式由外延扩张向内含建设转变，提高质量；由粗放发展向集约、高效管理转变，提高效率；由满足需求向优化供给转变，提高医务人员待遇。

由于国家宏观环境和政策变化所催生的医疗机构发展模式和战略的转变倒逼公立医院必须变革现有管理模式，更加注重均衡医疗资源消耗与医疗服务产出之间的关系。因此，提升医院成本管理水平是当前医院管理的核心任务。

2. 理论必要性

（1）精益管理理论。

随着公立医院改革的不断深化，医院的生存和发展面临的问题和挑战越来越多，既有宏观政策方面的原因，又有来自医院内部管理的问题，医院如何立足现有政策背景环境，提升自身运营管理效率、效益就显得尤为迫切，精益管理理论为医院改善管理水平提供了很好的理论工具。一个有价值的医院精益管理制度体系，通

---

① 王开. C 医院成本管理问题的研究 [D]. 吉林财经大学，2018.

过建立以医院质量安全、运营效率效益和服务满意度等为重点的评价指标体系，不断调整和完善现代医院管理的制度体系，以实现规范化、科学化和精益化管理；通过设计医院精益管理评价指标体系来评判、验证医院的精益化管理程度和水平；围绕医院发展战略目标，构建基于价值管理的医院精益管理体系，对于改善作业流程、优化资源配置、提质增效、改善患者体验以及提升医院的核心竞争力等具有重要的现实意义。

（2）价值管理理论。

树立现代医院基于价值管理的理念，通过一系列现代医院管理工具的应用，不断改进作业体系，逐步建立完善现代医院管理制度体系，以实现医院以持续改善、精益求精为核心的精益化价值管理目标。通过持续监测和评价，不断调整现代医院精益管理评价指标体系，以优化基于价值管理的现代医院精益化管理体系模型，为更大范围内推广应用提供现实借鉴和参考。利用现代化管理工具和方法，围绕医院发展战略目标，构建基于价值管理的医院精益管理体系，对于改善作业流程、优化资源配置、提质增效、改善患者体验以及提升医院的核心竞争力等具有重要的现实意义。

（3）标杆管理理论。

标杆管理是一种鉴别、认识并创造性地发展关于优秀产品、服务、设计、设备、流程以及经营管理实践并用于改善组织实际绩效的系统方法。以医疗服务项目成本核算为项目研究的切入点和逻辑起点，借鉴标杆管理等理论，设计一个包括医院质量与安全，运营管理效率和效益以及利益相关方满意度等为核心的评价指标体系，以监测评价医院精益化管理的实现程度，进而不断改进优化医院精益化运营管理体系。并且结合医院精益化管理评价结果的应用，不断调整优化医院各类资源的单位作业成本系统，进而持续提升医院的成本管理水平。

（四）医院成本管理模式

当前我国医院成本核算方法较为传统，主要是基于传统成本核算方法下的管理，是以企业会计成本核算为根本，以业务量为基础的成本核算。为了推动我国医疗卫生事业的发展，适应当前市场经济发展的需求，要加强对医疗行业财务管理，通过不同的途径进行监督，规范医院财务行为，提高资金使用效益，我国2010年颁布了最新修订的《医院财务制度》，明确规定成本核算范围以及成本核算层次，在原有规定的基础上进行了大幅度修改和完善，得到了优化和完善。

我国医院成本核算主要分为四个层次：科室成本核算、医疗服务项目成本核算、病种成本核算、诊次和床日成本核算。目前，大部分公立医院实施科室成本核算或者床日和诊次成本核算，一些有条件的医院，如大部分三级医院主要实施医疗服务项目成本核算和病种成本核算。具体的成本核算的方法如下所示。

1. 科室成本核算

科室成本核算是医疗卫生改革之前大部分公立医院所采用的成本核算方法。科室成本核算是以医院各科室作为成本核算对象，把医院在经营活动中所发生的各种资源耗费归集分配到科室成本中，最后汇总得到医院各科室成本。医院的科室一般分为以下几个类别：临床类科室、医技类科室、医疗辅助类科室和行政后勤类科室。临床类科室是直接为病人提供医疗服务的科室，其他科室的工作都是在辅助临床科室提供医疗服务，医院的总成本要最终反映到临床科室的成本中。因此，科室成本核算要把医院的行政后勤科室、医疗辅助科室、医技类科室的成本逐级分摊到临床类科室成本中。一般分为以下两个步骤：

（1）科室成本的归集。根据医院各科室的各项耗用支出，将医院总成本直接归集或间接分摊到各科室的成本中，得到各科室的成本。直接归集的成本是该科室的直接成本，在科室提供医疗服务时，这些成本可以直观地判断其应归属的科室，直接计入或者按照一定的方法计算后直接计入该科室的成本，如科室人员的工资。不能直接计入科室成本的是间接成本，间接成本不能直观地判断其应归属的科室，但是在开展医疗服务时，间接成本是不可避免的，如医院的公用成本。间接成本按照一定的标准，如业务量、职工人数等分摊到各科室成本中。

（2）科室成本的分摊。将行政后勤科室、医疗辅助科室、医技类科室成本分摊到临床类科室需遵循相关性、成本效益、重要性等原则，采用分项分步结转的方法逐级进行。第一步是将行政后勤科室的成本分摊到其他三类科室，分摊的标准可为各科室职工比例，各科室工作量比例等。第二步是将医疗辅助类科室的成本和第一步分摊到医疗辅助科室的成本进一步分摊到医技类科室和临床类科室，分摊标准同样可以参考职工比例和工作量比例等。第三步是将医技类科室的成本和前两步分摊到医技类科室的成本按照工作量、收入、资产、面积等参数分摊到门诊、住院等临床类科室成本。

2. 医疗服务项目成本核算

医院为病人提供的是医疗服务项目，收费时也是以医疗项目为收费单位。因此一般理论认为，医院的成本核算要进行到医疗服务项目这个层次。但是由于条件限制，医院未在一开始就选择医疗服务项目成本核算，目前，一些条件较好的医院开展了医疗项目核算，而且以医疗服务项目为对象的成本核算正在逐步推广，应用范围不断扩大。医疗服务项目成本核算是把医院的成本以医疗项目为对象进行分配，最后计算出各医疗项目单位成本。其核算方法是首先把不提供医疗服务的行政后勤科室的成本分摊到提供医疗服务的临床类科室、医技类科室和医疗辅助类科室成本中，然后将这些提供医疗服务的科室成本归集和分摊到其提供的医疗服务项目中。目前分摊标准一般选择收入比例或者是工作量比例。

3. 病种成本核算

病种成本核算也被认为是比较合理的医院成本核算方法，病种成本核算以病种为核算对象，把治疗该病种所需要的医疗服务项目的成本、药品的成本以及其他卫生材料的成本等归集相加，得到该病种成本。医院治疗的病种多种多样，而且病种类别经常变动，有较大的不确定性。因此，病种成本核算不利于医院成本管理工作的进行。

4. 诊次和床日成本核算

诊次和床日成本核算是一种相对较简单的核算方法，核算方法是把科室成本按照诊次、床日分摊，得到每诊次或床日的成本，医院根据上述成本核算结果进行成本分析。主要的分析方法有比较分析、趋势分析、本量利分析和结构分析等，分析目的是发现成本的变化规律和变化原因，根据分析结论，医院采取相应的措施来开展成本控制的工作。

在对各成本对象进行成本核算时，有些相对发达地区的医院已经开始使用作业成本法，通过选择适当的成本动因来进行成本的分摊，成本分析、成本管理工作也是在作业成本核算的基础上进行的，管理工作细化到医疗服务项目的具体流程的管理，对医院的管理决策有很大的影响力。但目前，我国大部分地区的医院还在采用传统的核算方法进行成本核算，分析管理工作也是在传统成本核算的基础上进行的。因为传统成本法的局限性，基于传统成本法所能进行的成本管理范围有限，主要是对医院宏观层面上的管理，通过制订成本计划、成本定额等对成本耗费进行控制，不能对医院精细化的管理提供有意义的信息，大部分医院的成本管理只停留在成本控制阶段。

第三节　医院成本管理价值与趋势

一、医院成本管理价值与意义

（一）医院成本管理价值

1. 成本管理为公立医院财政补偿和医疗服务定价提供重要依据

取消药品加成、医疗收费和财政补助相结合，将加大财政支出负担，真实准确的医院成本资料，为财政补偿合理分配提供依据，避免资源分布不均不公，增强科学性。医院实施成本核算，统一会计和成本核算口径，将核算细分到每个项目每个病种，对政府补偿和政府定价提供更加准确的有利依据①。

2. 有利于为医院提供补偿依据建立成本控制基础

科学规范地进行成本核算，不仅能够为政府制定补偿政策提供更为准确的信息，同时也能为医院的经营决策提供重要依据和数据支持。同时成本核算也是医院内部成本控制的基础，无论采取哪种付费方式（病种付费、按床日、按人次付费等），如果没有对应的成本核算且收支不配比，医院的维持都是不可控的。

3. 加强医院成本管理是提高社会效益重要途径

医院成本管理工作不仅是医院自身提高效益的方式，也是提高整个社会效益的路径之一。医院进行成本管理，增收节支，取消药品加成，用"以技养医"替代"以药养医"。对广大患者来说，可以为他们减轻高额药费的医疗负担，逐步缓解"看病难、看病贵"问题；对广大医务人员来说，医院成本管理工作可以很好地解决薪酬结构不合理的"畸形平衡"状态，从依靠药品加成带来收入转变为通过自身医疗技术实现高薪。合理的薪酬结构能够促进医务人员提高自身技术水平，在为患者提供更高质量服务的同时，实现自身的技术价值，从而改变医务人员资源稀缺、服务质量不能保证的问题。因此，医院成本管理可以从多角度真正地提高社会效益，维持社会稳定。

4. 有利于提升医院内部管理水平

实行成本管理是医院适应市场经济发展的必然趋势，也是医院进行改革发展的迫切需要。第一，加强成本管理，节约开支，分析和优化成本结构，有利于从根本上降低运行成本，增加医院的经济效益。第二，成本管理有助于提升医院精细化管理水平。成本核算工作要涉及医院各个职能部门，而且会深入每个责任单位。所以通过核算，结合绩效管理，可以进一步明确内部控制、内部管理的具体指标和任务，使医院在各方面都朝着精细化管理方向发展。

（二）医院成本管理意义

1. 理论意义

成本管理的研究一方面能为医院相关管理人员提供良好的理论参考，另一方面能为医院相关管理人员提供更好的操作技术指导。同时，成本管理还能够使医院的各项经济行为更加规范，为医院准确、全面、真实地提供各项成本信息，有助于强

---

① 周晓桠. SY 医院成本管理优化研究 ［D］. 广西大学，2012.

化成本意识，降低医疗成本，提高医疗资源使用效率，增强公立医院在市场上的竞争力。

2. 现实意义

随着市场经济体制逐步完善，我国医疗卫生体制正在不断深化改革，其管理体制和运行机制都有了巨大的改变。新医改环境对公立医院发展既是机遇也是挑战。推动建立新型现代医院科学管理模式，满足人民群众对于医疗服务不断增长的需求，加快建立以患者为中心的服务模式，以成本管理和服务质量为中心的管理模式，促进完善分配制度，是深化医疗体制改革，提高全民健康水平、改善民生的必然要求。

（1）降低医院运营成本，提高医院竞争力。

一个组织在经营过程中只有能够做到降低运营成本，才能实现长久的发展。对医院来讲，运营成本主要包括两方面的内容。一是医院所承担的患者医疗费用；二是医疗设备的购买维护费用以及医院工作者的奖金薪酬等。随着我国社会保障制度的逐步完善，社会资本办医呈现快速增长态势，行业竞争日趋激励，对公立医院发展提出了新的要求。在这种情况下，医院除了要不断提高医疗水平，改善服务质量之外，减少患者医疗费用，控制设备购置维护费用等也显得尤为重要。医院进行成本管理工作已经刻不容缓。医院进行成本管理，在提升服务质量的同时，不断促进医疗技术的升级和提高，减轻患者的负担，达到有效控制成本的目的。总之医院进行成本管理对医院的促进作用是显而易见的，经营成本降低，医院经营效益提高，竞争力增强，这些都是成本管理将给医院带来的好处。

（2）为落实补偿机制和医保支付机制提供数据支持。

这一特点使公立医院在承担全民基本医疗服务方面起着重要作用，但同时医院自身又是一个独立成本核算的经济实体。公立医院的性质决定了其不能像企业一样自负盈亏，医疗服务耗费必须得到相应的补偿。长久以来，公立医院的良好发展是靠政府的财政支柱来支撑的，这一支撑是公立医院发挥公益性及福利性效应的重要前提。而医院成本管理中的核算结果，能够为落实补偿机制提供确切的数据支持。

（3）实现资源优化配置和医院高效运营。

医院进行成本管理，可以使医院拥有更多的资金投入医疗环境建设中。所谓的医疗环境建设，就是指购入大量的医疗设备和运营所需的器材以及对这些设备器材进行后续的维修保养。这一活动无疑需要大量的资金，对很多医院来说，这笔资金都是一笔不小的财务负担，所以医院进行成本管理是必要的，在这个基础上进行的成本控制和效益分析则会更为科学，成本管理能够提供的是更为科学的量化数据，使领导层在进行成本控制和效益分析时能清醒地做出决策，减少决策的盲目性，促使决策科学化，选择最优的购买方案，有效降低器材及医疗设备的购买及维修费用，从而实现资源的优化配置和资本运行的高效管理。而这里提到的量化数据就是指通过成本管理对各科室和具体医疗服务项目进行分析后获得的成本和收入数据。

二、医院成本管理趋势与策略

（一）医院成本管理发展趋势

当前公立医院成本管理的重点是成本管理精细化，基本方法是在医院资源消耗的管理环节进行成本管理，依靠医院信息化工具，通过制订资源消耗标准，进行监控。

公立医院成本管理在未来还需要不断深化，重点在以下两个方面：一是优化医院绩效工资成本（最大变动成本）的确定形式。通过研究劳务价值或病种难度，实时算出各科室实际的运营收支，分析当前医疗收费与劳务价值不匹配的医疗项目，提供最准确的数据基础，引导医院科室科学地优化病种成本结构，提升经济运营效率。二是探索居民健康成本核算。公立医院成本管理不是单纯医院内部的事情，要在成本管理过程中对照公益性的要求、对照居民健康成本的概念准确核算居民健康管理各环节成本，提升居民健康管理各环节的成本效率，为公立医院改革和卫生健康事业的持续推进奠定基础[①]。

（二）医院成本管理发展策略

1. 加强医院成本管理制度建设营造良好管理环境

首先，应健全完善医院内部成本管理制度，做好资金的投放管理工作，最大限度降低筹资成本，实现资金使用效率的最大化。其次，要明确岗位责任，建立员工奖励和竞争机制，合理控制人力成本；同时，应健全绩效考核制度，在成本管理中纳入考核指标，把员工切身利益与医院成本管理结合起来，调动全院职工参与成本管理的积极性，实现成本管理效果的最大化。最后，健全成本控制制度，划分具体的岗位责任，确保后续管理工作的顺利开展。

2. 提高会计专业技能树立成本管理理念

在全面掌握最新的成本核算和预测的前提下，全面提高会计人员的综合素质，不仅使其充分掌握业务处理方式，更要清楚各科室的成本核算和预算编制的合理

---

① 朱婧倩. 公立医院成本管理研究［D］. 首都经济贸易大学, 2017.

性，切实做到对成本的控制和监督。同时，医院各层管理人员应协调负责各个科室的主任医师，对历年的成本核算进行有效评估，编制好本年的成本预算，加大会计人员对科室成本核算的干预权限，全面提高全员的成本管理理念，提高资金利用率。

3. 拓展成本管理内含实施多元化成本控制

首先，引入全成本核算理念，突出诊疗成本、项目成本的核算，体现单位成本资金损耗情况。同时，充分挖掘核算结果的应用价值，以此制定合理的消耗定额，将各类成本的损耗控制在合理范围内。

其次，建立完整的成本分析报告制度，定期分析成本变动情况和原因。借助结构分析、因素分析等方法评估医院成本的结构特点及科学性、合理性，分析收支盈亏的影响因素，发现问题及时解决，从而提高医院的成本管理水平。

最后，根据成本核算的具体情况，分析造成差异的原因，实施公正的考核评价。医院要制订合理的成本管理计划，对成本控制情况进行整改，在提高医疗服务水平的前提下，坚持全员参与原则，密切监督成本管理的全过程。

4. 转换成本核算方式提高成本管理效益

对业务复杂、间接费用比重较大的医疗服务项目，传统成本核算方法难以保证成本核算的准确性，影响医院成本分析、控制及考核。作业成本法是一种较为先进的成本管理思想与方法，不同的作业可以有不同的成本动因，能准确地分配间接费用。作业成本法把医疗服务看作一系列作业组成的集合。作业成本法能够控制医疗业务，改善医院管理，优化医疗服务流程，让医院的成本管理深入作业层次，从而实现医院成本管理效益。

5. 加强预算管理优化绩效管理

医院管理者应把握医院整体发展方向，制定战略性决策。科室编制预算应以量化的形式明确临床、医技科室年度收入目标及支出标准。各科室围绕医院发展规划，细化分解本部门收入、支出预算，保证各科室部门预算与医院整体预算保持一致。预算目标明确后，各科室、部门负责执行预算，财务部定期监督反馈预算执行情况，预算执行情况将与部门、员工绩效挂钩，促使各部门人员努力完成本科室预算目标，从而达成医院整体目标。

6. 建立标准成本体系助力成本管控

标准成本是有效的成本管理工具，为医院制定目标成本、进行成本分析控制和考核提供了基础。医院标准成本涉及医院不同成本核算对象、标准成本的制定、与实际成本的比较及差异分析。对于单项服务和单病种而言，标准成本能准确测算，涵盖标准价格和标准用量，最适宜的核算医院标准成本的方法是衡量单病种和单项医疗服务项目的标准成本，进而确定科室的标准成本。

7. 提升人员综合素养组建高水平成本管理团队

当前，大多数公立医院实现了科室全成本核算，但没有将医疗服务项目核算与成本核算结合起来。医院要不断优化成本管理人员结构，保证成本管理人员年龄、专业技术、业务水平的结构平衡；完善成本管理业绩考核、激励等制度，加强业务培训，充分发挥监督功能，实现成本管理效果的最大化；组织成本管理人员定期参与计算机业务培训，全面提高成本管理人员的专业化能力。同时，医务人员要密切关注医院经济发展，积极参与成本管理工作。医院要全面促进成本管理人才体系的发展，为成本管理规范化提供坚实的人才基础，保证各项工作的顺利开展。

8. 提高医院信息化水平构建财务管理信息共享平台

根据成本效益原则，医院成本管理活动的开展要满足其发展的内在需求，可以从以下方面入手提高成本管理质量。首先，健全医院信息系统中的成本核算模块，通过及时收集成本资料，统一成本核算基础数据各项指标，降低成本分析工作的差异性。其次，创建科学的成本管理网络，充分依托信息平台的发展优势，积极整合医院成本核算信息，强化信息之间的共享。最后，医院要树立良好的大数据思维，熟练掌握现代分析方法，创建数据模型，及时解决成本管理中出现的问题①。

---

① 郭文静 . TJ 县级医院成本管理问题及对策研究［D］. 北京理工大学，2016.

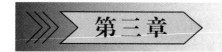

第三章

医疗服务项目成本核算

第一节 医疗服务项目成本核算相关理论

一、医疗服务项目成本核算

（一）医疗服务项目

医疗服务项目是指各级各类医疗机构向患者提供的技术成熟、允许向患者收费的医疗服务项目，是医疗服务收费管理的基础。不包括医疗卫生行业涉及的行政事业性收费项目、经营性服务项目和国家基本公共卫生服务项目。

（二）医疗服务成本

医疗服务成本，即医疗服务机构在实施某项卫生服务的全过程中投入的所有人力资源、财力资源、物质资源等所有资源的货币之和。按照核算对象的不同又可分为科室成本核算、项目成本核算、病种成本核算、床日和诊次成本核算。

（三）医疗服务项目成本

1. 医疗服务项目成本概念

医院服务项目成本指医院人员在进行医学服务过程中的总体花费，包含两个方面，一是耗费的劳动资料的物化价值（如房屋建筑、家具、医疗设备、医用材料等）；二是提供给医院工作人员的活劳动价值。

2. 医疗服务项目成本分类

（1）分类原则。

①需求性原则。项目成本分类应遵循医院的财务报告规范，以便收集资料。为进行项目成本核算，需要收集与项目成本相关的各种原始数据。

②一致性原则。成本在分类的过程中还应特别注意其归集的方式是否完全相同，不一致的就不能单独划为一种。由于对各种主要成本费用分类均有其相应合理的成本费用归集的方式，成本费用的分类方法应尽量使上述各种主要成本费用分类易于归纳汇总至上述各个主要成本费用分类中，以便合理计算各类成本分类中相应的成本费用。

实际分类时，以上两个原则可能会发生冲突，即某数据在财务报表中不易分开，如全院水、电用量。但水、电的分摊标准是不同的，不能作为一个数据进行分摊，这时需按第二个原则进行分类，利用原始报表将水、电用量分开。

③符合性原则。项目成本分类需与成本要素指数中的成本要素分类相符合，也就是成本分类应满足利用成本要素指数和分解成本推算项目成本的需要。成本类别需与医疗服务项目成本当量表的设计要求相符合，也就是成本分类应便于用医疗服务项目当量法推算全部服务项目的成本。

④规范性原则。成本核算过程中需明确医疗服务成本的范围。医疗服务项目的成本必须是在提供医疗服务项目过程中消耗的物化劳动和活劳动，不可把不属于成本范围的开支也列入成本。实际计算医疗服务项目成本时，以下费用不应计入成本，需从原列支科目中将其剔除：

灾害损失所支付的费用；病人医疗欠费减免部分；各类事故，如交通肇事处理费、医疗责任事故等所支付的费用；各类罚金，如违章罚款等所支付的费用；超出财政规定开支标准部分的各项费用；支付离退休人员的费用。

（2）成本分类。

科室成本分为七大类，分别为人员费用、药品费、卫生材料费、固定资产折旧费、无形资产摊销费、提取医疗风险基金和其他费用。

人员费用：包括基本工资、津贴补贴、奖金、伙食补助及五险一金等；

卫生材料费：包括血费、氧气费、放射材料费、化验材料费、手术类器械、介入器械及其他卫生材料等；

药品费：包括西药、中草药、中成药；

固定资产折旧费：包括专用设备（CT、核磁、B超、监护仪等）、一般设备（桌子、椅子、空调、电视等）、房屋（门诊楼、病房楼、医疗技术楼）等；

无形资产摊销费：包括购置软件、信息化建设成本等；

提取医疗风险基金：为了增强全院职工的风险意识和责任意识，降低风险所造成的损失，按科室医疗收入的千分之一提取医疗风险成本，主要用于医疗事故争议及医疗纠纷赔偿等。

其他费用：包括办公费、印刷费、手续费、水电费、邮电费、取暖费、物业费、差旅费、维修费、会议费、公务接待费、公务用车运行维护费等。

（四）成本核算单元

医院成本核算单元应当按照科室单元和服务单元进行设置。成本核算单元是成本核算的基础，根据不同的核算目的和服务性质进行归集和分类。科室单元是指根据医院管理和学科建设的需要而设置的成本核算单元。例如，消化病房、呼吸门诊、手术室、检验科、供应室、医务处等。主要用于科室成本核算、医疗服务项目成本核算、诊次成本核算、床日成本核算等。服务单元是指以医院为患者提供的医疗服务内容类别为基础设置的成本核算单元，例如，重症监护、手术、药品、耗材等服务单元。服务单元根据功能可细化为病房服务单元、病理服务单元、检验服务单元、影像服务单元、诊断服务单元、治疗服务单元、麻醉服务单元、手术服务单元、药品供应服务单元、耗材供应服务单元等。主要用于病种成本核算、DRG 成本核算等。

（五）医院成本核算

医院成本核算是指把医院在各种经营活动中发生的各种成本按成本对象进行归集和分配，从而核算出医院的总成本以及按不同标准分类的单位成本的过程。医院成本核算不仅要遵循会计成本核算的一般原则，还要遵循以社会效益为主，提高服务质量，保证社会低收入人群的诊疗权利的原则。医院成本核算不仅是实现医院精细化管理的重要手段，也是医院决策者真正了解医院经营情况的现实工具，有利于完善绩效考核体系，提高员工积极性，切实响应新医改号召。按照成本核算的不同对象，可分为科室成本、诊次成本、床日成本、医疗服务项目成本、病种成本、按疾病诊断相关分组（diagnosis related groups，DRG）成本。

（六）医疗服务项目成本核算

医疗服务项目成本核算是指以各科室开展的医疗服务项目为对象，归集和分配各项费用，计算出各项目单位成本的过程。医疗服务项目成本核算对象是指各地医疗服务价格主管部门和卫生健康行政部门、中医药主管部门印发的医疗服务收费项目，不包括药品和可以单独收费的卫生材料。医疗服务项目应当执行国家规范的医疗服务项目名称和编码。医疗服务项目成本核算是医院临床服务类、医疗技术类科室成本向所提供的医疗服务项目进行归集、分摊、最终得出各项目单位成本的过程。医疗服务项目成本以科室医疗成本为基础进行核算，准确计算各项医疗服务的实际消耗，合理制定收费价格并安排预算，争取使医疗消耗得到应有补偿。

二、医疗服务项目成本核算特点

（一）经济性与公益性

我国公立医院在医疗体系中占据着十分重要的地位，肩负着保障人民群众身体健康和生命安全的重要使命，公立医院的运营兼具经济性与公益性双重属性。公立医院的所有资产均属于国有资产范畴，都应按照国有资产管理规定进行使用与管理，具有较强的公益性质。因此在经营过程中，公立医院应以满足社会大众的基本需要作为价值取向，而不是以医院的收益最大化作为其经营目标。正因为公立医院的这一特性，公立医院所提供的医疗服务项目是一种特殊的商品，其成本的核算兼具经济性与公益性。

（二）信息不对称性

医疗服务项目成本核算的第二个重要特点即为信息不对称性。信息不对称是指信息在相互对应的经济个体之间呈不均匀、不对称的分布状态。信息不对称可能会导致道德风险和逆向选择的发生。道德风险的存在直接使信息不利的一方风险增大，逆向选择同样也让信息不利的一方在无意识中做出损己利人的决定。医疗服务市场是一种特殊的市场，医疗市场上的信息不对称问题一般会严重于商品市场，主要原因是医疗产品专业性强且十分复杂，而可替代性却极弱，容易形成供给垄断的局面。医院临床及医技科室都具有很强的专业性，各个科室及各种医疗项目的耗材使用、设备使用、人员安排及工作流程均不相同。医院财务人员作为非医务专业人员，不具备深入了解各项医疗服务项目的主观及客观条件，即便通过信息系统掌握医疗服务项目相关的成本信息，也很难精确计算出各项医疗服务项目的成本及组成各项医疗服务的作业成本，对于数据的相关分析及应用更是望尘莫及。这也是制约我国医疗服务项目成本核算的关键因素。

三、医疗服务项目成本核算内容

医疗服务项目成本核算范围包括为完成该医疗服务项目所消耗的全部资源成本，不包括药品成本和可单独收费的耗材成本。具体包括以下几方面。

（一）人员经费

人员经费在医疗服务总成本中占相当大的比例，是人力成本的货币性表现。人力成本是医疗服务项目中医务人员劳务价值的集中体现。人力成本一般用支付给卫生服务人员的所有报酬来计算，报酬包括工资、奖金、补贴、福利和社会保险费等。人力成本可以进行细分，比如可以核算医院医生的人力成本、护理人员的成本和其他卫生技术人员的成本，也可以核算行政后勤人员的成本。是否需要对人力成本进行细化主要取决于成本核算和分析的目的。在核算医疗服务人力成本时，不能遗漏构成人力成本的要素，比如各种补贴和福利费。

（二）卫生材料费

卫生材料费一般是指在医院开展医疗服务活动所产生的卫生材料耗费，如棉签、棉球、注射器、输液器、纱布、敷料等材料费用。

（三）固定资产折旧

固定资产折旧是指固定资产在使用过程中逐渐损耗而转移到当期费用中的价值，也是医院在医疗服务过程中由于使用固定资产而在其使用年限内分摊的固定资产耗费[①]。如房屋及建筑物折旧、通用设备和专用设备折旧等。

（四）无形资产摊销

无形资产是指政府会计主体控制的没有实物形态的可辨认非货币性资产，如专利权、商标权、著作权、土地使用权、非专利技术等。无形资产摊销是将使用寿命有限的无形资产的应摊销金额在其使用寿命内进行系统合理的分配。

（五）医疗风险基金

医疗风险基金是指从医疗收入中计提、专门用于支付医院购买医疗风险保险发

---

① 卢琎. 2018 政府会计制度下 × 高校固定资产计提折旧的应用研究［G］. 山西大学，2018.

生的支出或实际发生的医疗事故赔偿的资金。医院累计提取的医疗风险基金不应超过当年医疗收入的 0.1% ~ 0.3% 。

（六）其他费用

其他费用按照政府会计制度—行政事业单位会计科目和报表分为办公费、印刷费、咨询费、手续费、水费、电费、邮电费、取暖费、物业管理费、差旅费、因公出国（境）费用、维修（护）费、租赁费、会议费、培训费、公务接待费、专用材料费、被装购置费、专用燃料费、劳务费、委托业务费、工会经费、福利费、公务用车运行维护费、其他交通费用、税金及附加费用、其他商品和服务支出 27 个成本要素。

四、医疗服务项目成本核算基本步骤

（一）确定核算项目和数据采集期间

根据医院成本核算系统，在科室成本核算的基础上，确定核算项目和数据采集期间，一般项目核算数据采集期间为一年，与会计期间保持一致。

（二）采集基础数据

数据采集的内容与来源，主要是 HIS 系统、物资系统、财务系统、工资系统及科室成本核算系统。基础数据包括成本数据、收入数据和工作量数据。其中成本数据包括：

（1）人员相关数据：采集医疗服务项目成本核算期间的科室人员相关数据，包括科室代码、科室名称、人员代码、人员姓名、人员职称以及各项人员经费等明细。

（2）材料相关数据：按照不同的资金来源收集医疗服务项目成本核算期间科室产生的物料消耗明细数据。

（3）固定资产折旧数据：按照不同的资金来源采集医疗服务项目成本核算期间科室产生的固定资产折旧数据。

（4）其他相关数据：按照不同的资金来源采集医疗服务项目成本核算期间科室产生的其他资源消耗，如水费、电费、物业费、洗涤费等。

（三） 制作基础字典表

基于数据采集结果，编制项目核算所需的基础字典表，主要包括编码表、科室设置表、成本分类字典、作业分类字典、物资分类字典及设备字典表等。

（四） 划分科室单元

按照不同类型科室的业务特点，将科室划分为行政后勤类、医疗辅助类、医疗技术类和临床医疗服务类。

临床服务类科室是指直接为患者提供医疗服务，并能体现最终医疗结果、完整反映医疗成本的科室。

医疗技术类科室是指为临床服务类科室及患者提供医疗技术服务的科室。

医疗辅助类科室是指服务于临床服务类和医疗技术类科室，为其提供动力、生产、加工、消毒等辅助服务的科室。

行政后勤类科室是指除临床服务类、医疗技术类和医疗辅助类科室之外，从事行政管理和后勤保障工作科室。

（五） 整理归集科室成本数据

1. 直接成本归集

将科室直接成本进行归集，包括人力成本、卫生材料成本、固定资产折旧成本和其他成本归集等。由于项目成本不核算可收费材料，所以要将可收费材料进行剔除。根据成本类别，对无法直接计入的科室成本可以采用相应的分配方法分配计入，从而产出科室总成本。

2. 间接成本分摊

将行政后勤类、医疗辅助类科室成本采用逐级分摊分步结转的方法，分摊计入医疗服务类和医疗技术类科室成本。核算床日成本、诊次成本等时，需要将医疗技术类科室成本采用相应分配方法分配计入临床服务类科室。

（六） 医疗服务项目成本核算

医疗服务项目成本核算分两步开展：首先确定医疗服务项目总成本，其次计算单个医疗服务项目成本。应当以临床服务类和医疗技术类科室二级分摊后成本剔除药品成本、单独收费的卫生材料成本作为医疗服务项目总成本，采用作业成本法、成本当量法、成本比例系数法等方法计算单个医疗服务项目成本。医院可结合实际探索适当的计算方法。

1. 如采用作业成本法，可按照以下步骤开展核算

（1）划分作业。在梳理医院临床服务类科室和医疗技术类科室医疗业务流程基础上，将医疗服务过程划分为若干作业。各作业应当相对独立、不得重复，形成医院统一、规范的作业库。

（2）直接成本归集。将能够直接计入或者计算计入某医疗服务项目的成本直接归集到医疗服务项目。

（3）间接成本分摊。将无法直接计入或者计算计入某医疗服务项目的成本，首先按照资源动因将其分配至受益的作业，再按照医疗服务项目消耗作业的原则，采用作业动因将作业成本分配至受益的医疗服务项目。

2. 如采用成本当量法，可按照以下步骤开展核算

（1）选取代表项目。确定各科室单元典型项目作为代表项目，将其成本当量数设为"1"。

（2）计算科室单元的总当量值。

①以代表项目单次操作的资源耗费为标准，将该科室单元当期完成的所有医疗服务项目单次操作的资源耗费分别与代表项项目相比，得出每个项目的成本当量值。

②每个项目的成本当量值乘以其操作数量，得出该项目的总成本当量值。

③各项目总成本当量值累加得到该科室单元的成本当量总值。

（3）计算当量系数的单位成本。

$$当量系数的单位成本 = \frac{该科室单元当期总成本 - 药品成本 - 单独收费的卫生材料成本}{该科室单元的成本当量总值}$$

（4）计算项目单位成本。

$$项目单位成本 = 当量系数的单位成本 \times 该项目的成本当量值$$

3. 如采用成本比例系数法，核算方法主要有收入分配系数法、操作时间分配系数法、工作量分配系数法

（1）收入分配系数法。将各医疗服务项目收入占科室单元总收入（不含药品收入和单独收费卫生材料收入）的比例作为分配成本的比例。

（2）操作时间分配系数法。将各医疗服务项目操作时间占科室单元总操作时间的比例作为分配成本的比例。

（3）工作量分配系数法。将各医疗服务项目工作量占科室单元总工作量的比例作为分配成本的比例。

第二节　医疗服务项目成本核算主要方法

一、标准成本法

（一）标准成本法概念

标准成本法最早源自美国，并随着经济发展逐渐应用到各领域企业的成本控制及管理过程中，是指以充分调查、分析和技术测定为前提，医院根据高效率或是正常状态下技术水平所确定的在有效经营条件下提供某种服务应当发生的费用。标准成本主要包括标准成本的前期制定、成本的差异性分析以及成本差异处理办法等内容[1]，核心是按标准成本记录和反映医疗服务项目成本的形成过程和结果，根据先前计划制订的标准成本，比较、计算和分析标准成本与实际成本的差距，并借以实现对成本的控制。预算编制工作和预算考核工作以标准成本的核算为重要基础和科学依据[2]，通过标准成本核算能清晰界定不同成本单位所需承担的责任。

（二）标准成本法测算步骤

1. 确定会计对象

标准成本法的会计对象具有多样性，产品生产步骤、产品品种和产品批次均可以作为其分类的标准依据。由于不同的会计对象存在不同分类标准，根据市场和环境变化的特征，医院需要选择合适的应用对象，并确保责任落实到个人。

2. 核算标准成本

在确定会计对象的基础上，医疗机构需要深入了解和分析国家、行业和自身的具体情况来制定标准成本。

3. 进行质量控制

通常由下而上确定产品标准成本。在成本质量控制的过程中，把标准成本逐级分解，确保精确到每个成本中心，各成本中心应严格按照成本控制标准控制价格和数量，提高标准价格和消耗量的准确性，并确保责任落实到工作岗位，从而制定科

---

[1] 余金莉. 标准成本法在企业成本管理中的应用 ［J］. 财会学习，2018（33）：107－109.
[2] 黄淑芬. 浅析标准成本法在医院的应用 ［J］. 财会学习，2018（6）：64－66.

学成本控制标准。

4. 比较成本之间的差异

这里的成本差异是指实际发生的成本与标准成本之间的差异，而根据实际成本是否高于标准成本的成本差异分类标准，分为超支的差异、节约的差异①，两者均可比较成本差异。

5. 分析成本动因

医院成本管理工作接近结束时，即当会计部门对医疗卫生服务项目进行最终的核算，这时可以清晰地知晓该项成本以及利润分别是多少。以此为基础，医疗机构可以接着分析核算的报告，并演绎推理从而为医院在今后的项目运营上制订更为全面的计划，取得更好的业绩。

6. 修订与改进标准成本

以上一步的动因分析为基础，医院可以在明确成本差异的性质和形成原因的前提下，结合医院运营现况，寻求更为科学的核算依据。

（三）标准成本法优势与局限性

1. 标准成本法优势

一是制定标准成本要考虑很多因素和医院多个部门和科室共同参与制定的，因此，标准成本有其科学性，它能够使医院实现精细化管理的目标，增强医院的竞争力。

二是通过分解标准成本，可以奖罚分明，充分调动员工的积极性，发挥管理人员的效能。

三是通过编制和分解标准成本能使各项预算指标与生产实际结合，避免人为浪费，并可为医疗服务项目定价、估算未来成本、进行量本利分析提供原始数据资料，使成本管理的重点由事后分析转到过程控制。

2. 标准成本法局限性

随着社会经济发展和科技进步，医疗服务项目成本中的间接费用所占比重不断增加，传统的标准成本管理面临挑战。医院运营管理也面临着更大的财务风险，医院若不及时分析原因，采取有效的措施来规避和化解这些财务风险，将会引发严重的财务危机。

---

① 温素彬，韦海钦. 标准成本法：解读与应用案例［J］. 会计之友，2020（24）：151-156.

二、作业成本法

（一）作业成本法概念

作业成本法（activity-based costing，ABC）是指通过对某医疗服务项目所有作业活动的追踪和记录，计量作业业绩和资源利用情况的一种成本计算方法。该方法以作业为中心，以成本动因为分配要素，体现"服务消耗作业，作业消耗资源"的原则。提供某医疗服务项目过程中的各道工序或环节均可视为一项作业。成本动因分为资源动因和作业动因，主要包括人员数量、房屋面积、工作量、工时、医疗服务项目技术难度等参数①。

（二）作业成本法核算步骤

（1）划分作业。在梳理医院临床服务类科室和医疗技术类科室医疗业务流程基础上，将医疗服务过程划分为若干作业。各作业应当相对独立、不得重复，形成医院统一、规范的作业库。

（2）直接成本归集。将能够直接计入或者计算计入某医疗服务项目的成本直接归集到医疗服务项目。

（3）间接成本分摊。将无法直接计入或者计算计入某医疗服务项目的成本，首先按照资源动因将其分配至受益的作业，再按照医疗服务项目消耗作业的原则，采用作业动因将作业成本分配至受益的医疗服务项目。

（三）作业成本法特点

作业成本核算方法的特点是相对于分配标准单一的传统成本核算方法而言的。

（1）不同的间接成本根据不同的成本动因分配。由于各项目间接成本产生的原因各不相同，因此在分配时也会根据成本产生的动因确定不同的分配率分配到不同的产品中。相对传统成本核算方式而言，作业成本核算方法对间接成本的分配更加精准合理。

（2）成本核算分为两个阶段。作业成本核算方法把成本核算过程分为两大阶段。首先将资源根据资源成本动因分配到具体的作业中，归集各作业成本；再根据

---

① 朱洁，张洋，阎娜，李春英，王筱婷．基于作业成本法核算医疗服务项目成本的探讨——以 B 医院为例［J］．中国总会计师，2021（8）：185－187.

作业成本动因把作业汇集的资源成本分配到产品中，得到最终的产品成本。

（3）成本强调可追溯性。作业成本法将成本分配到成本对象有三种不同的形式：直接追溯、动因追溯和分摊。它的突出特点是强调以直接追溯或动因追溯的方式计入产品成本。生产过程中耗费的各项资源，不是都能追溯到成本对象的。对于不能直接追溯的成本，强调使用动因追溯方式，将成本分配到有关成本对象中。

（四）作业成本法应用启示

1. 作业成本法优势

作业成本理论具有广泛的适用性和可操作性。作业成本法强调成本发生的因果关系，弥补了传统成本法以单一标准分配间接费用的不足，具体表现在以下几个方面：

第一，作业成本法提升了临床路径的实施效率和规范化程度。以作业成本法为基础进行的医疗项目成本核算需要对科室医疗项目工作量、作业流程、作业时间、人员、资源消耗等数据进行规范化的采集和统计，这种方法与当前临床路径制定基本一致。当前的临床路径就是由主治医生、护士等针对病种临床治疗而制定出的科学合理、安全高效、经济性好、标准化程度高的诊疗管理模式，制定临床路径的根本目的是尽可能地为患者提供优质高效的服务，并最大化地提升资源利用效率。

第二，作业成本法使得间接费用的分摊更加细致、合理。在作业成本法中，间接费用的分摊过程被分为两个具体方面。一方面，以资源动因为依据，将资源的消耗归集在各个作业当中，之后以此作为依据来组建成本库。另一方面，以作业动因作为基础，将成本费用分摊到各个科室以及服务项目当中，由此计算所需要担负的实际成本费用。另外，作业成本法是以成本动因为依据进行间接成本分配，相比传统方式来说，它的这一分配模式不仅更加灵活，所核算的结果也较为精确、合理[①]。

第三，有效避免了成本倒挂。成本倒挂是指直接计入科室的项目成本超过了科室总成本，导致项目成本无法分摊，这种情况在传统的成本核算手段中较为常见。以往的成本核算模式下，共同费用的分摊严格按照医院自身的组织机构，这种模式下的真实医疗成本和其分配模式之间实际上并不存在紧密的联系，这就导致最终核算出来的成本和真实成本之间存在较大的偏差。而作业成本法是严格以患者真实需求为指导，将医院所提供的医疗服务项目作为起始点，通过对服务提供过程中的资源配置和流程设计进行追踪、分析，以此来为收支配比的调整提供依据。

---

① 郑大喜. 我国公立医院成本核算的历史演进与发展趋势研究［J］. 医学与社会，2011，24（4）：1-3.

第四，作业成本法使得成本的可追溯性更强。作业成本法是根据资源耗费与作业、作业与成本对象之间的因果关系来分摊间接费用，有利于医院管理人员掌握成本发生的整个过程，使他们的注意力从直接成本和科室、医疗服务项目的服务量转移到成本发生的原因上，同时也便于明确和落实岗位责任，揭示存在的问题，尽可能消除一切可能形成的浪费。在实际应用当中，作业成本法强调可以在成本分配方面采取以下两种模式：直接追溯和动因追溯，分别用来核算直接与间接成本。由于医院经营不同于普通的企业经营，因此把其产生资源耗费的作业都认定为成本追溯的对象是不切实际的。所以针对那些不可追溯的对象，该方式又提出了动因追溯法，即根据成本产生的各种原因，来确定所产生成本的主要对象。

第五，作业成本法决策相关度更强。以往的成本核算对象通常局限在产出上，对象直接且简单，这种模式下只能解决成本多少的问题，和决策之间的关系并不紧密；以作业成本法为核心的成本核算将对象划分为作业和项目两级，将业务流程的关键环节作为作业的过程反应，使得成本核算一方面可以解决成本多少的问题，另一方面还对成本的产生给出了解释，使得成本核算的决策相关度得以极大的强化。

2. 作业成本法局限性

第一，作业成本法计算成本高，核算过程较为复杂。首先，由于医院医疗服务项目繁多、需要针对不同的患者制订不同的医疗方案，确定每个医疗项目的资源动因和作业动因无疑需要花费非常多的时间，这大大增加了医院的业务量。其次，虽然各大医院有计算机和数据库的支撑，但是许多数据来源需要在不同的软件中获取，需要二次整理，并不能减轻作业成本法进行成本核算的工作量。另外，医疗作业中心和医疗资源一旦进行重新组合，相应的各个作业也需要重新划分，所耗费的资源会也有所不同。

第二，成本动因的选择有一定的主观性。成本核算过程中，尽管财务人员和管理人员十分了解企业的运作流程，但成本动因的确定往往有一定的难度，并不是所有的间接费用都和特定的成本动因相联系，并且选择的成本动因也并不总是可以验证的，这就为管理者操控成本、主观选择成本动因提供了可能。

第三，对于医院等成本会计控制企业而言，作业成本法更集中于成本核算的精准程度方面，没有构成一个管理者可以全面成本把控的制度，不利于医院进行工作绩效考核评价和成本信息管理。

3. 应用前景

作业成本法一般适用单病种的成本核算，并且在美国、日本等发达国家应用广泛。按照单病种发生的各项费用，医院按作业成本法加以记录，在一定时期内进行汇集、计算、分析和评价，以确定某时期内各病种的医疗服务成本水平。根据病种标准（计划）成本，考核作业完成的情况，反馈出医疗质量水平[①]，并根据不同医疗服务作业的资源消耗，分配医疗服务资源。

伴随着医疗行业的改革，精细化成本管理已成为不可或缺的评价目标，传统的成本测算方式相对来说简单粗放，因此需要适当引入结合新方法，以不断满足时代需求。目前在我国北京、上海、广州、深圳多地都已经开始改革医疗服务项目，引入作业成本法，开展相应的核算业务，因而真正改变了传统成本计算方法中存在的各种桎梏，减少了成本费用，提升了整体的效率，对调整医疗服务价格起到了一定的指导作用。

三、估时作业成本法

（一）估时作业成本法概念

估时作业成本法（time-driven activity-based costing，TDABC）。估时作业成本法采用作业成本法归集间接费用时以"产品消耗作业，作业消耗资源"为思路，把每个作业消耗的资源先分配到作业，再根据难易不同的作业量来分摊资源。在成本的可追溯性上，作业成本法是优于传统的成本法。但在实践中作业成本法暴露了许多问题，导致作业成本法没有被普及企业的成本管理中去。由于作业成本法只适用于简单作业，一旦企业的生产流程复杂就需要增加成本去更新核算方法。作业成本法中需要的数据也是通过员工调查产生的，不仅耗费时间，而且存在一定的主观性。在实施作业成本法时无法核算出闲置产能，无法提高医疗人员的工作效率和优化资源配给。在作业成本法显现出诸多问题时，安德森将时间作为动因引入作业成本法中，得到了估时作业成本法。估时作业成本法以时间为唯一动因，计算出的产能成本率与单位耗时相乘就得到了核算对象的总成本。

（二）估时作业成本法基本思路

估时作业成本法是以单位时间资源成本、单位作业耗时来计算单位作业时所应分担的成本，以此计算出各个成本对象的总计成本。根据估时作业成本法的基本原理[②]，对医疗服务项目成本的测算过程可以分为两个步骤。第一，计算科室成本。

---

① 苏玉芬，林翠珑，陈彩云. 医院单病种成本核算方法及结果应用分析 [J]. 商业会计，2019（19）：70－72.

② 刘玉. 估时作业成本法应用探讨 [J]. 现代商贸工业，2014，26（8）：119－120.

根据 2012 年的《医院财务制度》《医院会计制度》中成本核算的相关规定，当核算科室成本时，按成本分类将直接成本直接计入，按逐级分摊法对间接成本分摊到临床科室、医技科室，从而形成科室成本。第二，计算医疗服务项目成本。在科室成本项目进行成本核算时，运用估时作业分别计算各个临床科室、医技科室、手术室的人员经费、固定资产折旧和无形资产摊销等其他费用的产能成本率。采用平均后的社会必要劳动时间，从而确定项目耗时，需要根据《全国医疗服务价格项目规范（2012 年版）》（以下简称 "2012 年版《项目规范》"）计入内含一次性材料和低值易耗品，医疗风险根据项目风险点数需要分摊计入。总的来说，上述成本累加后形成医疗服务项目成本。

（三）估时作业成本法核算步骤

1. 科室成本计算

根据医院成本核算的有关规定，按成本分类将科室直接产生的成本直接计入，按逐级分摊法对行政后勤、医疗辅助科室成本等间接成本分摊至临床科室、医技科室，最终形成科室成本[①]。

2. 产能成本率计算

首先，需要明确有效劳动时间。有效劳动时间即项目的实际作业时间，通常情况下实际作业时间比理论劳动时间要少，有效工时率一般在 80% 左右。理论劳动时间指的是国家法定劳动时间剔去法定节假日。公式为：有效劳动时间 = 理论劳动时间 × 有效工时率。

其次，分别对各个临床和医技科室、手术室的人员经费、固定资产折旧（这里注意需要分别核算通用资产和专用资产）和无形资产摊销等其他费用计算产能成本率。这里公式为：产能成本率 = 总成本/有效劳动时间或产能[②]。

最后，平均各个科室的人员经费、固定资产折旧（通用资产和专用资产分别核算）、无形资产摊销等其他费用的产能成本率，得到院级的平均产能成本。与此类似，对区域范围内各个样本医院的院级产能成本率平均化处理，即得到区域内的平均产能成本率。

3. 内含一次性材料、低值易耗品计算

对内含一次性材料，按照 2012 年版《项目规范》，由专家确定使用量，计算

---

① 赵要军，李建军，李森军，张静芳. 基于估时作业成本法的医疗服务项目二级分层成本核算模型构建及应用 [J]. 中华医院管理杂志，2020，36（8）：682 - 686.

② 陈玉洁. 医疗服务项目定价方法探析 [J]. 现代经济信息，2017（15）：257.

对使用量最大的耗材价格。对低值易耗品，取 2012 年版《项目规范》中的低值易耗品赋值中位数[①]。

4. 对医疗风险基金进行分摊

按专家平衡确定后的项目风险点数，把医疗风险基金分摊到每个项目中。

5. 对单位项目成本进行计算

根据单位时间产能成本、项目耗时，计算得出某项目的人力资源、固定资产、无形资产等其他费用成本，再加上项目直接消耗的材料费、低值易耗品和分摊得到的风险基金，最终得到单位项目成本。公式为：单位项目成本 = 产能成本率 × 项目耗时 + 不能收费的材料费 + 医疗风险基金。

（四）估时作业成本法应用启示

1. 估时作业成本法优势

第一，估时作业成本法可以根据项目耗时计算单位项目成本，避免了人为划分作业中心的繁杂性，然后根据作业动因，由作业中心将成本分配至项目的环节，既发挥了使用传统作业成本法进行分配时的准确性，又避免了维护成本高的弊端。

第二，产能成本率计算单位项目成本反映了商品价值由社会必要劳动时间决定的经济规律，有利于更好地测算项目标准化成本和制定指导价格。

第三，对产能成本率进行确定后，可以将 TD – ABC 模型作为标准成本计算模型，以同一口径计算尚未开展项目和已经开展项目，提高过去和现在项目之间的成本可比性。最后，产能成本率与价格相关指数（如工资指数、PPI 等）相联系，促进了成本动态管理和价格动态调整，具有良好的扩展性和灵活性。

2. 估时作业成本法应用前景

（1）该方法可有机结合医院成本核算软件和 HERP 系统，形成医院的价格管理输出端，并且维护较为简单，有助于医院价格的管理人员监测和测算项目成本。

（2）价格管理机构能够进行监测医院生成的项目成本数据，同时结合价格相关指数，进行医疗服务项目价格的动态管理。

（3）该方法计算的成本有利于医院建立院内的标准成本体系，并与实际成本进行差异分析，方便医院深入开展成本控制、绩效考核，从而改善医院运营管理效益。

---

① 李利平，张永庆，吴振献，等. 估时作业成本法在医疗服务项目成本测算中的应用［J］. 卫生经济研究，2016（8）：36 – 38.

四、成本当量法

(一) 成本当量法概念

成本当量法是指在某核算期内,根据科室单元,选择有代表性的医疗服务项目,成本当量数取值为1并将其作为标准当量,其他项目与该标准当量进行比较,进而得到其他项目各自成本当量值,最终得出各项目成本的一种核算方法。

(二) 成本当量法核算步骤

1. 计算科室内各医疗服务项目的成本当量系数

具体步骤:

(1) 将科室内的某个医疗服务项目作为基本当量项目,并确定该当量系数为1。

(2) 根据完成各医疗服务项目单位服务量所需的成本要素数量,比较成本基本当量项目的成本要素量之间的差异,分别确定各个项目的成本当量系数。

2. 某科室项目成本当量总值计算

$$\text{某科室项目成本当量总值} = \text{该科室各服务项目成本当量系数} \times \text{该项目本期服务量}$$

3. 该科室成本当量系数单位成本计算

$$\text{成本当量系数的单位成本} = \text{该科室当期总成本} \div \text{科室项目成本当量总值}$$

4. 项目总成本和单位成本计算

$$\text{某项目单位成本} = \text{成本当量系数的单位成本} \times \text{该项目的成本当量系数}$$
$$\text{某项目总成本} = \text{该项目单位成本} \times \text{该项目某期的服务量}$$

(三) 成本当量法应用

采用成本当量法计算医疗服务项目成本的关键点在于,如何确定各项目的成本当量系数。依据成本当量系数确定方法的不同,医疗服务项目成本计算大致可分为以下三种方法。不同的方法应用于不同类型的科室,使当量法体系更加科学合理,计算结果更加准确。

1. 综合成本当量系数法

这一核算方法较为简单粗放,如各项成本占总成本的比重等各服务项目的成本结构的差异较大,项目成本的准确性会受到干扰。一般该法用于医疗服务项目品种较多、各项目成本结构类似的科室。

2. 分项成本当量系数法

分项成本当量系数法是指按照不同的成本项目，分别确定各项的成本当量系数。因为考虑到各医疗服务项目成本结构的不同，分项成本当量系数法比综合成本当量系数法更为准确可靠，但值得注意的是，需要分项来确定成本当量系数，工作量仍较人。一般该法适用于医疗服务项目品种较少、各项目成本结构差异较大的科室。

3. 作业成本法为依据的成本当量法

作业成本法为依据的成本当量法指的是，按照不同作业分别确定各医疗服务项目的成本当量系数，考虑了各医疗服务项目对作业的资源消耗。对同一项作业，各服务项目有相同的成本动因，也就是成本动因的单一性，因此成本当量系数更易计算，得到的结果也更具有合理性与准确性。一般作业成本法为依据的成本当量法适用于作业流程较为明晰、可以单独计量作业成本的科室。通常，医院应该尽最大可能地采用作业成本当量法来核算成本。

总的来说，成本当量法简单易行，可以一次性核算出科室所有项目的成本，优点在于一方面可以直接为服务项目的定价和调整提供数据支撑；另一方面还不必对所有项目都进行成本核算，极大地简化工作流程，降低了工作难度。需要注意的是，项目成本当量在某些情况下具备较强的主观性，可能会导致其计算出的成本和实际成本出现较大的偏差。

五、成本比例系数法

（一）成本比例系数法概念

成本比例系数法进行医疗项目成本核算，是指将工作量、医疗收入、材料用量、相对值单位等作为分摊系数计入间接成本，最常用的是将每个医疗项目的收入占当月收入的比重作为分摊系数。

（二）成本比例系数法分类

成本比例系数法主要包括操作时间分配系数法、工作量分配系数法、收入分配系数法。

1. 操作时间分配系数

操作时间分配系数是将各医疗服务项目操作时间占科室单元总操作时间的比例作为分配成本的比例。通常，操作时间分配系数计算需要注意以下两点：

（1）当需要对成本中心内所有项目的成本进行核算时，则总操作时间等于所有项目操作时间之和，分摊系数相应的就是各服务项目操作时间和总操作时间的比值。

（2）当只需要核算某成本中心部分服务项目的成本时，则要对单个项目操作时间逐一进行计算，总操作时间等于满负荷工作时间数。计算公式如下：成本中心总操作时间=满负荷工作时间数=满负荷工作人数×每天有效工作时间×每年有效工作天数。

但是操作时间分配系数的分母采用的是满负荷工作时间，属于理想指标，代表的是科室所有人员所有时间都在进行相应的医疗操作，在实际工作中不可能存在，说明该核算方法可能会存在误差。

2. 工作量分配系数

工作量分配系数代表的是将各医疗服务项目工作量占科室单元总工作量的比例作为分配成本的比例。该值不需要进行计算，大多数成本中心都会对下属服务项目的工作量进行记录和统计。在进行成本中心全部或者部分服务项目成本计算时均可以借助该系数来进行成本分摊。可能该方法的科学性并不强，但是实际情况是该系数是综合考虑到不同服务项目之间的时间、人员和难易程度的差异后得出的，计算出来的结果可能更加接近于真实的成本。特别适用于对非全部项目成本核算过程中的成本分摊任务。

3. 收入分配系数

收入分配系数代表的是将各医疗服务项目收入占科室单元总收入（不含药品收入和单独收费卫生材料收入）的比例作为分配成本的比例。局限性在于医院的收入和支出间必须是正向比例关系，因此适用范围并不是特别广泛。

总而言之，成本比例系数法的优势在于能够进行单个项目单位成本的计算，计算过程不涉及科室其他项目，简单、便捷，但是其具有一定的局限性，仅适用只开展少数项目进行核算的科室，如果医院规模大，且各科室开展项目较多的情况下，成本比例系数法的工作量会急剧增长，而且科室之间有合作完成医疗服务项目的情况则无法确定该项目的成本分配系数[1]。

（三）成本比例系数法优势及局限性

1. 成本比例系数法优势

方法简单，易于操作，便于推广，能够同时快速计算相对较多的项目，耗费

---

① 赵嘉璐. 作业成本法在医院成本管理中的应用［D］. 华东师范大学，2019.

人力时间少。这种方法适用于提供简单医疗辅助服务的科室或者业务单一的医疗机构。

2. 成本比例系数法局限性

分摊系数单一，并且按照收入占比作为分摊系数的依据是收入多的项目分摊的成本多，这样容易高估成本低但是服务次数多的医疗服务项目，低估成本高但是服务次数少的医疗项目；且不能对成本产生的原因进行追溯，成本核算不能为成本管理提供数据支持，也不能为成本管控呈现明细的管控点；如果医疗项目的价格本身不科学，则用该方法核算出的成本结果也会相对不合理，并且不能纠正医疗项目价格已出现的不合理现象。

六、关键因素法

（一）关键因素法概念

关键因素法是一项标准，主要用于反映资源消耗与医疗服务项目之间的关系，在开展项目核算时，能够从一定程度上有效解决各类型的成本费用差异问题，最大限度地采用科学合理的关键性因素，把各个类型的科室成本费用计入各自的项目中，以更真实、准确地反映项目成本为目标。实际操作中，关键因素法核算医疗服务项目成本在剔除了计价卫生材料和药品成本的基础上，基于二级分摊后的临床和医技科室的总成本。

（二）关键因素法核算步骤

1. 整合相关数据，厘清成本核算范围

"关键因素法"基于二级分摊后的临床、医技科室总成本，剔除计价卫生材料和药品成本，以及不加入医疗服务项目成本核算的科室的成本。除了可以与医疗服务项目之间建立唯一对应关系的成本，也能够直接计入项目的成本，在直接成本中计算计入成本和间接成本均使用关键因素法。

2. 逻辑对照，构建关键因素字典库

建立医疗业务专家论证机制，将医院实际开展的医疗服务项目与《全国医疗服务价格项目规范（2012 版）》中末级医疗服务项目进行对接，形成逻辑关系对比，必要时进行相应的转换，不能对接的项目则再次评估关键因素值，从而建立项目关键因素字典，包括项目使用医用低值易耗品（不单独收费）数量档次、基本人力消耗及耗时、技术难度、风险程度等。

3. 分类核算，精细开展关键因素法

充分考虑了六大类不同类型成本费用项目的特征和差异，最大限度地合理选择不同关键因素，把不同类型成本计入相应的医疗服务项目。

4. 汇总加权，形成院科两级项目成本

运用"关键因素法"得出的医疗服务项目成本核算结果，加上直接计入的成本，即得到科室各医疗服务项目的总成本。在科室医疗服务项目成本核算结果的基础上，通过加权平均法计算出院级医疗服务项目成本。

（三）关键因素法优势

与作业成本法相比，关键因素法以适度精细化的原则进行成本核算时，能够巧妙地避开区分作业动因、成本动因等难题；与估时作业成本法相比，关键因素法找出了对不同类型成本费用计入项目成本的差异较为准确的解决方案。关键因素法推动了医院项目成本的传统核算方法的不断完善，使得医疗服务项目成本核算时兼具实操性和科学性[1]。针对不同情况，医院选择具有可行性和可及性的关键因素法，是对医疗服务项目成本核算方式体制的革新之举。

第三节 医疗服务项目成本核算研究现状

一、医疗服务项目的管理

医疗服务项目调整指的是在一定周期内不断更新医疗服务管理理念，同时对产出的形式和内容进行重复检验的过程，具有延续性和灵活性的特点，核心是对结构的调整。结构调整又分为三种类型：一是项目类别的变化，在与国际接轨的基础上按照一定的排序规则将项目重新归并分类；二是项目各要素的变更，包括项目名称、内含、计价单位、计价说明等内容的合并、新增、删除和补充；三是项目价格的调整，结合市场经济和医疗技术水平的发展，对原收费标准作出相应改变，包括价格的上调和下降，以及对新增项目的定价。

---

[1] 贾慧，仇媛雯. 医疗服务项目关键因素法成本核算的创新应用［J］. 中国卫生经济，2020，39（6）：87-89.

（一）国外医疗服务项目价格的管理

欧洲福利型国家的医疗设施和医疗保险制度完善，医疗条件齐全，纳入医疗保险体系的公民大多可享受基本医疗项目免费服务。在医疗支付手段方面，欧洲国家医疗卫生系统采取混合支付制度，将医疗服务项目付费与其他类型的付费制度相结合，以控制医疗费用的不合理增长。大多数国家对医疗服务价格项目的调整主要采取 3 种模式[①]。

1. 总额预算制

总额预算制在医疗服务调整初期使用率较高，即在既定的总费用范围内，对部分医疗服务项目价格进行调整。20 世纪 90 年代美国医疗费用急剧上涨，远远超出了 GDP 的增长速度。为遏制这种趋势，政府将医疗卫生费用的预算目标与国家人均 GDP 增长相结合，如医疗费用支出超过国家预算，将下调医疗服务项目价格。同时，由于各医疗机构提供的医疗服务项目成本费用较高，均按服务过程中使用的卫生材料的件数来收费，因此医疗收入的高低取决于提供的医疗服务质量。为此，政府制定了配套的监管机制，医生为病人提供诊疗服务都有相应的"当前诊疗操作专用码"，由美国医学会负责每年增订公布。医生按码收费，所有付费机构和个人按码付费，最大限度地保证了诊疗过程的标准化、透明化和规范化，减少了收费过程的随意性。德国医疗服务项目价格调整的幅度与医疗总成本相关，医疗服务费用支出一旦超过了年度预算，超出的部分由医疗机构和基金会自行承担。其项目定价是基于年度谈判价格和混合支付系统，因而从总体上限制了国家的总体医疗成本。

2. 动态调整制

动态调整制是目前大部分国家所采用的模式，项目的调整没有固定周期。英国卡洛罗·勃伯（Carol Propper, 1996）提出，医疗服务的成本和市场的竞争力是决定医疗服务项目价格的根本因素。而市场的内部竞争会导致国内医疗服务市场价格的下降。因此，医疗服务价格政策的决策者需定期对医疗服务市场的潜力进行分析，以便更好地完成定价行为。

2009 年国家医疗改革实行以前，德国的基本医疗服务项目均为免费提供。2009 年国家医疗改革实行以后，德国将基本免费医疗的项目改为部分收费项目，以减少医疗费用，增加收入。例如，原来的免费就诊改为每季度收费 10 欧元，住

---

① 兰晶. 上海市医疗服务项目成本核算的研究［D］. 第二军医大学，2015.

院治疗时病人要交纳 10% 的住院费用，但最高不超过 300 欧元[1]。挪威采用直接和间接两种不同的方式来制定医疗服务价格。直接定价通常是基于国际相同或相似类型的项目或药物的平均价格，参考要素包括最大定价和波动较大的价格。间接定价方法主要用于成本的控制，管理者将同类项目的最低价格作为参考定价。奥地利的医疗项目价格大规模调整是不定期的，每 5~7 年根据成本的变化幅度和规律的研究情况进行价格的更新[2]。

3. 定期调整制

由于对卫生管理者的决策能力和医疗服务监控系统有较高的要求，定期调整制目前在国际范围内尚未广泛应用，日本是最具代表性的国家。作为医疗服务管理体制发展最为规范的国家，日本的医疗服务项目价格采取实时监管模式，以国家当年的各项经济指标及各医疗机构的运营情况为参考依据，两年为一个调整周期，对部分医疗服务价格进行调整。调整又分为两个步骤：第一，需结合上一年度的医疗服务总量确定全国总体医疗费用的下调幅度；第二，是在可调整的范围内确定项目及其调整的幅度。在整个过程中，医疗服务价格充分发挥了隐形杠杆的作用。

总体来看，各国均已构建了符合本国国情的医疗服务项目价格调整机制，其医疗价格形成机制及管理为我国医疗价格的制定与管理提供了宝贵的经验和帮助。但由于国外医疗资源分配较为平均，医疗服务价格多是医生和保险商等多方协商的产物，一般采用后付制的模式，使得医务人员的技术劳务价值能够从价格上得以体现。一次性医用耗材和高值耗材也多来自固定的供方，医疗服务项目的收支基本平衡。

目前，我国已下发三个版本的《全国医疗服务价格项目规范》。从最初的政府强制性立项定价到各省市在政府限定范围内可根据各省实际情况自行调整项目及收费标准，我国的医疗服务管理体制实现了跨越式的发展。

（二）国内医疗服务项目价格的管理

2001 年，我国首次颁布《全国医疗服务价格项目规范》，要求各省区市参照调整相应的项目规范及收费价格，后于 2007 年进行了修订和新增；之后，经过进一步的修订和完善，下发了 2012 年版《项目规范》，目前部分省区市所使用的项目规范是在国家 2012 年版的基础上调整完成的。

在国家政策出台之前，大部分省区市已自行制定了医疗服务项目收费标准，但

---

① PayingMedical Expenses/Health Insurance Claims in Germany.

② Mark A. Hall. Learning from the Legal History of Billing for Medical Fees. HealthPolicy. 2008：3.

由于缺少有效的监督机制和健全的管理手段，各地收费项目的标准和价格参差不齐，检查类项目依靠昂贵的大型仪器设备拉高价格，但体现医务人员技术劳务价值的诊断、治疗、护理类项目价格却普遍偏低。主要原因之一是各地医疗服务项目价格的不透明，患者未享受到应有的知情权。

首先，有关学者认为，医院应当公示医疗服务项目价格，接受公众的监督与建议，同时定期监查项目的开展情况，规范项目收费流程①。其次，项目的收费标准应与医务人员的需求挂钩，从价格上体现医务人员人力劳务价值②。同时，为避免诱导消费，可适当下调检查、检验类费用，增加诊断、治疗、手术类项目中人力费用的比例，以补偿医院的日常运营成本。然而，2012 年版《项目规范》的出台，要求各地参照调整收费项目及价格。对于各省市的卫生管理部门来说，既是挑战，也是改革医药补偿机制的契机。实现地方政策与国家规范的有机融合，唯一的途径就是对接。国家与省市规范的对接工作，即在清理旧版规范的基础上，以国家规范为框架补充新内容，调整各省区市项目收费标准，以适应本地的经济发展水平。

在具体调整内容方面，我国大部分省区市均以国家规范为主体框架，结合本地实际进行调整。陕西省采取总量监测的方法③，对 26 所非营利性医院收支情况和工作量情况进行调查和对出分析，以完成对新版医疗服务项目价格的调整工作，以便及时掌握医疗服务项目价格对医患双方收支的影响程度。

中医医疗服务作为我国的传统项目，为保留其特色，同时促进新技术新业务的发展，经过数次调整后其项目数量在国家规范中的比重逐渐增加。深圳市福田区是国内较早开展中医类医疗项目研究的地区，新规范实施后诊疗人次的增加是医疗业务收入增长的主要因素，但调整后的中医项目价格仍然低于同类的西医项目，并不能完全体现中医医务人员的技术劳务价值，应该适当提高中医类项目的收费标准④。有关学者在对我国九个省区市的中医医疗服务项目的数量和价格进行调研后发现，同一项目在各省区市间的定价相差很大，且计价单位不统一，北京市的定价远低于全国的平均水平。主要原因是各省区市经济发展水平不一，以及对中医项目的重视程度不等，补偿机制不健全。中医类项目长期定价低于成本导致中医医院收不抵支，因此，中医类应该成为对接工作中的重点之一⑤。调整医疗项目规范不能

---

① 陈曦妍. 医疗服务项目价格管理工作的几点做法及体会［J］. 中国卫生经济，2008，27（11）：22-23.

② 徐力新，等. 探索医疗服务价格体系调整的新思路：医疗服务价格与医疗费用的关系剖析［J］. 中国卫生经济，2009，28（12）：20-22.

③ 王良铖，等. 探索医疗服务价格改革的新思路、新办法［J］. 中国卫生经济，2004，2（2）：70-71.

④ 刘雪芬. 深圳市福田中医院医疗服务价格调整实施效果分析［D］. 中山大学，2008.

⑤ 肖梦熊. 关于规范中医诊疗服务项目探索建立北京中医服务价格体系的研究［D］. 中国中医科学院，2013.

从根本上解决当前民众就医难的问题，应以医疗服务项目价格结构调整为出发点，其根本途径是进行科学合理的医疗服务项目成本核算。

二、医疗服务项目成本核算

(一) 国外医疗服务项目成本核算

1933 年，英国国际医院协会建议将医院的各个部门进行单独核算，收入和支出账户分离，资本收入和营业收入分别记录。英国在制定医疗服务项目价格前需对所有公立医院进行成本数据采集，通过成本核算模型计算每个实际医疗记录中有的 DRGs（医疗资源组）的平均成本，成本数据分析模块包括医疗服务操作时间、使用的药品和医疗设备等，政府以分析结果作为医疗服务项目的定价依据。

20 世纪 50 年代，西方发达国家参考企业管理中的成本核算方法开展医疗服务成本核算，对医院的间接成本采用阶梯式分配法。而由于医疗服务的特殊性，这一早期方法弊端日益显现，不足以适应医疗服务成本核算的需求。劳斯·K. 等（Larcy K. et al.，1973）[1] 提出患者成本法，即逐级分摊医院总成本，以患者为最终成本核算单位。该方法贴合医疗服务的特殊性，但是并未覆盖医院全部成本，忽略了间接成本，因此难以真实反映医院实际成本情况。

耶鲁大学卫生研究中心（1976）提出疾病诊断相关组的概念（diagnosis related groups），即将患者的病例组合作为成本核算的目标对象，将医疗服务划分为医疗综合服务、护理服务和一般辅助服务三个单位，再分别对其医疗服务成本进行分配。它能够在保证医疗质量的情况下，消耗最少的医疗资源，促进医院主动降低医疗成本，是世界公认的最先进的支付方式之一。DRGs 系统有五种成本计算方法，测算前需按项目权重的不同进行成本信息的收集，此方法填补了患者成本法未覆盖医院全部成本的缺点。

然而，传统的成本管理系统难以提供准确的成本数据，为促进医疗服务成本精细化管理，罗宾·库珀和罗伯特·S. 卡普兰等（Robin Cooper，Robert S. Kaplan et al.，1988）[2] 提出了新的成本核算模式，即作业成本法（activity-based costing，ABC）。作业成本法在资源耗用的因果关系的基础上进行成本分配，把直接成本和

---

[1] Larry K. Macdonald，Louis F. Reuter IV A Patient-specific Approach Hospital Cost Accounting [J]. Health Services Research，1973，Summer：102 – 120.

[2] 李宏. 作业成本法在中国联通网络单元核算中的应用研究 [D]. 内蒙古财经大学，2016.

间接成本作为产品消耗作业的成本同等对待，拓宽了成本计算范围，提高了成本计算的精确性。随着作业成本法在医疗服务领域的逐步应用，医院成本管理也向精细化成本管理转变，开启了系统化成本管理新时代。

查特等（Chart et al.，1993）提出将作业成本法与 DRGs 相结合，以医学检验科室为例，核算单位医疗服务标准全成本，以此探索研究作业成本法在提升医疗服务成本信息准确性方面的成效。苏尼尔等（Suneel et al.，1996）根据医院自身特点构建数学模型，应用作业成本法开展医院住院部成本核算，成功构建了作业成本法在医院成本核算实践中的具体应用模型。

1997 年，奥地利开始在全国范围内实施基于成本的医疗服务定价模式，首先对选定的医院进行总成本和平均成本的测算，重点测算在医疗服务过程中耗费较为昂贵的项目，最终通过系统程序算出项目成本。伊斯坦尼亚的项目成本核算系统（nordic countries DRG，Nord – DRG）是基于医院使用物资的年度成本，包括人力经费、固定资产使用费、药品费等，医疗服务项目价格由协会和各医院根据实际协商情况制定。

进入 21 世纪，国外医院的成本管理不再局限于以作业为核算单位，而是从单纯的作业层面和管控层面提升至战略成本管理高度。

（二）国内医疗服务项目成本核算

在 2000 年第一版全国医疗服务项目价格规范出台之前，我国医疗服务价格管理制度的改革经历了三个转型期[①]：

第一个阶段是 20 世纪 50 ~ 60 年代，国家实行指令性指导，对医疗服务项目强制性定价，医疗服务价格的制定仅建立在"保本"的基础上，忽略了价值规律的作用，导致我国医疗服务收费标准乱象丛生，医疗服务价格无法真实反映市场的供求关系；

第二个阶段是党的十一届三中全会以后，医疗服务价格政策转变为以国家计划为主，市场调节为辅，调放结合。在遵循经济规律的前提下，混乱的医疗服务市场开始得到有效控制，医疗服务项目逐步走向按成本和医疗服务过程中的实际消费收费，但由于价格中并未包含固定资产折旧和人力费用，所以技术劳务价值仍是定价因素中的薄弱环节；

第三个阶段从 20 世纪 90 年代初期开始，我国对公立性医院和营利性医院分别采取政府指导价和市场调节价的政策，医疗服务价格管理体系开始走向以"成本"

---

① 徐立杰，等. 医疗服务价格十年改革回顾与思考［J］. 山东医药，1993，33（1）：57 – 59.

为导向的新格局。而科学的医疗成本测算就是这个体系中的最为重要的一环，承接着调整的每一步。

1998 年，国家财政部、卫生部联合下发《医院会计制度》，将医疗支出项目列入医院会计科目，核算医院开展医疗业务活动而发生的各项费用及摊入的管理费用[1]。为顺应医改潮流，向市场经济的新形式转变，基于国际先进经验，国家财政部在 2010 年修订印发了《医院会计制度》，2012 年起在全国范围内实施。根据 2012 年《医院会计制度》规定，项目成本测算主要包括项目的总体成本和分类成本，成本按类别可分为七大类：人员经费、卫生材料费、药品费、固定资产折旧费、无形资产摊销费、提取医疗风险基金、其他费用。项目成本由直接成本和间接成本两部分构成，如何进行间接成本的分摊是核算工作的难点。

医疗项目成本核算探索前期为 1992～2001 年，这一阶段成本相关政策以及理论实践研究首次明确了医疗成本核算体系中对医疗项目进行成本核算的核算范围和方法，并在政策中明确规定以成本当量法（点数）作为核算方法进行医疗项目成本核算。有学者在《病种 DRGs 费用与质量双向监测实验研究》中制定了病种医疗费用标准并进行保质降耗双项监测，概述了通过回顾调查的方式把已发生的病种病例的医疗费用数据作为 DRGs 参考数据这一方法的局限性，总结了"病种 DRGs"双项监控实验研究结果[2]。部分学者认为在医院成本项目核算中运用工作成本法能够加强医院内部管理，使经营水平有所提高[3]。2001 年，国家计委、卫生部提出《医疗服务项目成本分摊测算办法（试行）》第一次明确提出了以成本当量法（点数）为核心的医疗服务项目成本核算技术[4]。

医疗项目成本核算探索中期为 2002～2009 年，这一阶段对医疗项目成本核算的探究进一步加深，研究范围更加全面，从整体上对医疗服务项目成本核算进行论述，在核算方法上也加入了作业成本法，使成本核算体系更加丰富。但是这一阶段，国家政策对医疗项目成本核算关注较少。有专家提出，医院应该划分不同的管理对象，根据对象分别进行成本核算，如药品成本、项目成本、床位、成本等，并在此基础上分析医院的发展现状，为医院管理者提供决策信息，使投入成本效益最大化。部分学者认为公立医院应开展全成本核算，并针对在医院成本核算中因财务

---

① 韩伟光，等. 对完善现行医院会计制度的思考 [J]. 中国卫生经济，2005，8（8）：73-74.

② 吴谦. 估时作业成本法在×医院的应用研究 [D]. 华中科技大学，2018.

③ 刘兴柱，孟庆跃. 医院医疗服务成本测算：背景及理论框架 [J]. 中国卫生事业管理，1998（7）：377-378.

④ 谭华伟，张培林，刘宪，等. 我国医疗服务项目成本核算研究述评——基于演变历程的视角 [J]. 中国医院管理，2017，37（10）：36-39.

部门和经管部门分离状态带来的问题，提出了具体全成本核算方案以及加强医院卫生经济评价，实施经济管理一体化战略等解决方法[①]。

医疗服务项目成本核算探索后期是从 2010 年至今，这一阶段随着理论与实践研究的持续深入，政策进一步对核算范围、核算作业中心进行了规范和标准化，首次将技术难度与风险程度等要素纳入成本因素，核算方法虽然百花齐放，但政策上仍然沿用比例系数法。该阶段文献大多是实践研究，进一步深化作业成本法的理论研究，同时开发了以作业成本法为基础的估时作业成本法、价值链作业成本法、作业当量法等方法；有关学者以成本当量法为基础分别介绍了综合成本当量法、分项成本当量法及作业成本当量法，并通过对其进行分析，提出了对不同科室使用不同方法的观点[②]；部分学者将价值链的理念与作业成本法原理相结合，构建了基于价值链的医院项目作业成本核算体系[③]。

2012 年，国家发展改革委、国家卫生部、国家中医药管理局《关于规范医疗服务价格管理及有关问题的通知》下发了《全国医疗服务价格项目规范（2012 年版）》（以下简称"2012 年版《项目规范》"），提出从"基本人力消耗及耗时""技术难度""风险程度"对医务人员的劳务费用进行量化，即体现不同医疗的差异，使医疗服务项目成本核算更贴近实际，更好地服务于医疗服务价格改革。

学术界对将不同技术难度和风险因素的医疗服务项目考虑进成本核算的研究尚处于起步阶段，学者开展了一系列探索，例如，提出将医疗服务项目技术难度、风险程度纳入医疗服务价格项目构成要素，经过专家讨论确定构成因素百分比，建议建立数学模型计算各项目的权数，遗憾的是该研究没有提出具体的数学模型；测算基本医疗服务项目的成本，其中间接费用中包括技术难度及风险赋值，该研究采用拉氏指数构建价格与成本指数模型，以此作为加强医院内部成本控制的依据；采用美国 RBRVS 理念，以 2012 年版《项目规范》为基础提出了技术风险指数，测算医疗人员的价值；综合美国 RBRVS 支付模型和我国实际国情，构建技术劳务价值模型，即以项目技术难度、项目技术风险为权重计算医疗服务项目成本；借鉴美国 RBRVS 支付模型理念，创新性地提出基于关键因素法的医疗服务项目成本核算法，区分体现医务人员在不同的医疗服务项目中凝结的劳动价值[④]。

① 胡守惠. 基于当量法的医疗服务项目成本计算方法研究［J］. 中国卫生经济，2011，30（10）：90-92.
② 夏培勇，许冠吾，李昌琪. 点数成本法在医院项目成本核算中的研究和实践［J］. 中华医院管理杂志，2020，36（12）：1002-1006.
③ 袁静，李春晓. 基于管理会计视角的医院成本管控研究——以×中医院为例［J］. 中国总会计师，2019（5）：158-160.
④ 许坦. 医疗服务项目成本核算的简化模式探讨［J］. 中国卫生经济，2015，34（5）：92-94.

　　根据医疗服务项目的构成要素，从人力成本和辅助成本入手，人力成本测算考虑了医务人员经验、职称等调整因素，并创新性地结合实践将技术难度和风险因素融进成本核算中，计算结果更加符合实际情况，体现了不同医疗服务项目的差异化，遵循适度精细化原则[①]；提出优化医疗服务项目成本核算中医疗技术类核算单元设置，建议将医疗技术核算单元划分为医技单元和药学单元，规范药学单元参加医疗服务项目成本核算口径，使其能够更加直接反映医疗服务行为的资源消耗，进而找出成本发生的动因，为科学核算医疗服务项目成本提供基础[②]。

三、当前医疗服务项目成本核算存在问题

（一）当前医疗服务项目成本核算范式不完善

　　自《全国医疗服务价格项目规范（2012 年版）》发布以来，国内开展了一系列成本核算探索与实践。比如，结合"互联网＋"医疗服务发展形势对在线医疗诊察开展成本核算，并提出合理定价建议；将估时作业成本法应用于新增医疗服务价格项目成本测算，比较估时作业成本法与传统作业成本法的区别；应用作业成本法核算样本医院放射科各医疗服务项目成本，探讨作业成本法在医疗服务项目成本核算中的可操作性和适用性；探索医疗服务项目成本构成的变化规律，构建动态成本测算体系；在药品零差率政策背景下，比较分析药剂科成本分摊对医疗服务项目成本核算结果的影响并提出优化建议。国外学者有关医疗服务项目成本核算的研究集中于不同核算方法结果的对比以及核算方法的可行性、适用性。

　　通过分析文献可得，当前国内外医疗服务项目成本核算存在以下特点：以往研究侧重于以医院为单位开展的实际成本核算，有关医疗服务项目标准成本核算的研究较少，缺少规范化的医疗服务项目标准成本核算体系。明确医疗服务项目标准成本对于探索项目成本差异，提升医院精细化管理水平以及后续医疗服务价格调整意义重大。

---

　　① 秦娜，陈继红，袁敏. 医疗服务项目的成本测算研究 [J]. 江苏卫生事业管理，2021，32（2）：224 - 227.

　　② 黄成庆，董文宇，刘依婷. 药品零差率下药剂科成本分摊探析——基于医疗服务项目成本核算视角 [J]. 卫生经济研究，2022，39（1）：13 - 16.

（二） 待冲基金削减了医疗服务项目实际成本

我国公立医院公益性属性较强，肩负着保障人民群众医疗健康权利的使命，因此，国家对于公立医院的诊疗水平和科研水平有着更高的要求。为了提升公立医院医疗服务质量和科研教学水平，国家每年都会拨付财政补偿资金和科教资金用于专项的医疗设备采购或科研项目支持①。医疗机构新会计制度规定，这些资金项目形成的固定资产及无形资产记入"待冲基金"科目，而计提的折旧与摊销冲减"待冲基金"。正因为有"待冲基金"的存在，医疗项目成本核算的范围缺失了财政资金、科教资金所形成的固定资产折旧与无形资产摊销的部分，但医疗项目收入中却包含着这一部分成本所创造的价值，这显然违背了会计核算原则中的配比性原则。由于每年国家给公立医院拨付的用于购买设备及科研项目的财政补贴与科教资金占医院总成本费用的较大比例，因此"待冲基金"的存在对医疗项目成本核算有着相当大的影响。

（三） 信息化程度较低导致医疗服务项目成本信息不完善

信息系统的开发与应用是一个长期、复杂、持续优化的过程，需要医院进行全面的信息建设发展规划。医疗项目成本核算也需要有强大的信息系统来支撑。当前，我国公立医院还没有摆脱传统的管理模式，信息系统普遍存在全局规范性差的问题，不同科室的信息系统各自为营、各个子系统自成一派，未使用统一的标准化字典，信息系统的碎片化现状给系统的集成、数据的查询统计带来很大困扰。目前的医疗项目核算模式为：财务处通过 HIS 系统提取项目收入数据及药品、耗材数据，通过人力资源管理系统提取人力成本数据，通过固定资产管理系统提取房屋及设备折旧数据，通过物资管理系统提取材料领用消耗数据。多端口的数据提取和管理，在没有实现字典标准化及统一核算单元的情况下，会不可避免地出现数据遗漏与错误，从而影响成本核算的精确性。

（四） 医院部门之间协调力度不到位

医疗服务项目成本核算不仅是财务部门的工作，它涉及医院工作的各个方面和各个部门，需要临床、医技科室以及后勤保障单位的共同参与和配合。由于当前医院部门之间存在条块分割现象，各部门之间缺乏合作意识，部门之间沟通协调不

---

① 戴智敏，操礼庆，许坦，等. 公立医院医疗服务价格动态调整机制的构建 ［J］. 中国医院管理，2017，37（9）：18－20.

畅，不易实施统一协调与核算管理，影响了核算数据的完整性，降低了数据的使用价值，从而导致成本核算工作低效率，核算过程复杂化。若核算结果出差错，那么后续对数据的分析及应用就无法开展，从而影响管理者的项目决策，降低医疗资源的利用效率，影响医院的正常高效运转。

第四节　医疗服务项目成本核算发展趋势

一、医疗服务项目成本核算亟待实现标准化

通过多年的发展，我国医药服务项目核算的组织机构已初步形成与完善，并不断规范细化了服务核算业务流程，已逐渐清晰核算的科室范畴与对象，核算技术也在进一步研究与实践，核算功能已及时满足健康需要，并逐渐发展应用信息化体系。但值得引起注意的是我国医疗服务项目成本核算仍然停留在探索阶段，主要体现为我国尚未形成全国统一的医疗服务项目成本核算标准化体系。医疗服务项目成本核算的无序化严重制约着其在各地、各级、各类医疗机构的覆盖面扩大。因此，亟须对全国医疗服务成本核算的组织管理机构、具体的业务流程、相应的科室、业务对象、技术以及财务归集等进行规范与管理。成本核算技术的规范化，是整个医疗服务成本规范的核心内容。而具有系统化、规范化、可操作性的项目核算方式，仍处在尝试阶段。

我国的医疗服务成本核算技术一般是由比例系数法、成本当量法、作业成本法、成本因素法等发展而来。但由于各种成本核算技术都具有明显的优缺点，因此学界对怎样科学、合理地核算医疗服务成本争论不断。成本核算技术标准化也成了影响项目成本管理规范化进程的瓶颈。所以，当务之急是早日完成核算方法的规范化。比如，考虑了在 ERP 体系中，将财务管理模块、仓储业务模块和人力资源模块等明细的数据录入、核算统一的问题。这不仅节约了数据采集的成本，而且还可以使得数据从前端业务管理系统，到最终核算管理系统间的统一性。在 ERP 管理系统中，能够定期地获取最明细的财务而非财务数据。由于 ERP 管理系统拥有了强大数据支持，通过作业的数据收集制度，让医院最精确的医院服务成本核算获得了一种可能性。

二、成本核算向医疗质量安全成本延伸

基于成本核算功能，医疗服务项目的核算流程具备了常规性、战略性管理的双重特性。历经了几年的快速发展，我国医院服务项目成本核算功能也在逐步地扩大，由开始阶段的研究医院整体经济管理、盈亏均衡、价值改革机制和合理化补偿，逐步扩展到研究探讨前期的医院内部绩效评价、成本控制，然后发展到研究中期的成本核算控制、单病种核算、医院微观绩效控制，再发展到研究后期的精细化管理、医院业务流程再造、临床路径管理和 DRGs。

随着作业成本法核算技术的规范化，未来医疗服务核算应用的发展趋势主要是向一体化扩展的医学服务质量安全。通过将医学服务作业过程标准化，统一划分医学服务作业，并建立规范的作业成本责任中心。根据作业特点，将作业成本责任中心的作业类别，细化至质量保障、质量安全、质量提升作业；进而根据作业动因特点，将成本责任分摊归集至质量保障、质量安全、质量提升作业，从而产生了质量保障、质量安全、质量提升成本，最后将医院质量安全与成本核算联系，从而促进医疗的质量与安全成本整合。

医院服务管理成本核算功能向医疗服务质量安全成本效益方面的一体化延伸，也就是其战略管理功能的重要表现。值得一提的是，医疗服务质量安全成本一体化系统可以更好地量化医疗服务项目活化劳动价值和物化劳动成本之间的比价关系，也可以更有效改善当前"虚有价格、虚无成本"的价格乱象。

三、持续夯实核算基础与完善配套政策

开展医疗服务成本核算的过程中，不但受到了医疗服务本身复杂特点的影响，同时还被多种客观因素所控制。在众多的外部影响因素中，核算基础与配套政策措施已成了直接影响医疗服务成本核算实施的主要因素。所以，夯实核算基础与健全配套政策措施就成为了实施医疗服务成本核算的关键问题。

医院项目成本核算是一项长期持续提高的工作，要求医院有完善的成本核算制度和信息系统。在巩固成本核算基础方面，重点包括：构建科室成本核算规范制度；完善信息系统设置和系统接口，以保证数据可及、真实、规范；建立成本核算的人才团队，提高成本核算工作人员的专业能力；建立规范的医院业务流程、医务人员操作流程等。宏观层面需要不断创新以健全医疗付费机制、医疗赔偿机制和监督管理体制。

根据医药卫生体制改革的要求，同时依据医疗机构自身实际有针对性地制订出卫生资源的管理措施，要与预算紧密联系，对各科室卫生耗材进行预算制管理，定期督促复查，组织专家分析预算实施状况，把分析结论及时反馈给临床科室，保证预算得到真正落实。

完善成本核算监测报告制度体系。首先，从国家层面，监测、分析和比较地区间、医院间成本数据信息，知晓医院实际运营情况。其次，与相关部门合作形成对成本管理的细化要求，根据要求医院定期编制成本报告，形成成本报告制度，发挥成本数据在政策制定中的积极作用。

四、以绩效考核为标准推动成本核算

健全医院内部绩效管理体系、人员工资管理体系和预算管理机制。以绩效考核为杠杆，推动成本控制指标进入各科室、个人的绩效考核管理指标体系框架中，并由此来激发和带动科室以及医务人员的良好行为规范和职业道德水准。一方面促进业务指标和管理指标的高质提升，另一方面也可以作为推动医院成本核算的杠杆。

成本核算与绩效考核两者动态相关，科室、项目级的成本核算，可以为责任中心的业绩考核评价准备基本的资料。作为绩效考核的一个重要财务指标，把科室成本、对各项成本的核算与统计结果纳入绩效考核，最终在绩效考核中根据专业设定的方案完成考核。

五、加快成本核算和业务活动相融合

在进行实际成本核算过程中，按照成本管理的各项规定，将其纳入业务活动工作的资源配置、物质消耗、绩效考核等各个环节。

在制订核算标准，应当使业务部门参与进来[①]，将临床科室的实际情况体现到核算参数中；在成本分析时，必须充分采纳业务管理部门的意见和建议，并知晓对成本核算结果解释。

随着改革的不断深入，成本核算也至关重要，因此必须从政府统一化的标准管

---

① 谭华伟，张培林，刘宪，等. 我国医疗服务项目成本核算研究述评——基于演变历程的视角［J］.中国医院管理，2017，37（10）：36－39.

理体系中，推进改革成本核算的无形性、差异性和不确定性[①]。在合理的总体规划下，通过建设信息系统，按照院级、科级病种和服务项目等划分，推进顶层设计，实现区域化的全成本核算管理，保持良性互动，克服公立医院成本核算的体制弊端，最大限度地衔接了医院的财务管理和政府会计制度和地方政府部门的财务管理制度，实现了成本管理体系和业务活动的有机融合。

在实践运用时，根据经营活动的实际状况，提出科学合理的成本费用控制区间和处理对策，进一步充分发挥成本核算在经营管理中的功能，为医院绩效评价与科技进步提供标尺。

六、医院成本核算人员专业水平亟须提升

新形势下，医院面临着更加激烈的经营和竞争环境，需要一批专业化的成本核算人员，从而满足新时期医院发展的要求，提高医疗服务项目核算管理的质量。

第一，建议医院成立专职核算小组，由业务主管领导负责，联系各科室负责人为小组成员。制定完善系统的成本核算制度体系，将成本核算工作细化到各个科室，并定期监督抽查，找出各科室的成本核算工作漏洞，确保制度落实。

第二，成立院内成本核算办公室，聘请专业人员负责成本核算工作。专职负责将归集成本数据进行编制，制作并报送成本核算报表，科学分析成本核算的结果，找出医院目前存在的问题，进而提出相应的办法。

如果要真正意义上实现对成本的控制，医院需要重视员工的工作培训，包括成本核算管理的相关知识和信息化操作技巧，培训方式力求多样化，采取绩效考核以评估院内成本核算的管理要素。针对医院整体的工作需要，树立正确的价值观，培养高素质、高责任感的成本核算管理人员，注重工作创新精神，奖励做出贡献的成本核算人员，调动员工的工作积极性和创造力，发挥成本核算管理人员的工作价值和潜力，提高医院成本核算管理工作水平。

总之，医疗服务项目成本核算是一项系统工程，医院要从长远发展角度，制定符合自身业务的成本核算体系，切实发挥项目成本核算的作用，有效控制医疗费用增长，降低患者就医负担，更好地满足患者需求[②]。

---

① 周海龙，江芹，于丽华，王贺男，常欢欢. 医院成本核算方法和体系构建探讨［J］. 中国卫生经济，2021，40（5）：72 – 73.

② 叶东，赵桂琴，刘长江，张盼女，李啸宇. 公立医院医疗服务项目及单病种成本核算现状及对策［J］. 中国总会计师，2021（2）：148 – 149.

第四章

医疗服务项目规范与价格政策演进

第一节 我国医疗服务价格项目规范发展状况

一、全国医疗服务价格项目规范

（一）《全国医疗服务价格项目规范（试行2001版）》

2000年，原国家计委、卫生部根据国务院办公厅《关于城镇医药卫生体制改革的指导意见》有关精神，制定印发了《关于改革医疗服务价格管理的意见》，确定了中央管项目、地方订价格的原则①。2001年，原国家计委、卫生部、国家中医药管理局联合印发了《全国医疗服务价格项目规范（试行2001年版)》（以下简称"2001年版《项目规范》"），共计3966项。2001年版《项目规范》经过9年的运用和实践，在切实保障我国广大人民群众看病就医切身利益、促进我国的医疗服务和价格的改革、控制医药服务收费项目的相对不合理增加等方面取得很好的效果。然而，随着我国社会经济和现代医学科技水平的快速发展，2001年版《项目规范》逐渐显现出一些弊端，在医疗服务价格制定与管理方面也存在不合理的地方，导致

---

① 王玉洵，朱佩慧. 浅析2012年版全国医疗服务价格项目规范［J］. 中国医疗保险，2012（7）：24 - 25.

基层医疗机构价格在制定和实际执行的过程中遇到一些新问题和新挑战①。

2001年版规范在医疗服务价格制定与管理方面存在的不足主要包括以下方面。

1. 2001年版规范理论方面的不足

（1）项目内含内容不明晰。2001年版规范列出的项目中含部分未列出终级项目，比如，"项目内含"中"包括"的项目和"总说明"及"说明"中实际蕴含着一批子项目，无法满足医院收费信息化管理的要求；另外，各地在实施过程中自行将其分解为各个独立的项目，使得分解后的项目名称、内含等不规范、不统一。

（2）项目中个别服务和说明的界定模糊。项目内含中对个别项目提供的服务没有做出详细的定义和描述，使得地方监管部门在制定项目管理流程中和医疗机构在为病人提供健康咨询服务流程中形成理解误差，由此导致定价、沟通与监督的难度加大，操作性减弱。

（3）缺少反映人力及劳动成本的基本要素。人力成本主要包含职工工资、福利和社会保障费等。在2001年版规范中，项目内含未充分体现该操作时的技术难度、所消耗的人力及劳动工时以及在医疗服务的过程中的操作风险②。

2. 医疗机构在执行2001年版规范方面的不足

（1）医疗服务价格调整与社会经济发展变化不协调。市场价格的变化会引起医院所消耗物品的价格的变化，但医疗价格一旦制定，便不会轻易改变，导致医院应对通货膨胀与消费者物价指数（consumer price index，CPI）上涨的压力愈渐加大。不合理的医疗服务定价会直接影响医务工作人员的临床治疗和服务态度，也会导致医疗机构收费不合理现象出现③。

（2）医疗服务价格管理与医疗技术的发展不相适应。医疗机构信息化建设需求随着社会的发展在逐步提升。必须在医院管理系统、图像传输系统等网络系统的构建上投入大量的人财物，但在目前的项目价格中医院信息化建设的补偿问题仍未被考虑在内。

（3）医疗服务价格的动态调整与医疗科学技术发展水平不相适应。医疗领域技术的快速发展是由于现代社会经济发展以及与世界国外同行的技术沟通和交流，新型先进的医疗诊断检测手段、治疗诊断技术、新型医疗材料等不断出现，但是因

---

① 张美荣.《全国医疗服务价格项目规范》执行中存在的问题及改革建议［J］. 经济研究导刊，2011（29）：185－186.

② 安海蓉，姜小明，李建文.《全国医疗服务价格项目规范（2012版）》定价机制探讨［J］. 中国医院管理，2014，34（8）：49－50.

③ 杨林，齐新红，姜小明，等. 对《全国医疗服务项目规范》存在问题的探讨［J］. 中国卫生经济，2010，29（6）：43－44.

新项目价格的出台和受到国际物价指数波动和其他各种社会因素变化的综合影响，新建医疗服务项目往往需要经过漫长而复杂的申请批准周期，而且较难通过，因此，临床治疗无法及时应用新医疗诊断技术和一些治疗效果好、治疗周期短、能削弱患者痛苦的新技术、新材料。因而 2001 年版《项目规范》的更新需要随着科学技术的进步以及时代的发展及时地进行修订和增减工作。

（4）医疗服务的价格水平和患者的需求不相适应。在人们受教育水平以及生活条件随着社会经济的发展逐渐提高的同时，人民群众对医疗质量、医疗安全以及就医环境也有了更高的要求。为了更好地满足患者的需求，医院投入不断增多，使得医疗机构成本压力越来越大[①]。

因此，为了更好地适应医疗新技术以及社会的发展，2007 年 9 月，国家发展改革委、卫生部、国家中医药管理局印发了《全国医疗服务价格项目规范新增和修订项目 （2007 版)》。

（二)《全国医疗服务价格项目规范》新增和修订项目 （2007 年)

2006 年 10 月，国家发展改革委、卫生部、国家中医药管理局按照《关于改革医疗服务价格管理的意见》有关要求，进行了医疗服务价格项目增补和修订工作。经严格评议审查，制订了《全国医疗服务价格项目规范》新增和修订项目 （2007 年）（以下简称 2007 年版《项目规范》）。与 2001 年版规范相比，共新增和修订 345 个项目，其中新增 204 项，修订 141 项。

按项目编码顺序将新增项目赋予了新的编码。修订项目是在所有修订项目的编码不变的基础上对 2001 年版《项目规范》中部分项目的"项目名称""项目内含""除外内容""计价单位""说明"进行补充修改。比如，在修订项目中，编号"250103002"原项目名称是"粪便隐血试验（OB）"改为"隐血试验"，项目内含增添为包括粪便、呕吐物、痰液、分泌物、脑脊液、胸腹水等体液；"护理费"项目中增加有关额外价格的说明，即使用防褥气垫加收；"诊查费"这一项目增添了项目内含，为诊查费包括营养状况评估、儿童营养评估、营养咨询。

2007 年版《项目规范》中临床诊疗类的"临床各系统诊疗"与"手术治疗"的总说明也进行了适当修改。比如，在"临床各系统诊疗说明中"增添了诊疗中所需的特殊医用消耗材料、药品、化学粒子均为除外内容；在同一项目中使用激光、射频、微波等方法的分别进行计价；诊疗中使用各种内镜治疗的可在原价基础

---

① 张美荣.《全国医疗服务价格项目规范》执行中存在的问题及改革建议［J］. 经济研究导刊，2011 （29）：185－186.

上酌情加收。在"手术总说明"中对于手术中所需的特殊医用消耗材料增添了详细解释说明；在同一项目中分别计价的使用方法中增加了各种特殊刀（如激光刀、高频电刀、氩氦刀、射频刀、氩汽刀、微波刀、超声刀、等离子刀等）；规范所提到的四种手术情况应按照不同的计价方式酌情加收，但麻醉费则不再另外加收。

（三）《全国医疗服务价格项目规范（2012 年版）》

国家发展改革委、卫生部、国家中医药管理局联合印发出台了《全国医疗服务价格项目规范（2012 年版）》（以下简称"2012 年版《项目规范》"）。各级各类非营利性医疗卫生机构将其作为为病人提供医疗服务时收费的依据，它也成了政府管理与监督医疗服务价格的重要工具。2012 年版规范的发布意味着我国医疗服务价格管理工作进入了一个新的阶段。

1.《全国医疗服务价格项目规范（2012 年版）》的整体特点

（1）分类特点。2012 年版规范分类与 2001 年版规范相比变化显著。2001 年版规范使用五级分类法，将总项目分为四大类，每大类下分四级，第五级为医疗服务价格终极项目；而 2012 年版规范则采用三级分类法，分为 6 类 11 章 9360 项，第三级为终极项目，6 大类是指综合、诊断、治疗、康复、辅助操作和中医，11 章是指综合医疗服务、病理学诊断、实验室诊断、影像学诊断、临床诊断、临床手术治疗、临床非手术治疗、临床物理治疗、康复医疗、辅助操作和中医医疗服务。6 大类项目数占比分别为 1.5%、27.8%、65.4%、1.6%、0.2%、3.5%，其中临床手术治疗在 11 章节中占比最大。

（2）立项特点。2012 年版《项目规范》的立项特点包括：以终极项目立项，如阑尾切除术原本属于一个项目，其中使用腹腔镜的，在"除外内容"中注明腹腔镜另外加收，2012 年版项目改为独立项目，即 HPR75501 经腹腔镜阑尾切除术；单独设立辅助操作项目，即将原来使用各种辅助设备操作的项目分为两种情况处理；检验类价格项目按检验标的物、标本性质、定性、定量检验立项，不区分试剂或方法；对新增医疗服务价格项目进行严格控制，不可以新方法、新设备和新试剂等名义来新增医疗服务价格项目[①]。

（3）编码特点及一次性医用耗材的分类和编码特点。2012 年版《项目规范》的编码方式是采用以英文字母与阿拉伯数字混合作为编码基础，数字与字母的不同组合形成了不同的项目编码。将项目中出现的所有一次性医用耗材分为九大章，具

---

① 邹俐爱.《全国医疗服务价格项目规范（2012 版）》政策特点解析［J］. 中国卫生经济，2013，32
（1）：71 – 73.

体是指医用工具类、置入类材料、植入材料类、口腔材料、缝合止血材料、管套容器过滤材料、敷料/护创材料、中医及民族医类材料和其他 345 种[1]。同时，根据每类耗材特点按照耗材的使用范围、用途、功能、通用名称、材质、规格和厂家进行七级分类管理方法。

2.《全国医疗服务价格项目规范（2012 年版）》的定价特点

（1）体现打包原则。首先，修订后的 2012 年版规范确定了医疗服务价格项目的具体内含，尽可能把一次性医用耗材纳入项目进行打包收费，严格控制允许向患者单独收费的耗材品种和数量，对一大批将耗材与医疗服务一起打包定价的医疗服务价格项目进行了清晰的界定，实现了临床操作的最大限度考虑，把一次性耗材成本纳入医疗服务项目的成本因素，不允许相关部门随意进行拆分。其次，详细描述了每个项目内含，最大限度地实现了项目打包目的，也就是项目内含中尽可能地包含医疗机构实施一个诊疗目的的所有操作和操作中使用的一次性医用耗材（如高压注射器、穿刺针、输液器）等。这将有利于医疗机构主动控制成本，并促进了不必要的耗材的有效减少。全国统一标准后，促进了医疗服务价格行为的规范，也为控制医药费用不合理增长、改革收费方式奠定了一定的基础。

（2）突出医务人员人力劳务价值。修订后的框架在原有项目名称、项目内含、除外内容、计价单位、说明的基础上，增加了其技术劳务价值的人力耗时、风险程度以及技术难度等方面内容的详细描述、赋值，确保将反映诊疗项目人力成本的要素（知识、技术、劳力、风险）纳入价格确定的范围中，在为医疗服务项目成本的合理核算以及定价奠定基础的同时也规范了医务人员的医学诊疗行为。2012 年版规范将技术劳务价值突出显现，在总量控制、结构调整的原则下，为各地合理调整医疗服务价格，体现医务人员技术劳务价值提供参考依据。

（3）实行医用耗材分类管理。在参考欧盟、美国和国家食品药品监督管理局对医用耗材分类的基础上，确定了我国耗材的分类标准和编码，在 2012 年版规范中制定了一次性医用耗材分类与编码，主要是基于收费管理的视角对 2001 年版规范出现的一次性医用耗材进行规范和管理，在全国范围内统一可收费的一次性医用耗材的分类名称及编码。

医用耗材的分类管理不仅有利于提升医用耗材规范化管理水平，同时也为医用耗材市场理性竞争奠定了基础，有利于规范医院医务人员行为、控制医疗费用不合理增长。

---

[1] 于丽华，邵晓军，黄春芳，吕雪菁，江芹.《全国医疗服务价格项目规范工作手册》一次性医用耗材分类与编码的设计及应用［J］. 中国卫生经济，2013，32（2）：28－30.

（4）统一规范性、科学合理性增强。2012 年版《项目规范》的项目编码、项目名称更加科学、更加规范，体现了与临床操作分类的统一，使医疗服务价格项目与临床医疗服务操作项目最大限度地统一，为制订我国标准的临床操作项目提供依据，从而使病历医嘱记录与收费清单最大限度地统一，为规范医疗机构收费行为提供可能，也为各地鉴定审批新增医疗服务价格项目奠定基础。

（5）引导检验技术走向科学、合理化道路。在 2012 年版《项目规范》中，明确规定了检验项目不得以检验方法立项的新原则，这一原则成为本次规范修订中的一次政策创新。2012 年版《项目规范》中提出，不得区分方法或试剂制定检验类项目价格，修订后的版本在检验项目名称中取消了所有检验方法，只明确检验标的物和标本等内容，仅区分定性和定量方法，这便于引导各个医疗机构合理使用检验方法以及合理选择检验试剂，不再开多余的检验单子，在一定程度上减轻了患者就医的经济负担，促进检验试剂生产市场良性竞争。

然而，这一特点也存在一定的局限性。医疗服务的创新大多是基于新设备、新技术的，从医学角度分析，检验的质量与方法、设备及试剂质量密切相关，成本相差很大。尤其是作为疑难杂症、危重病号的最终分流医院的三甲医院，应该在诊疗技术上向"精""尖"的方向发展，这就要求其检验项目使用更先进、更准确地实验方法，所以在医院分级定价的时候，三甲医院应当按目前最高分析方法的价格来收费，其他等级医院递减。此外，由于定性实验和定量实验的准确度要求完全不同，其临床意义也不同。一般性检验只是简单地对一个指标"赋值"，信息量有限，而检验分析则通过更多的指标传达出更多的疾病信息，更便于疾病的监测和诊断，所以，一般性检测和检验分析在提供的信息量上的差异也需要从价格上体现。基于 2012 年版《项目规范》在检验类项目价格中的定价原则，在某种程度上可能会制约现代医学诊疗技术的进步。

（6）大型检查治疗设备定价不区分档次。关于大型检查治疗设备不分档次的问题，由于诊断及治疗的需要，许多医院所用大型设备的档次处于领先地位，如 3.0T 核磁成像效果明显优于 1.5T 机型，对疑难危重病例的诊断也会起到很大的协助作用。但 3.0T 核磁的机器成本及维护维修成本远远高于 1.5T 核磁，如制订价格时不分机器档次统一定价，这样购置高档设备的医疗机构承担的成本就会高于购置低档次大型设备的医疗机构[①]。

（7）统一规范医药费用信息分类标准。2012 年版《项目规范》与新修订的医

---

①　安海蓉，姜小明，李建文.《全国医疗服务价格项目规范（2012 版）》定价机制探讨［J］. 中国医院管理，2014，34（8）：49 - 50.

疗机构病案首页中的医药费用分类和医疗机构财务分类编码对接。建立在已制定的项目规范的分类基础上的医药费用的分类，统一了医疗卫生机构医药费用统计分析口径，促进了国内医药费用信息共享，为医药费用统计分析和制订相关卫生经济政策提供了依据。

二、全国医疗服务价格项目规范比较研究

（一）2012 年版《项目规范》与 2001 年版《项目规范》框架对比

2001 年版《项目规范》与 2012 年版《项目规范》均是以表格方式颁布的，但 2012 年版《项目规范》较之 2001 年版《项目规范》有很大的区别，在 2001 年版《项目规范》的基础上增加了：内含一次性耗材、低值耗材、基本人力消耗与耗时、技术难度、风险程度，同时对每一栏的内含都有介绍说明[1]。

在数量上按照"中央管项目，地方管价格"的医疗服务价格管制原则，同时也根据医疗卫生机构的整个信息化改革进步，在 2012 年版《项目规范》的编制中对于原有的项目进行细化拆分增加，由原来的 4170 项转变为 9360 项。在项目名称的解释上，这 9360 个项目无歧义并且单独成立具有唯一的含义。

对于 2001 年版《项目规范》，其主要项目类别主要有综合医疗服务、医技诊疗、临床诊疗、中医及传统民族医诊疗四个大类，一共 4207 个单项，是采用五级分类法区分。而 2012 版《项目规范》分为六大类别，综合、诊断、治疗、康复、辅助操作及中医，按照综合医疗服务、病理学诊断、实验室诊断、影像学诊断、临床诊断、临床手术治疗、临床非手术治疗、临床物理治疗、康复医疗、辅助操作和中医医疗服务共十一个大章节，9360 个小项。同时设定十一个要素，其组成部分为项目编码、项目名称、项目内含、内含一次性材料、除外内容、低值耗材、基本人力消耗及耗时、技术难度、风险程度、计价单位、计价说明构成。

（二）2012 版《项目规范》与 2001 版《项目规范》项目编码比较

1. 编码原则对比

2001 年版《项目规范》和 2012 年版《项目规范》的编码均具有唯一性、适

---

① 冀宇平. 浅议 2012 版和 2001 版《全国医疗服务价格项目规范》[J]. 现代经济信息，2014（20）：81 – 82.

用性、规范性的特点。唯一性反映在每一个医疗服务价格项目仅有唯一代码，在同一轴中每个数字和字母都有特定的含义，且是唯一的；适用性反映在代码尽可能反映不同类别医疗服务价格项目的分类特点，支持系统集成；规范性反映在医疗服务价格项目代码的类型、结构以及编写格式相对统一。另外，要素的代码具有连续性和逻辑性。

与 2001 年版《项目规范》相比，2012 年版《项目规范》除具有唯一性、适用性及规范性之外，还具有含义性、稳定性和可扩充性等性质。含义性是指代码的编码表达是直接或间接依据多个属性来表达其含义，如在 2012 年版《项目规范》中，针对不同的要素类别赋予不同的分类名称，并给予具体含义，同时医疗服务价格项目命名中，保留一些专业的特定术语名称，并将其专业术语定义的要素按照相同特征进行分门别类；稳定性是指当某些代码元素从中撤销时，原代码标识在一定时间内不应该被其他的编码对象所用；具有可扩充性是由于 2012 年版《项目规范》的医疗服务价格项目代码在设计上在类与类之间留有一些空位，在之后需要新增或者修订时无须修改其结构①。

2. 编码方法对比

2001 年版《项目规范》的项目编码为数字顺序码，设为 9 位，数字赋值范围为 0～9。从左至右第 1 位为一级分类码，第 2 位为二级分类码，第 3～4 位为三级分类码，第 5～6 位为四级分类码，第 7～9 位为项目顺序码，有部分类别项目由于分类简单，无第三、第四级分类，则记为"00"。河南省对项目进行拆分后出现的子项目均在原项目后标示①、②、③、④……

与 2001 年版《项目规范》不同的是，2012 年版《项目规范》的项目编码由字母和数字共 8 位混合码组成，修饰符由 2 位数字、字母混合码组成，是根据世界卫生组织医疗服务操作编码的基本原则，结合我国实际情况制定的具有多功能、可拓展的临床医疗服务操作编码，各字母、数字代表不同的含义。

从左至右第 1 位为章节，以字母表示；第 2 位表示所属的系统或亚类，以字母表示；第 3～8 位则根据不同章节有各自不同的所属意义。其代码格式规则如下：①代码值的格式（或字符结构）主要采用全数字或全字母格式。一般情况下，字符的位置上要么只用字母，要么只用数字。未使用随机的字母数字格式字母代码使用单一形式的大写字母，不采取大小写字母混用的格式。②数字赋值范围为 0～9。由于字母 O 和 I 与数字 0 和 1 形态相似，为避免容易理解成其他字符或者容易同其

① 江芹，邵晓军，赵颖旭，等.2012 年版和 2001 年版《全国医疗服务价格项目规范》分类与编码的比较研究［J］.中国卫生经济，2013，32（2）：8-10.

他字符相混淆的字符，不采用 O 和 I 这 2 个字母，仅使用 24 个字母，分别为 A ~ H、J ~ N 和 P ~ Z。③在数字字母混合式代码格式中，将同类的字符类型当作分组处理且不能分散于代码表达式的各个位置上。

3. 项目名称对比

国家在 2001 年版《项目规范》中没有对项目做终极列示，每一项目中的"项目内含"中所述的"不含""包括"以及说明栏中的内容实际都蕴含着一批子项目，各省根据规定可自行进行拆分，河南省进行拆分后现有收费项目 7307 项，这样就削弱了《医疗服务价格项目规范》应有的规范性。同时，各省在拆分过程中，由于理解不同，导致项目名称、内含均出现了不规范、不统一的现象。

2012 年版《项目规范》极大地改善了这种情况，规范中所列项目将是终极项目、是不可再拆分、无歧义的、唯一的项目。在项目名称的改变中，分为按照技术职称的变化和按照项目使用性的变化。比如，诊查费用改为普通门诊以及主任医师等规格的门诊诊查费；清创缝合手术更名为清创（缝合）术。2012 年版《项目规范》在 2001 年版《项目规范》的基础上，规定了明确的、统一的项目命名，保留了部分项目临床应用时习惯的叫法，名称以国内现行高等医学院教科书中的规范名称或临床习惯通用名称来命名。命名的一般顺序为：路径＋部位（病变）＋方法＋术式。2012 年版《项目规范》中，项目名称采用简体中文书写，特殊需标注外文的，采用外文缩写（或全程）标注于中文名称后面的括号内。名称中"／"表示"或者"，指并列关系。例如："门／急诊留观诊察费"，指门诊或急诊留观诊察费。

4. 项目内含对比

项目内含主要是用于规范医疗机构的服务操作过程、主要路径、方法和步骤。在 2001 年版《项目规范》中大部分项目内含书写较为简单，不能清晰、详尽地表达项目所包含的内容，甚至在个别项目中没有项目内含的表述，这导致地方有关部门在理解上产生了一定的偏差。2012 年版《项目规范》中每个项目内含都有详细的阐述，包括操作的空间、使用的设备和耗材操作的详尽步骤，以及操作本项目可能会涉及的其他项目，这样使得项目判定及定价有了明晰的依据。例如，在 2001 年版《项目规范》中，中心静脉穿刺置管术无项目内含的表述，但是在 2012 年版《项目规范》中，此项目名称更换为更为专业和准确的"经外周静脉置入中心静脉导管术"，并且有具体的项目内含描述（评估患者病情、合作程度及穿刺血管情况等，核对医嘱及患者信息，取适当体位，检查导管，测量导管插入长度，选择穿刺部位，皮肤消毒（直径 10 厘米），无菌注射器预冲导管等，不含超声引导、X 线检查）。

（三）2012年版《项目规范》相较2001年版《项目规范》主要创新

1. 强调了人力成本核算

医疗行业是高技术、高风险的行业，但在2001年版《项目规范》中没有充分体现医护人员的知识价值与劳务价值。事实上，只有提高医疗服务项目的技术价值，才能使得项目价格更为合理。对于医疗服务项目而言，不同的项目有不同的技术难度与风险程度，需要不同职称、经验的医护人员操作。因此，在医疗服务项目中体现技术价值、风险程度是非常有必要的。2012年版《项目规范》在原有内容的基础上，增加了"基本人力消耗与耗时、技术难度、风险程度"三项能够体现医务人员人力劳务价值的内容[①]，使得医疗服务项目的知识、劳务价值有了相对量化的指标，为医疗服务项目定价提供了强有力的依据。

（1）基本人力消耗（耗时）。2001年版《项目规范》关于医疗服务中各个流程所需要的人员操作耗费及耗时等内容，都作出了相应说明。耗时一般采用平均时数描述，无法用平均时数描述的采用消耗时间的区间来表示，对于有特殊等待时间、制作时间的在后边单独列出，例如，"医4技2；平均耗时50小时，项目过程时间200小时"。

（2）技术难度。2012年版《项目规范》中新增了关于技术难度的项目，是指根据项目的复杂程度、技术投入程度以及操作者技术要求等影响其成效的因素，来设立的有关难易程度的界限。技术难度指数由字母和数字排列组合而成，首先字母代表着所在系统和专业，其次是数字代表着技术难度的分值。所在系统专业按照三个体系去划分，a代表外科体系，b代表内科体系、c代表医技体系；难度分值按照1~100划分。比如阑尾手术的难度分值为a45，即代表它是外科系统中技术难度值为45分的手术。

（3）风险程度。风险程度主要是指在医疗服务操作中，综合评估病患可能会产生的并发症以及治疗后产生某些严重程度不同的不良后果，对于这些情况要确定该医疗服务价格的操作技术风险程度。与上述的技术难度相同，风险程度也是由字母加数字组成的，各体系的划分值是由1~100区分，依然以阑尾手术为例，阑尾切除术为a38，是指外科系统风险值为38分。

2. 提出打包定价方式

2012年版《项目规范》中，对于定价提出了"小打包"的概念，即将项目操

---

① 张振忠，陈增辉，李敬伟. 2012年版《全国医疗服务价格项目规范》修订原则及思路［J］. 中国卫生经济，2013，32（2）：5-7.

作过程中要使用到的低值耗材和部分一次性耗材均打包到项目当中，根据不同等级医院使用的主流耗材价格来参与项目价格的核算，通过这种方式促使医疗机构主动控制耗材成本，尽量减少使用不必要的耗材，节约成本。另外，检验类项目在2012年版《项目规范》中不再根据设备及试剂或方法进行立项或定价，而是根据不同等级医院使用的主流方法来进行定价。

3. 完善了医疗耗材库分类及编码

一次性耗材主要是指在医疗服务项目中使用的一次性耗材，由政府打包定价，不能单独收入计费标准。比如注射器材，输液器、采血管、引流装置、穿刺针等。2012年版《项目规范》对一次性医用耗材按照使用范围、用途、功能、通用名称、材质、规格和厂家建立了七级分类目录，实行中央和地方两级目录管理，中央管理1~4级，地方管理5~7级。这样可以一定程度上抑制耗材经营企业通过变换耗材名称，提高耗材价格，从而增加医疗单位及患者负担的问题。首先，2012年版《项目规范》的整体设计不仅符合世界卫生组织医疗服务操作编码的基本原则，更符合医疗机构的实际使用；有利于体现医务人员的劳动价值，提升医疗机构的成本控制水平；其次，有利于更加科学的指导物价部门的定价，加便于政府对医疗价格的监督与管理。

第二节　我国医疗服务成本与价格政策演进

一、基本概念

（一）医疗服务成本

医疗服务成本是指医院在提供医疗服务过程中消耗的物化劳动和活劳动总和的货币表现。在医疗服务中，它主要包括各种人力，如工资福利和补贴；物力，如固定资产折旧、药品和医用消耗材料等；财力，如资金和一些其他间接费用的支出等。

（二）医疗服务价格

价格是商品（服务）价值的货币表现形式。根据价值规律来看，价格是围绕商品（服务）的价值来上下调整的。若不遵循价格规律，就会使价格偏离价值，展示出的价格不能真实体现商品的真正价值。

医疗服务价格是在医疗服务活动中，政府或医疗机构根据所提供医疗服务消耗的成本与收益等内容而确定的单位收费标准。结合当前政策，总括来说医疗服务价格是医疗机构为开展某一医疗服务项目所消耗的成本总和。医疗服务价格通常由技术劳务、固定资产折旧、医用材料和药品四部分价格构成。一般来说，从狭义角度看，医疗服务价格仅对医疗技术服务进行收费，其中并不包括医用耗材、药品、医学检验检查等相关收费。而从广义角度看，医疗服务价格包含医疗机构向患者提供医疗服务的过程中发生的全部费用，其中包括检验检查、药品、手术、医用耗材等所有费用①。

二、医疗服务价格制度变迁理论基础

一般地，制度由社会认可的非正式制度（伦理道德、风俗习惯、意识形态等）、国家规定的正式制度（政治规则、经济规则、契约等）和实施机制（是否有效的违约成本）构成。对于医疗服务价格制度来说，制度具有特殊性。医疗服务价格制度是由环境、价格制度设计以及实施过程共同影响。

改革开放前，医疗服务价格的制定受到政府严格管控，在计划经济时期内出现低成本的医疗服务供给的制度环境。然而随着社会经济的发展，以及与之相适应的经济体制转型的发展，医疗服务的收费标准也受到冲击，资源配置出现非均衡化，医疗卫生服务机构的资金来源从政府的财政支撑逐步转到政府投入和业务收入结合。从而促使政府实行"放权让利""放管结合"的价格管理体制。在此背景下，医疗卫生服务体系出现"以药养医"等诱导需求现象的出现。

三、医疗服务成本与价格政策演进

随着我国经济社会的不断发展和医疗卫生领域改革的逐步深化，使得我国医疗卫生服务体系逐步发展和完善起来。医疗卫生服务价格的制订历经计划经济到不完全市场经济，政府对其的管控从"严格管制"转变为"放管结合"，其中也经历了"放权让利"阶段。在此，主要将我国医疗服务成本与价格的政策沿革分为五个发

---

① 蒋帅，付航，苗豫东. 成本视角下公立医院医疗服务分级定价机制模型［J］. 解放军医院管理杂志，2020，27（8）：744 – 747.

展阶段[①]。

第一阶段的发展是初步建立医疗服务价格（1949～1957年）。中华人民共和国成立伊始，医疗卫生事业被确定为福利性事业，医疗服务补贴主要是以政府的财政补助为主，个人使用医疗卫生服务仅需支付较少费用。一方面是中华人民共和国成立初期，百废待兴，我国都在积极的发展社会经济；另一方面是过度强调公立医院机构是社会主义的公益福利事业，以医疗机构收费越低来体现社会主义制度的优越性，因此在很长的一段时间中，政府仅给予医院少量补助，医疗机构基本都靠自身的保本经营。为适应计划经济体制发展要求，1951年，国家发布《中华人民共和国劳动保险条例》，标志着劳保医疗制度正式确立起来；1952年，国家发布《关于国家各级人民政府、党派、人民团体实行公费医疗预防措施的指示》，标志着我国基本建立了职工公费医疗制度。

在第一阶段发展期间，我国对于医疗服务价格的规制方式采用严格管制，并且采取政府定价的定价形式，且政府所确立的医疗服务价格处于较低水平，医疗收费价格基本用于医务人员的劳动报酬和医疗物资消耗。随着国家的建设以及经济的初步好转，政府确立我国医疗卫生服务事业为福利性事业，并开始向人民群众提供免费的初级保健服务项目，针对医疗机构从直接增加补助转变为实行差额补助，即医疗机构进行医疗服务的收支结余上交给国家，若是有亏损则由上级政府补助。在此期间，医疗机构处于收支平衡，可做到保本的经营状态，保障水平较低。

第二阶段的发展是医疗服务价格制度初步调整阶段（1958～1979年）。我国历经第一个五年计划后，社会经济初步好转，政府进一步为百姓的健康谋福祉，提升了医疗卫生服务的福利水平。此阶段还是严格实行政府定价，且实行低价的政策，逐步降低医疗机构的收费标准。1960～1975年，我国曾三次大幅度的降低医疗收费标准，分别在1958年、1960年和1972年调整收费价格，其中1979年的医疗服务价格水平与1950年相比下降了82%。我国调整医疗机构的收费价格使得在计划经济时期的政府所确定的医疗服务价格远低于实际的医疗服务成本，后出现"药品加成"，即药物价格在批发的基础上实行一定的加成率，并且按照零售价格执行，从而弥补医疗服务价格较低给医疗机构带来的损失。1978年，党的十一届三中全会确立了改革开放的发展战略。在医疗卫生领域，改革发展的重点转变为扩大医疗机构的服务供给，缓解供需矛盾；按照经济规律办事，打破医疗机构"平均主义"和"大锅饭"的分配方式，加强财务管理，调动医务人员的积极性。

在第二阶段，政府实行"全额管理、定项补助、结余上缴"的价格政策，即

---

① 蒋帅. 我国医疗服务价格形成机制及定价模型研究［D］. 武汉：华中科技大学，2018.

对医疗机构的亏损进行补偿，仍然强调卫生服务的社会福利性。当时，政府规定的医疗服务收费价格低于不包括医务人员的薪酬和房间、设备等折旧费物耗成本。随着商品（服务）价格的向上调整，政府理应承担的医院基础建设、设备和薪酬的财政补助资金不足，医疗机构出现收不抵支的现象。随着社会经济的不断发展，商品的价格大幅度增加导致医疗机构开支上涨，仅靠少量的政府补助和医院自身运营使得医疗机构大量赔本，难以维持自身的长期运营。

第三阶段的发展是医疗服务价格的再调阶段（1980～1999年）。党的十一届三中全会后，我国经济体系发生重大变革，医疗卫生部门积极进行调查研究并提出医疗机构的收费价格改革意见。政府对医疗服务机构的价格管理开始从"严格管制"转向"放权让利"，实行"全额管理、定向定额补助、结余留用、超支不补"的医疗服务价格管理政策，这一医疗服务价格管理政策有利于调动医务人员的工作积极性。1981年2月，《国务院批转卫生部关于解决医院赔本问题的报告》中提出"医院实行两种收费标准"，第一，公费医疗和劳保医疗实行按不含工资的成本收费，门诊挂号费职工个人除按现行标准交费外，超过部分分别由公费医疗和劳保医疗报销；第二，对城镇居民和农民的收费标准不变。这一报告的提出，标志着我国医疗价格改革迈出关键一步，同时解决了我国在第一阶段发展中片面强调医疗机构社会福利性和社会主义优越性，以致医院收支不平衡且收入难以支撑正常运营的问题。

1985年4月，《国务院转批卫生部关于卫生工作改革若干政策问题的报告》指出，要改革医疗收费制度，医疗服务价格制度由单一性向多元化转变。对一些新仪器、新设备和新开展的医疗服务项目按成本定价收费，对新建、改建、扩建的医疗条件好的机构可适当提高收费，对不同等级病房实行不同收费标准，对集体和个人的医疗机构放活收费标准等。1989年，国务院转批卫生部《关于扩大医疗卫生服务有关问题的意见》，明确了物价部门、卫生部门、财政部门等在医疗服务价格上的职权范围。根据不同类型的医疗机构自身条件和发展需要，制定适当的医疗服务收费标准，这时出现一种现象即为医疗机构通过诱导需求来获得一定的医疗补偿。

进入20世纪90年代以后，政府开始推行医疗服务价格改革，实行"老项目老价格""新项目新价格"的方案，即原来已存在的项目如挂号费、护理费、手术费等的医疗服务项目价格不动或者调价幅度很小；新药、新材料、新大型设备等新项目，制定较高价格，用于解决医疗机构的运营时出现的收不抵支的问题[①]。该阶段，医疗服务价格逐渐出现了医务人员劳动价格低、药品耗材结余留归医院补偿亏

---

① 于保荣. 医疗服务价格政策沿革［J］. 中国卫生，2021（10）：30－31.

损和大型设备检查价格高的局面。这种扭曲的医疗服务价格政策在一定程度上导致了医疗机构领域内更看重医院利益的情况，表现为医务人员在面对患者治疗时多开大处方、贵药；做相应的检查时多做大型设备的检查可使医院或医务人员个人多获利等现象，此等现象逐渐演变为社会普遍反映的"看病贵、看病难"问题。与此同时，医疗机构的公益性和福利性下降等问题也引起人们广泛关注。1992 年，自费病人和公费劳保病人的医疗收费标准开始并轨。1994 年，在"总量控制、结构调整"政策下，经评审之后有条件的地区开始结构性调整医疗收费标准，实现不同等级医院之间的合理价差，并且体现医务人员技术劳务价值的医疗服务项目收费标准得到充分提高。1996 年，国家多部门《关于加强和改进医疗服务收费管理的通知》提出医疗服务收费管理和调整的基本原则，以规范收费行为①。

1997 年 1 月，中华人民共和国历史上首个"最高规格"的医疗卫生制度改革文件《中共中央、国务院关于卫生改革与发展的决定》（以下简称《决定》）印发。《决定》提出：完善政府对卫生服务价格的管理，要区别不同卫生服务性质，实行不同的作价原则。基本医疗服务按照扣除财政经常性补助的成本进行定价，非基本医疗服务按照略高于成本进行定价，供患者自愿选择的特需服务价格放宽。不同等级的医疗机构收费标准要适当拉开，引导患者根据实际病情合理选择不同等级医院就医②。要增加和提高技术劳务收费项目和收费标准，降低大型设备检查治疗过高的收费标准。建立能适应物价变动的卫生服务价格调整机制及有效的管理和监督制度。适当下放卫生服务价格管理权限。各级政府要把卫生服务价格改革纳入计划，分步实施。总的来说，政府进一步调整了 1500 多项医疗服务项目收费标准，增设了诊疗费这一收费项目，同时提高了护理费、手术费等费用标准，降低了检查费等费用价格。

第四阶段的发展是医疗服务价格基本建立阶段（2000 ~ 2008 年）。2000 年国家计委、卫生部《改革医疗服务价格管理的意见》指出：第一，对医疗服务价格实行国家宏观调控与市场调节相结合的原则，对医疗服务价格实行政府指导价和市场调节价，取消政府定价③；第二，下放医疗服务价格管理权，国家计委会同卫生部制定国家医疗服务价格的方针政策、作价原则，省级价格主管部门与同级卫生行政部门按照国家医疗服务价格的方针政策、作价原则，制定和调整本辖区非营利性

---

① 李永强，姚东明，李军山，朱宏，陈永成. 公立医院医疗服务定价方法研究 [J]. 卫生软科学，2020，34（3）：23 - 26.

② 周海沙，李亚青，李卫平. 我国公立医院政策演化评述 [J]. 中国医院管理，2005（8）：9 - 13.

③ 刘希斌. 基于新医改的公立医院医疗服务价格管理研究——以北京试点公立医院为例 [D]. 南昌大学，2013.

医疗机构的医疗服务指导价格；第三，规范医疗服务价格项目，国内实行统一规范的医疗服务价格项目名称和服务内容；第四，改进医疗服务价格管理方法，即医疗服务指导价格的基准价和上下浮动幅度，要依据医疗服务的社会平均成本，并结合市场供求状况及政府考虑的其他因素制定和调整；第五，加强医疗服务价格的监督检查。

2001 年底，原国家卫生计生委等三部委颁布《全国医疗服务价格项目规范（试行 2001 版）》，用于规范全国医疗服务项目定价和医疗机构收费标准的法规性文件，首次统一了全国医疗服务价格项目的名称和编码，形成了可以收费的医疗服务价格项目 3966 项。

2006 年 10 月至 2007 年 6 月，国家相关部委梳理医疗机构的医疗服务操作项目（诊疗项目），新增价格项目 204 项，修订价格项目 141 项。同步于 2007 年 9 月，国家发展改革委、卫生计生委、中医药管理局等部门发布关于印发《全国医疗服务价格项目规范》新增和修订项目（2007 年）的通知，政府在原《全国医疗服务价格项目规范（试行 2001 版）》的基础上新增和修订医疗服务价格项目，从而形成《全国医疗服务价格项目规范（2007 版）》。2007 年版规范与 2001 年版规范相比共新增和修订 345 个项目，其中新增 204 项，修订 141 项，形成可以收费的医疗服务价格项目 4170 项，同时更加积极的规范医疗服务价格行为，为我国卫生服务事业的发展提供了有利条件。我国在 2000 年的《改革医疗服务价格管理的意见》中提出医疗服务价格实行"权利下方""放管结合"的规制方式，即由国家计委会同卫生部制定国家医疗服务价格的方针政策、作价原则；规范医疗服务价格项目名称和服务内容；制定医疗服务成本测算办法，省级相关部门根据国家相关部门制定的医疗服务价格方针政策、作价原则等在各地进行医疗服务项目的价格调整。因此，省区市地区可以根据国家医疗服务价格管理的有关方针政策，以及 2007 年的《全国医疗服务价格项目规范》的具体内容科学地测算成本，合理制定和调整适合当地的相关医疗服务项目价格①。

第五阶段的发展是医疗服务价格重要完善阶段（2009 年以后）。2009 年 3 月 17 日按照党的十七大精神，为建立中国特色医药卫生体制，逐步实现人人享有基本医疗卫生服务的目标，提高全民健康水平，中共中央、国务院发布《关于深化医药卫生体制改革的意见》（以下简称《意见》）。此意见的提出标志着我国开始了新一轮的医药卫生体制改革。《关于深化医药卫生体制改革的意见》具体指出：第

---

① 刘宝，顾善清，赵振东，等. 我国医疗服务价格的区域比较分析［J］. 价格理论与实践，2013（9）：44 – 45.

一，建立健全覆盖城乡居民的基本医疗卫生制度，为群众提供安全、有效、方便、价廉的医疗卫生服务，即到2011年，基本医疗保障制度全面覆盖城乡居民，基本药物制度初步建立，明显提高基本医疗卫生服务可及性；到2020年，覆盖城乡居民的基本医疗卫生制度基本建立；第二，全面加强与完善公共卫生服务体系建设；第三，进一步完善医疗服务体系，即坚持非营利性医疗机构为主体、营利性医疗机构为补充，公立医疗机构为主导、非公立医疗机构共同发展的办医原则，建设结构合理、覆盖城乡的医疗服务体系；第四，加快建设医疗保障体系，即加快建立和完善覆盖城乡居民的多层次医疗保障体系；第五，建立高效规范的医药卫生机构运行机制；第六，建立政府主导的多元卫生投入机制；第七，建立科学合理的医药价格形成机制，即对非营利性医疗机构提供的基本医疗服务，实行政府指导价，其余由医疗机构自主定价。总的来说，《意见》强调要建立合理科学的医疗服务价格形成机制，建立严格有效的医药卫生监管体制。在基本医疗服务价格方面要充分体现医疗服务价格的合理成本以及医务人员的劳动技术价值。根据评审之后，不同等级的医疗机构要实现分级定价。

2012年，国家发展改革委、卫生计生委、国家中医药管理局联合印发《全国医疗服务价格项目规范（2012年版）》，其中引用了医疗服务操作项目（诊疗项目）及编码，规范了医疗服务价格项目9360项，规定了各地不得新增医疗服务价格项目和分解收费，为各级各类非营利性医疗卫生机构提供医疗服务收取费用的项目依据。即使国家层面在制定医疗服务项目价格规范方面一直改进，根据先前两版的《全国医疗服务价格项目规范》以及实际变化情况在不断修订，但是在实际运用中，还是出现未满足地方实际需要的情况。因此在实际使用中个地方出现了国家价格项目规范中没有的诸多"临时代码"。

2020年2月，中共中央、国务院印发《关于深化医疗保障制度改革的意见》，在"完善医药服务价格形成机制"部分提出：建立以市场为主导的药品、医用耗材价格形成机制，建立全国交易价格信息共享机制，完善医疗服务项目准入制度，加快审核新增医疗服务价格项目，建立价格科学确定、动态调整机制，持续优化医疗服务价格结构[①]。

中共中央国务院《关于推进价格机制改革的若干意见》《关于印发推进医疗服务价格改革意见的通知》等系列文件指出，要合理调整医疗服务价格，推进医疗服务价格分类管理，实行分级定价，即公立医疗机构的基本医疗服务上实行政府指

---

① 陈子梦，张梦茹，路云，等. 基于国际经验的我国医疗服务价格形成机制研究 [J]. 卫生经济研究，2021，38（10）：60-63.

导价，在公立医疗机构中的特需服务、市场竞争充分、个性化需求性强的医疗服务以及非公立医疗机构中的全部医疗服务中实行市场调节价的定价方式，逐步理顺医疗服务比价关系，加强医疗服务价格监管，实现对医疗服务价格的"放管并用"。

2021年8月，国家医疗保障局、国家卫生健康委、国家发展改革委、财政部、人力资源和社会保障部、市场监管总局、国家中医药管理局、国家药监局联合印发《深化医疗服务价格改革试点方案》，明确提出：坚持以人民健康为中心、以临床价值为导向、以医疗事业发展规律为遵循，建立健全适应经济社会发展、更好发挥政府作用、医疗机构充分参与、体现技术劳务价值的医疗服务价格形成机制，坚持公立医疗机构的公益属性，提高医疗卫生为人民服务的质量和水平，控制人民群众医药费用负担，保障人民群众获得高质量、有效率、能负担的医疗卫生服务。

四、医疗服务成本与价格政策变迁基本特征

基于制度变迁理论，我国医疗服务价格政策变迁的过程是必然的。制度的变迁理论推动了我国医疗服务成本与价格的管理体制和运行机制的改革和进步，逐步实现规范合理的医疗服务价格制度。通过对我国医疗服务成本与价格政策变迁的整理，可以归纳出其中的一些基本特征：

一是多个影响因素综合作用下逐渐演进的过程。医疗服务价格制度的演进受到诸多因素的影响，例如，政治环境、经济发展、医疗服务需求、医疗服务供给、医疗保障制度、法律法规状况等。对于不同的变化主体来说，包含政府机构、组织和个人，在不同因素的作用下，不同的时期有着不同的转变，拥有不同的制度变迁预期，因而产生了不同的变迁动力。在这种多种因素综合作用下，我国医疗服务价格政策变迁过程是逐步的，没有引起较大的社会波动，顺应了国家和时代发展的需要。

二是由单一性价格规制方式向多方面性价格规制方式转变。我国伊始阶段的医疗服务价格是由政府进行严格管制的，更多强调医疗卫生事业具有福利性和公益性，这使得医疗服务价格普遍低于医疗服务成本，医疗机构从收支平衡逐渐转变为收不抵支，即使政府给予财政补偿，也难以支撑医疗机构的基础运营。在此之后，我国逐步放开医疗服务价格管制和医疗机构自主定价权，在医疗机构中引入市场竞争机制，使得价格改革迈上市场化道路，对医院实行差别化的收费制度为"以药养医"这个诱导需求的现象埋下了伏笔。在《全国医疗服务价格项目规范》形成以后，国家实现"放管结合"的医疗服务价格规制方式，医疗服务价格实行国家统一政策分级管理，由中央制定统一规范和政策，地方的多部门参与制定机制。实

行由单一价格水平管制到价格水平和结构转变、政府定价到政府指导价和市场调节价转变。

三是地方实施医疗服务价格改革试点。我国医疗服务价格的定价和调整逐步实现了地方自主探索方式，即通过部分地区改革试点，总结出医疗服务价格形成科学性可行性方案，从而在全国范围内逐步扩大试点范围，稳中求进的推进我国医疗服务价格改革。国家逐年发布相关的医疗服务价格改革指导意见为实现医疗服务价格改革目标指明了方向。多地试点，因地制宜，通过在不同地区的试点，总结经验，汇集不同人士的智慧和力量，能够更好地构建合理的医疗服务价格形成机制。

四是医疗服务价格制度变迁具有强制性特征。通常来说，人们习惯采用林毅夫对制度变迁形式上的划分，即诱致性制度变迁和强制性制度变迁，前者指现行制度的变更或替代，或者是新制度安排的创造，它是由个人或一群人，在响应获利机会时自发倡导、组织和实行；后者指由政府法令引起的变迁。

第三节　医疗服务成本核算与价格政策比较

医疗服务价格的制定与社会经济发展水平、居民支付能力、医疗成本等要素联系紧密。我国现如今的医疗服务价格采取"中央管项目，地方定价格"的管理模式，即由中央制定标准规范的价格政策，之后再由各省级卫生行政部分制定项目价格，部分省份将定价权限下放至市级政府。因而，不同省份同一医疗服务项目的医疗服务价格存在不一致现象，同一省份的不同地区之间也会存在医疗服务价格水平不相同的情况。

一、各区域医疗服务价格项目总量与构成比较

从学者对 13 个省份的医疗服务价格比较的情况来看，13 个省份所设置的医疗服务项目总数各不相同，平均为 4685 项，比 2001 年版《项目规范》多出 719 项，比 2012 年版《项目规范》少 4675 项。13 个省份中，云南省项目数据最多，为5863 项，约为 2001 年版《项目规范》的 1.4 倍；贵州省数量最少，为 3625 项，约为 2001 年版《项目规范》的 91%。比国家规范多 146 项[①]。从第一级分类项目

---

① 张赟雅，傅鸿鹏. 我国 13 个省（市、自治区）省级医疗服务价格项目比较分析 [J]. 卫生软科学，2022，36（4）：49 - 52.

的数量和构成比例上看，各省表现出基本一致的情况，临床诊疗类项目数量占总数比例最高，医技诊疗类其次，综合医疗服务类和中医及民族医类项目数量占总数的比例较低。

二、各区域医疗服务价格项目的分解与新增

总体上看，各个省份的项目设置和编码均以国家规范为基础，但从第二级分类开始，各省份与国家规范之间以及各省份之间的差异逐渐扩大，普遍出现了新增项目和分解项目的情况，并具体表现在编码设置上的差别。2001 年版《项目规范》的编码采用顺序码，设为 9 位。从左至右第 1、第 2、第 3 ~ 4、第 5 ~ 6、第 7 ~ 9 位数字，分别表示第一级至第五级分类顺序码。无第三、第四级分类的记为"00"。全国规范中的所有 9 位码项目，虽然没有对应价格信息，但都属于基础项目。

新增项目的编码设置是在原项目规范已有的分类基础上，根据新增项目所属类别按编码顺序添加至该类别的最后，通常仍是五级编码。而分解项目则是对已有基础项目的进一步分解（形成子项目），其编码则是在原编码之后标以字母或数字，来区别医师等级、医院等级、操作方法等不同情况，从而形成"六级编码"。以国家规范中的"110200001—普通门诊诊查费"为例，有的省份根据医师资质水平（住院医师、主治医师、副主任医师、主任医师）将其依次分解为"110200001 – 1""110200001 – 2""110200001 – 3"和"110200001 – 4"等 4 个子项目。福建、广东、河北、湖南、浙江等省份分解项目编码采取"基础项目编码 + 数字"的形式，如111000001 – 1 或 110200002@ 等，黑龙江、江苏、辽宁、宁夏、山东、陕西、重庆等省份则采用"基础项目编码 + 字母"的形式，如 110100001a 或 110100001 – a。当然也有在分解项目基础上进行的再分解的情况，从而出现"基础项目编码 + 数字 + 字母"的形式。

各省份项目中，平均有 87.9% 的项目来自《全国医疗服务价格项目规范》，平均 11.2% 为在国家规范项目基础上分解得到的项目，新增项目数量较少，平均为 1%。在目前已展开研究的各个省份中，既有严格依照国家价格项目规范制定本省价格项目规范的，也存在《全国医疗服务价格项目规范》基础上进行大量分解的省份。各省份医疗保障局、发展和改革委员会等官方收集的各省会城市执行的医疗服务项目价格表显示，各省份执行的医疗服务项目规范版本不一，上海、广东、辽宁、吉林、河南、贵州、陕西仍在执行 2001 年版《项目规范》，其中广东省的现行版本医疗服务数量为 5357 项，而辽宁为 4286 项；北京、河北、黑龙江、安徽、

四川、江苏、浙江、湖北、湖南、福建等省份在对接 2001 年版《项目规范》与 2012 年版《项目规范》，其中浙江医疗服务项目数量为 6072 项，福建为 4290 项；青海、内蒙古已经在执行发布的 2012 年版《项目规范》；北京和天津在执行的是地方版和 2012 年版《项目规范》的混合版本（见表 4 - 1）。

表 4 - 1　　　　各省份现行使用《医疗服务价格项目规范》版本统计

省份	现行使用《医疗服务价格项目规范》版本
上海	2001 年版《项目规范》
广东	2001 年版《项目规范》
辽宁	2001 年版《项目规范》
吉林	2001 年版《项目规范》
河南	2001 年版《项目规范》
贵州	2001 年版《项目规范》
陕西	2001 年版《项目规范》
河北	对接 2001 年版《项目规范》与 2012 年版《项目规范》
黑龙江	对接 2001 年版《项目规范》与 2012 年版《项目规范》
安徽	对接 2001 年版《项目规范》与 2012 年版《项目规范》
四川	对接 2001 年版《项目规范》与 2012 年版《项目规范》
浙江	对接 2001 年版《项目规范》与 2012 年版《项目规范》
江苏	对接 2001 年版《项目规范》与 2012 年版《项目规范》
湖北	对接 2001 年版《项目规范》与 2012 年版《项目规范》
湖南	对接 2001 年版《项目规范》与 2012 年版《项目规范》
福建	对接 2001 年版《项目规范》与 2012 年版《项目规范》
青海	2012 年版《项目规范》
内蒙古	2012 年版《项目规范》
北京	地方版《项目规范》+ 2012 年版《项目规范》
天津	地方版《项目规范》+ 2012 年版《项目规范》

由此来看，虽然各省份有统一的《全国医疗服务价格项目规范》版本，但是在具体执行以及实施上仍具有差异性。总体上看，各省份在执行国家价格项目规范的过程中，沿用不变、分解以及新增的情况并存，而且分解项目的所占比例显著高于新增项目占比。通过进一步的分析发现，各个省份在执行统一的国家医疗服务项目规范时，会在医疗服务项目编码、名称与计量单位的制定上进行处理拆分或拓展，由此会导致各个省份的部分医疗服务项目不能有效地匹配。

从分解和新增项目的来源来看，在几个分解项目占比超过 14.0% 的省份中，分解和新增主要集中于综合医疗服务类、医技诊疗类、临床诊疗类，中医及民族医类基本无分解和新增。综合医疗服务类分解项目主要来源于二级分类中的"一般医疗服务"和"一般检查治疗"两类。医技诊疗类分解项目绝大部分来自二级分类中的"检验"类。主要原因在于检验类项目往往有不同的操作方法，例如，广东"250403006 乙型肝炎 e 抗原测定（HBeAg）"项目分为 3 种测定方法，分别为"250403006－1 酶标法"8 元，"250403006－2 各种免疫学方法"23 元和"250403006－3 化学发光法"40 元。临床诊疗类分解项目主要来自二级分类中的"临床各系统诊疗"和"手术治疗"两类，同一项治疗服务可能涉及不同方式。例如，重庆"310800008 血浆置换术"分为"人工置换""普通机采置换"和"CS3000 以上机型置换"3 种终端收费项目。新增项目主要集中于二级分类中的"检验、临床各系统诊疗"和"手术治疗"。

三、各区域医疗服务项目分类价格比较

随着药品、耗材加成的取消，在政策导向作用下，各省份采用不同的调价方式和调价比例来同步调整医疗服务项目价格，重点提高诊查、护理、手术等体现医务技术人员的技术劳务价值含量较高的医疗服务项目价格，同时降低大型设备相关的项目价格。因此对医疗服务项目分类价格比较能够更好地反映各个省份的现行医疗服务价格情况，以便从整体角度把握和了解同项目下不同省份间各类别医疗服务项目的价格差异情况。

总体来说，各个省份中的综合医疗服务类均价最低，其次为中医及民族医诊疗类，医技诊疗类和中医及民族医诊疗类两类医疗服务价格最为接近，最后为临床诊疗类价格最高。各个省份四大类别平均价格大小排序基本一致，其中只有湖北的医技诊疗类价格低于中医及民族医诊疗类。

（一）综合医疗服务类医疗服务项目价格比较

综合医疗服务类项目主要包含一般医疗服务、一般检查治疗、社区卫生及预防保健项目和其他医疗服务项目四个二级分类，在探讨和分析时从四个二级分类中选取最为常用的诊查费、护理费、注射费三个三级分类进行比价分析。

研究发现，各个省份在综合医疗服务类的医疗服务项目中差异过大，一方面是由于各区域的社会经济发展水平和政府对于人均卫生保健的财政支出不相同导致；另一方面是由于在价格调整时未充分的考虑人力成本、物品成本消耗的情况。

（二）医技诊疗类医疗服务项目价格比较

1. 医学影像与超声检查类医疗服务项目价格比较

大型医用设备是指由国务院卫生行政部门审核申报的磁共振成像系统、质子放射治疗系统、重离子放射治疗系统等大型医疗器械，以及由省级卫生行政部门审核申报的 64 排及以上 X 线计算机断层扫描仪、手术机器人等大型医疗器械。由于设备购置费用高昂，与大型医用设备相关的检查治疗的相关项目定价相对较高，因此在进行项目价格调整时大型医用设备的价格是首先进行调整的项目之一①。

2. 检验类医疗服务项目价格比较

检验类医疗服务项目是帮助临床医生诊断疾病的辅助检验，主要是指二级分类编码为 25 的临床检验、临床血液学检查、临床化学检查、临床免疫学检查等 7 个专业类别的项目。在 2001 年版规范中，检验类医疗服务项目共 700 多项，约占项目总数的 18%。由于检验类医疗服务项目依据检验标的物、标本性质、定性检验、定量检验立项，部分检验项目可用多种技术方法实现，每种技术方法的成本悬殊较大，各省份按照不同的技术方法分别定价。

在检验类医疗服务项目价格比较方面，将选取部分检验类医疗服务项目，对各省份的价格集中比较分析。从所选定的省份以及项目分析结果来看，江苏、浙江、福建、辽宁四省份的检验类医疗服务项目价格相对偏低，辽宁省最低，这与其他学者的研究相同广东省、湖南、山西的价格相对偏高。在价格相对较高 B 型钠尿肽（BNP）测定（化学发光法）项目在各省份间的价格差异最大（150 元），但由于项目价格本身定价较高，此项目最高值与最低值相差 115.38%。

（三）手术类医疗服务项目价格比较

2012 年版规范的所示项目中，手术类医疗服务项目约占医疗服务项目数量的 70%，是医疗服务项目的主体部分。手术类医疗服务项目对医务人员的知识要求及技术要求更高，并且项目价格明显高于其他类别，近年成为医疗服务价格调整的重点和核心。手术类医疗项目包含神经系统、肌肉骨骼系统、呼吸系统、心血管系统等 16 个三级分类的项目。

2017 年国家癌症中心发布的《中国肿瘤的现状和趋势》报告表明，肺癌、胃癌、肝癌、食管癌、结肠癌是我国高发癌症，恶性肿瘤由此带来的疾病经济负担较重，因此，在相关研究中手术类医疗服务项目中分别选取各省份 5 种癌症根治术进

---

① 杨晨. 医疗服务项目比价关系研究 ［D］. 广州：南方医科大学，2020.

行手术类医疗服务项目比价分析。研究显示，广东、福建 5 种癌症根治术价格相对其他省份偏高，高于均价 28%，湖北项目价格最低，低于均值 201%；其中湖北、湖南、江苏 5 项癌症根治术价格均低于平均值；肺癌根治术在 5 个项目中价格价差最大，福建价格为 8400 元，湖北只有 2400 元。

近年，国家主要积极推动医疗机构开展日间手术，目前已经发布普通外科、骨科泌尿外科、消化内科等科室的日间手术病种手术操作规范，麻醉在术前至术后的整个手术期中至关重要，现对各省份的麻醉类别相关医疗服务项目进行比价分析，在本次比价中，对计价单位不一致的医疗服务项目做标准化处理。

（四）中医类医疗服务项目价格比较

中医医疗服务因其特有的"简、验、便、廉"优势，在基层医疗机构中具有广泛的群众基础。不同于西医，中医主要通过"望、闻、问、切"的方法诊治疾病，更强调经验性，因此更注重医务人员的技术和知识价值。

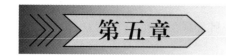

成本控制理论与医疗服务项目
标准成本预算

第一节　成本控制理论

一、成本控制理论产生

20 世纪 30 年代，美国哈佛大学企业管理学院编制的《会计控制法》一书中最先提出成本控制理论（cost control）这一专业词汇[①]。成本控制即成本控制法，是指为有效控制经济活动、切实降低成本，将成本作为控制手段，制定成本总水平目标值和可比产品成本降低率以及划分成本中心控制成本责任的一种方法。成本控制有广义和狭义两种概念，广义上的成本控制是指贯穿于整个成本管理过程的成本控制，即企业全员化、全方位和全过程的成本控制，又称全面成本控制；狭义上的成本控制仅指代在成本形成过程中所实施的控制[②]。

二、成本控制流程

企业成本控制以如何使生产的实际成本达到预设的标准成本为目标。因此，在

---

① 马郡遥. K 公司生产运营管理的成本控制研究 [D]. 石家庄：河北工业职业技术大学，2013.
② 潘玉香. 制造企业生产过程实时成本控制模型与应用研究 [D]. 天津：天津大学，2017.

企业对其生产过程管控之前，需要订立合理的成本控制标准，并且在生产过程中严格监督成本的形成过程，实时发现标准成本和实际成本之间产生的差异并及时纠正，最后评价成本效益，并提出相应整改策略。依据成本的形成过程，成本控制的具体流程包括预测控制、过程控制、事后控制。

（一）生产前的预测控制

生产前的预测控制又称事前控制，实施预测控制时真实的成本还未产生，但预测控制决定了成本将会如何产生以及产品（服务）的成本水平。预测控制的内容主要包括产品（服务）设计成本、加工成本、材料定额与劳动定额等。实际上，产品（服务）最终总成本的60%取决于预测控制阶段中成本控制的工作质量。目前，大多数企业通常会根据项目情况，事前进行成本设计，根据目标市场的需求对数据进行分析后构建成本预测模型，建立全过程的目标成本体系。

（二）生产中的过程控制

过程控制又称事中控制，即在每个项目任务生产过程中对成本进行控制。生产制造过程属于成本实际形成的主要阶段，并且大部分的成本支出都发生在这个阶段。例如，生产过程中实时统计成本时，按照实际用量和实际单价来计算材料成本，费用成本则按照生产订单的投入数量，根据费用的分配方法计算分摊费用。另外，对这些成本发生过程中的因素进行实时跟踪、监控和分析，从而及时了解生产动态，高效、准确地为各级部门提供成本控制信息，确保管理人员实时掌握生产现状。

（三）生产结束的事后控制

事后控制又称事后分析评价，指的是在成本发生后将实际发生的成本费用与制定的标准成本进行对比，明确成本是否产生了差异以及差异程度，并探索形成差异的缘由以及差异性质（有利差异或不利差异），同时还需要分析成本差异化产生的责任归属，及时采取控制成本的各项预案措施，从而达到减少浪费，降低成本的目的。

三、成本控制原则

（一）可控性原则

实际上，部分成本具有随机性、突发性和不可控制性等特点，那么这些成本就不适合列为成本的控制管理对象。因此，进行成本控制时，首先一定要确认好可控目标和管理对象，将其分配至成本控制决策、组织、执行主体来承担相应的管理责任。

（二）全面性原则

全面成本控制过程包括全方位、全过程以及全员控制3个阶段。全方位控制的关注点是在成本控制中不仅是简单地把成本降低到指定范围，在降低成本的过程中还必须要严格保证每一个产品（服务）的性能和质量。全过程控制即不仅是在生产过程中控制成本，更要把这种管理方式贯穿到产品（服务）的全生命周期，也就是产品（服务）成本形成的整个过程；全员控制是指调动全体员工的积极性，促使其发挥主观能动性，积极踊跃地参与到成本控制过程中。

（三）成本效益原则

坚持成本—效益原则是企业成本管理活动的基本要求。应从投入—产出的角度探索如何更科学、精准的安排投入，在减少成本支出的基础上尽可能提升产品（服务）价值，从而保证整体效益最优化。例如，有学者从经济学视角对作业成本法核算成本的流程进行考察时，发现运用作业成本法开展成本核算仅提供了一定程度准确的成本信息，却很难保证信息的绝对准确，因为高度精确的成本信息需要保证成本动因的高度精密与细致，但这样操作就会付出更高的计量成本，而与成本核算的初衷相违背，得不偿失。因此，在进行成本控制时务必要坚持成本—效益原则，选择某个成本动因进行管理时，首先要衡量其所带来的经济效益与付出成本是否符合经济原则。

（四）成本控制与成本核算相结合原则

在成本控制过程中，对比并分析标准成本和实际成本，找出为什么标准成本和实际成本会存在差异。另外，应将成本差异信息及时反馈至各管理责任中心，以提升成本控制的时效性，挖掘成本控制的关键点和改进措施，促进企业成本控制效率提升和整体效益的提高。

（五）权责一致原则

权责一致原则是指在各自的管理权限内，各级成本控制的主体者应对所辖的可控成本进行管控，并对这些成本控制的结果负责。企业应定期组织考核评审，并根据考核结果给予适当的奖惩，从而保证成本控制责任分工明确，避免相互推诿扯皮。

四、成本控制方法

成本控制始终强调全过程控制，即成本管理应贯穿于企业整个经营管理活动，目前主要的成本控制方法有定额成本法、标准成本法、目标成本法、作业成本法和价值工程法等。其中，标准成本法相关内容将在后文进行详细的阐述，本章节简单介绍以下四种成本控制方法。

（一）定额成本法

定额成本法是指在生产前期制定产品（服务）的费用定额、各类消耗定额以及成本定额，计算和比较产品（服务）实际成本与定额成本，监测并及时反映产品成本及生产费用与定额之间的差异，同时将产品成本的计划、管控、核算以及控制分析有机结合，从而强化成本管理的一种有效手段。

（二）目标成本法

目标成本法是目标管理思想体系在现今成本管理应用中的产物，目标成本法是一种以市场为目标导向（market-driven），针对制造过程独立的产品（服务）并展利润计划和成本管理的方法[1]。目标成本法的主要特点是始终坚持立足市场，基于大量的市场调查信息，根据客户现实认可的产品价值、消费价值以及同类竞争者的预期反应，预测未来某个时段中市场的产品目标售价，扣除企业的目标利润后，最终计算出目标成本。目标成本法的原则有：

1. 可行性原则

目标成本不是盲目制定的，需立足于企业现实资源条件和技术能力，同时结合国内外市场竞争的情况。

2. 先进性原则

目标成本需要控制在合理的水平，要求能够反映企业在现有条件下通过挖掘内部潜力，优化企业管理，最终所能达到的成本水平。

3. 群众性原则

目标成本的制定需要体现广大员工的需求和意愿。

---

① 高玲，潘郁，潘芳. 基于精益价值链的建筑企业精益成本管理研究［J］. 会计之友，2016（17）：100 – 103.

4. 科学性原则

必须广泛收集和整理资料，且数据具有可靠性和代表性，运用科学的方法测定目标成本。

5. 弹性制原则

设置目标成本时要有一定的弹性，能够因时而变，同时目标成本要易于分解，利于开展成本指标归口分级管理①。

（三）作业成本法

作业成本法从经济、技术和数理统计等其他理论发展而来，可以分为作业成本核算和作业成本管理两部分。作业成本管理（activity-based costing management，ABCM）以提高客户价值、创造企业利润为目标。依据成本动因理论，通过对企业自身生产过程中发生的作业、资源消耗、价值链、作业链以及产品产出等进行分析，实现目标成本消耗的合理分配。

（四）价值工程法

价值工程法又称价值分析，是强调功能分析的具有组织性的一种活动，由美国学者劳伦斯·戴罗斯·麦尔斯在大量实践经验的基础上总结提出，强调用尽可能低的总成本来实现最大化的产品（服务）价值。目前，价值工程法的理念以及应用已经推广适用至各个领域。1955 年，日本引入了价值工程法理念，与本国企业的全面质量管理有机结合，使其发展成为更加简便、成熟的价值分析方法。实践证明，利用价值工程法能够有效识别增值与非增值的作业活动，并为产品（服务）优化提供决策的依据。

第二节　标准成本理论

一、标准成本理论产生

泰勒科学管理理论产生于特定的社会背景。首先，20 世纪初工业化发展水平得到明显提升，科学技术的发展及生产规模的扩大，使得传统管理理论难以适应时

---

① 范兴美．目标成本法在现代制造企业成本管理中的应用［J］．企业经济，2008（3）：53 – 55.

代潮流，企业管理面临着新的挑战；其次，在资本主义垄断时期，现代化工业管理方法和技术落后，劳动生产率增速比较缓慢；此外，资产阶级与无产阶级的矛盾日益加深，资本家榨取劳动者剩余价值、剥夺劳动成果，导致日趋紧张的劳资关系，工人生产积极性大大削减①。因此，如何对管理方法做出相应改进使之适应社会背景，提高劳动生产率成为当时企业关注的重点。

泰勒科学管理思想的主要内容由以下几个方面构成：

1. 工作定额原理

工作定额原理是指科学计算（如通过系统的调查研究等方法）工人工作定额。为充分发掘工人潜在的劳动生产率，当务之急是制定科学、合理的工作定额，而这需要进行时间研究和动作研究。其中，时间研究，即对工人在工作期间实施各种活动的时间构成进行分析，包括工作日写实与测时。工作日写实，即按照时间顺序，实地考察、记录和分析工人在工作日内的工时消耗；测时，即以工序为对象，按照操作步骤实地测量并研究工时消耗的方法。动作研究指的是研究工人在工作时操作动作的合理性，经过比较、分析后去除多余动作，改善必要动作，从而减少工人疲劳程度，提高劳动生产效率②。

2. 能力与工作相适应原理

能力与工作相适应，即强调转变"工人挑选工作"的传统思维，坚持"工作挑选工人"，确保每个岗位挑选出"一流的工人"，从而提升整体的工作效率。泰勒提出，挑选"一流工人"是提高劳动生产率的必然需求③。一流工人有主观和客观两个方面的含义：客观方面指的是工人实际工作能力，并且该工人的能力必须最适合从事某项工作；主观方面指的是工人的工作意愿，该工人必须有意愿、有兴趣从事某项工作。由于每个人具有不同的能力与特长，他们所适合从事的工作也各不相同，所以分配岗位时要因人而异，必须要考虑不同员工的能力。

3. 标准化原理

标准化原理的含义是采用标准操作方法，并且所使用的工具、机器、材料及工作环境等都应该体现标准化。

4. 差别计件付酬制

差别计件工资制是指如果工人完成或超额完成了工作定额，超额部分及定额内的部分均按照高于正常单价的价格计算酬劳；相反，如果工人无法在规定时间内完

---

① 铁真. 泰勒科学管理理论的辩证思考［D］. 武汉：华中师范大学，2012.
② 徐国华.《管理学》［M］. 北京：清华大学出版社，1998.
③ 郭勇. 泰勒科学管理中的人本思想分析［D］. 武汉：华中科技大学，2004.

成定额，则按照低于正常单价的价格计算酬劳。泰勒（1985）认为，在科学制定劳动定额的前提下，差别计件付酬制有利于激发工人们的劳动积极性，虽然增加了雇主的薪酬支出，但是由此带来的利润提高幅度远远大于工资提高的幅度。

5. 计划和执行相分离原理

计划和实施相分离原理前首先应确定两种概念，即经验工作方式和科学工作方式。经验工作方法指在生产过程中，工人根据自己的经验来决定使用什么工具或者采用何种操作方法，因此工作效率的高低完全取决于工人自身的操作方法、使用工具，以及个人的熟练程度。科学工作方法指的是以实验和研究为基础制定的标准操作方法（包括采用标准的工具、设备等）。泰勒科学管理思想认为，应该以科学的工作方法取代经验工作方法。另外，泰勒（1985）还提出，工人凭借自身经验难以找到科学的工作方法，并且工人也没有足够的精力和能力去探讨这方面的问题。因此，应该把计划同执行相分离，计划由管理当局负责，执行则由工长和工人负责，这样有助于采用科学的工作方法。这里的计划包括时间和动作研究、制定标准工作定额和操作方法、比较标准和执行的实际情况并进行有效控制三方面内容。

标准成本的起源可追溯到 19 世纪末，"泰勒制"实行后在美国逐步形成，在此之前，传统的成本核算是依靠材料领用记录单及工人工作时间记录单，再加上一定百分比的间接费用形成的，也就是产品（服务）的实际成本，并没有标准成本的定义。由于泰勒科学管理思想中标准化原理的出现，经济学家们日渐发现实际成本在成本控制与管理过程中意义不大，为此，盖尔克（Garcke）、费尔斯（Fell S.）等国外诸多学者们开启了一系列有关标准成本的探索[①]。

标准成本（standard cost）在预算过程中产生，并非实际发生的成本，而是对产品（服务）成本的理性预期。标准成本是早期管理会计的主要支柱之一，最初的标准成本是独立于会计系统之外的一种计算工作，1919 年美国全国成本会计师协会的成立对于推广标准成本意义重大。1920～1930 年，美国会计学界经过长期探讨，决定把标准成本纳入会计系统，自此标准成本会计制度正式产生。发现并分析实际成本相对于标准成本的偏离是成本控制的一项核心内容。此外，标准成本在生产技术的选择、产品（服务）定价、业绩考核、业务外包项目投标等方面发挥着重要作用[②]。

---

① 张杰明，董晓柏. 标准成本的起源［J］. 北京商学院学报，1984（1）：58-59.

② 陆雄文. 管理学大辞典［M］. 上海：上海辞书出版社，2013.

二、标准成本分类

（一）理想标准成本

理想标准成本也称"最高标准成本""理论标准成本""完善标准成本"等。它是指企业在现有的生产技术、生产设备能力及经营管理条件下，以最理想的经营水平确定的产品标准成本[①]。例如，理想标准成本要求直接材料的消耗标准为理论收入率和理论产出率；在直接人力工时消耗方面，理想标准成本要求以最理想的操作方法和最优的工时利用率作为确定标准人工成本的依据；制造费用方面，理想标准成本要求单位产品负担的制造费用应尽可能低，避免一切不必要的支出，要求企业经营管理水平尽善尽美等。理想标准成本在理论上确实存在，但是很难成为现实，即便是达到也不可能长久，因此理想标准成本又被称作"工厂的极乐世界"。总而言之，理想标准成本只能在理论上为企业指出努力的方向或奋斗的目标，不适合作为成本控制及合理评价现实工作的实际标准，因而这种标准在现实生产经营中很少被采用。

（二）正常标准成本

正常标准成本又称为基本标准成本，是指企业在正常的生产条件下可以达到的产品成本。正常标准成本具有以下几个特点：第一，客观性和科学性，正常标准成本是运用科学方法，根据客观实验和过去实践经验经充分研究后制定出来的。第二，现实性，正常标准成本排除了各种意外情况，减少了偶然性，纳入所有可能发生的损失和浪费。例如，生产经营过程中正常的机器故障或者正常的废品损失等因素都纳入基本标准成本考虑范畴。第三，激励性，正常标准成本是应该发生的成本，可以作为评价业绩的尺度，成为激励职工努力实现的目标。第四，稳定性，正常标准成本不需要频繁修订，在生产技术水平和管理水平变化不大时可以稳定使用[②]。

然而，正常准成本仅是在考虑过去一段时期中实际成本平均值的基础上，剔除其中非正常因素，并没有前瞻性考虑未来经营的整体变动趋势。由于现代企业经常受到外界客观条件变化的影响，正常标准成本与未来成本的计划和控制关联性不强，倘若单纯运用正常标准成本评价某一时期产品成本的实绩，往往容易导致评价

---

①　李振华．A公司标准成本管理的研究［D］．长春：吉林大学，2019.
②　陈汉文．成本管理［M］．北京：高等教育出版社，2008.

过度或不足，因此正常标准成本不宜作为企业生产经营成本控制的目标。

（三）现实标准成本

现实标准成本又称"期望可达到的标准成本"。它是指根据企业近期可能发生的生产要素耗用量、生产要素价格及经营水平，通过优化经营管理活动可以达到的标准成本。现实标准成本从实际出发，考虑到企业在现实条件下暂时还难以避免的损耗及对资源（物力、人力）利用不充分的状况，既不是难以实现的理想化标准成本，也不是在正常条件下即可实现的正常标准成本，具有较强的可操作性及目标指引性。同时，现实标准成本有利于对未来成本管理的优化提出合理要求，是一种既先进又合理，既切实可行又具有激励性的标准成本。因此，现实标准成本目前是世界各国在制定成本时首选的标准成本。

二、标准成本制定

标准成本的制定不仅是运用标准成本法的前提，也是实现事前控制成本目的的关键环节。具体制定流程包括以下几个环节。

1. 直接材料标准成本制定

单位产品（服务）耗用的直接材料标准成本是由材料的价格标准和用量标准两项因素共同决定的。材料的价格标准采用企业制订的计划价格，并考虑将来各种变化情况，按各种材料分别计算；材料的用量标准也称为材料消耗定额，是指根据产品（服务）的设计、生产和技术现状，结合经营管理水平的情况和成本任务的要求，考虑材料在使用过程中发生的必要损耗，制定各种原材料的消耗定额。

2. 直接人工标准成本制定

直接人工标准成本是指生产单位产品（服务）耗用人工成本的成本目标。直接人工标准成本包括价格标准和用量标准两方面因素，其中，直接人工的价格标准由人力资源部门根据实际情况制定；直接人工的用量标准是指企业在现有的生产技术及管理方法的基础上，考虑提高劳动生产率的要求，按照产品（服务）生产加工所经过的程序，确定的生产单位产品（服务）所耗用的生产工人工时。直接人工标准成本基本计算公式为：直接人工标准成本 = 直接人工的标准配置人力 × 直接人工的标准工资[①]。

---

① 于天牧. 作业成本法与标准成本法的比较与融合［D］. 大连：东北财经大学，2005.

3. 间接费用标准成本制定

根据成本特性，间接费用可以分为变动间接费用和固定间接费用两大类。变动间接费用是指与业务量呈正比例变动的部分间接费用，其标准成本是由变动间接费用的分配率标准和工时用量标准两个因素决定的。固定间接费用是指不随业务量成比例变动的间接费用，如固定资产折旧费等，通常根据事先编制的固定预算来确定其标准成本。

4. 固定制造费用标准成本

固定制造费用的标准成本是指每一标准工时所耗用的固定制造费用。固定制造费用主要包括生产部门所应承担的除管理人员薪资福利外的所有制造费用，如厂房租赁金、机器折旧费、机器保养费、生产车间电费及生产耗费等①。

三、标准成本管理

（一）标准成本管理概念

标准成本管理是指以标准成本法原理为指导，企业首先为产品（服务）设定一个标准，并以此为基础将生产过程中发生的实际成本与标准成本进行对比，明确实际成本与标准成本之间的差异，分析产生成本差异的具体原因，落实导致成本差异的责任单位，并据此采取相应的改进措施，进而实现对成本的有效控制。

（二）标准成本管理内容

标准成本管理内容主要包括三个重要方面：

1. 标准成本制定

标准成本的制定一般是采购部门、生产技术部门、会计部门等经营管理部门在分析具体情况的基础上共同制定②。主要是对生产产品（服务）的物料组成结构、生产技术路线、原材料价格、生产工时费率及供销过程中的各个环节开展全方位的分析和研究，分别制定直接原材料、直接人工、制造费用等的标准成本③。

2. 标准成本差异分析

企业在生产之前制定了产品标准成本，然而实际成本和标准成本之间是否存在

---

① 崔婕，姬昂，张璠. 管理会计［M］. 北京：清华大学出版社，2017.
② 李宁. 化工制造行业的标准成本运用探究［J］. 会计师，2017（18）：70－71.
③ 李振华. A公司标准成本管理的研究［D］. 长春：吉林大学，2019.

差异并不明确，这就需要将生产过程中发生的实际成本与标准成本进行对比，分析各部门是否完全按照标准成本的要求控制成本支出，同时探索各项成本差异，区分有利差异和不利差异，特别是要深入分析不利差异产生的具体原因，及时采取针对性措施纠正偏差，即使不利差异可能难以完全消除，但在纠正的过程中也会促进管理水平的提高。对于有利差异，在一定程度上提示成本控制取得了良好成效，后续应继续保持，同时也应分析有利差异的背后是否隐藏风险点。管理人员一定要以辩证的角度看待有利差异，明确当前的有利差异对整体成本控制是否切实有效，还是各部门互相攀比的结果。值得注意的是，如果标准成本的制定过于宽松，成本有利差异也会大量出现①。

3. 标准成本账务处理和业绩考核

由于标准成本法下成本差异的存在，企业需要根据成本分析的结果把差异调整到相应的账户中，然后考核各部门的业绩，对产生不利差异的部门责任要求进行反思汇总，找出并分析原因以提出解决方案。除此之外，还应探讨标准成本设置的合理性，如果发现标准成本设置存在问题，应及时给予纠正，以免削弱相关部门成本控制的积极性。

（三） 标准成本管理特点

标准成本管理的特点主要包括以下五点。

1. 成本合理化

标准成本的制定需要排除特殊情况，并充分考虑在有效作业条件下企业生产产品（服务）所需要的材料、人工及制造费用等。

2. 提供了一种业绩考核工具

标准成本法为企业对供应链、生产销售部等各部门的业绩考核提供了可靠依据，标准成本管理提升了成本管理的细化程度，可以将成本指标分解到各个部门、各个环节，并将差异与绩效考核相互比对，从而充分激发各部门的积极性。

3. 提升了预算编制的准确性

利用标准成本数据不仅可以很方便地开展预算编制，还使得各项预算指标更加贴近生产实际，各个部门更加清楚自己的工作职责和目标，进一步提高预算完成的准确率。

4. 明确各部门职责

标准成本为各部门建立对应的成本中心，明确各部门应承担的成本责任。例

---

① 王海蓉. BS 钢铁股份有限公司标准成本管理研究［D］. 哈尔滨：哈尔滨理工大学，2021.

如，明确规定采购部门负责材料成本差异，生产制造部门负责原材料数量差异和变动制造成本差异，固定制造费用差异由各相关管理部门负责等，通过明确各部门责任分工，促进各职能部门及生产中心相互协作能力的提升。

5. 标准成本制定的过程

企业形成一套完整的成本控制系统的过程。该成本控制系统主要包括标准成本的制定、成本差异的分析及后期改进三个部分。

（四）标准成本管理实施过程

标准成本管理是企业依据各标准生产流程，以现有的生产技术为基础，对每个成本中心及产品（服务）制定出合理的数量化标准，通过原料单价和相关费率计算出其标准成本金额，以此作为衡量成本绩效与标准产品成本的基础。具体实施流程包括以下四个方面：

1. 制定标准成本

制定标准成本时应对产品（服务）结构和市场需求的变化展开充分调研，排除特殊情况，在正常、有效的生产状态下设定所需要的材料和人工数量及材料单价和直接人工费用，以及在正常生产情况下所应分摊的制造费用等因素。标准成本的制定过程应由多部门人员共同参加，商讨、制定标准成本。

2. 成本控制

成本控制是成本管理的关键环节之一，而成本控制的前提是了解企业生产现状，挖掘并分析成本差异，推动相关部门持续改进，进而使各项成本达到并优于标准成本的目标，最终实现企业整体成本的合理降低。

3. 成本对比分析

实际成本与标准成本之间的差距可以分为不利差异和有利差异两种类型，实际成本大于标准为不利差异；反之则为有利差异。成本差异数据揭示后，企业应根据标准成本具体项目仔细分析差异的类型（不利差异或有利差异）及差异产生的具体原因，进而提出针对性改进措施。

4. 对标准成本差异的账务处理

标准成本法要求企业为各种标准成本的差异各自设立差异账户，最终实现单独归集。例如，对原材料成本差异，设置"原材料价格差异"和"原材料用量差异"账户；对固定制造费用差异，设置"固定制造费用费率差异"和"固定制造费用效率差异"账户等。每月结账时根据差异产生的具体原因予以处理，一般转化为当期库存、销售产品成本和当期损益等。当前全世界基本都根据出货数量和库存数量，将本期发生的标准成本差异分别计入当期损益和当期库存金额。

标准成本法下，企业通常根据设定的目标来核算产品标准成本，无法直接计算每个产品的实际成本。这样做的原因是除了特殊情况，在一定期间内（一般设定为1年）标准成本固定不变。如果由于原材料或者设计发生重大变更，严重影响当前标准成本和产品毛利的，企业会根据情况适当调整标准成本。在资产负债表上，库存金额中的原材料及产成品都是以标准成本列示的。在标准成本管理过程中，为了更好地激励成本中心负责人投入成本管理，企业往往把成本分为固定成本和变动成本两类，固定成本往往是沉没成本，而变动成本一般是成本中心负责人能够控制的成本。

第三节　医疗服务项目标准成本测算研究状况

一、医疗服务项目标准成本测算研究进展

医疗服务项目标准成本以医院充分调查分析和技术测定为基础，根据现已达到的技术水平，在有效经营条件下所能提供的某种服务应发生的成本。

国内学者针对医疗服务项目标准成本测算开展了一系列研究：

1. 相关学者从理论基础、成本性质等方面探讨了将医疗服务项目平均成本作为标准成本的合理性与可行性[①]

标准成本是控制成本消耗、评价实际成本、衡量并优化工作效率的科学依据，同时标准成本也是控制卫生费用盲目增长的基本手段以及确定医疗服务价格的重要依据，有利于管理者掌握医院整体的成本水平。为此，在医院微观经济管理活动中，明确自身提供服务所消耗的标准成本对于每个医院而言意义重大。

事实上，标准成本可以是单个医院的，也可以是某一区域所有医院的。然而，经济学意义上的成本是指部门同类产品或同类服务的平均成本，医疗服务标准成本也应是这样，在当代社会现代化大生产中，医疗服务价格形成的内在基础和决定因素是符合医疗技术质量标准的、加权平均的社会必要劳动时间；同时，医疗服务的公共产品属性和专业垄断性，决定了医院不能按照自己的实际成本制定各异的价格。因此，从这个角度而言，标准成本应指诸多医院的标准成本。

[①] 顾涛，孟庆跃，卞鹰，等. 医疗服务项目标准成本制定的相关问题研究及建议 [J]. 中国卫生经济，2000（6）：9–10.

在各个医院存在固有差异以及难以实现对服务项目各组成部分标准化的情况下，平均成本是制定标准成本最简单、合理的方法。医疗服务项目平均成本作为标准成本理论假设条件包括以下几方面：

（1）有一定数量的医院且具备完整、准确的医疗服务项目成本资料。

（2）成本数据呈正态或近似正态分布；因为只有医院项目成本数据呈集中分布时，由平均成本所得的标准成本对成本较高的医院才能发挥"激励作用"，促使医院优化管理水平、降低消耗，促使平均成本不断变动直至达到高效率、低消耗的理想状态。由于利用平均成本确定的标准成本属于历史成本，因此时效性较低，难以避免地具有滞后性，因此，标准成本并非一成不变，必须对其进行实时调整，使其保持动态变化，既符合成本控制又符合定价要求。

具体调整方法包括：

（1）根据物价指数，尤其是医用商品价格指数的变动开展调整（定期或不定期），但需要注意保持基期成本的准确性。

（2）确定调整系数；医院开展连续多年的成本核算后，分析其整体变化趋势及与物价指数的关系。

通过上述分析，运用平均成本制定标准成本是可行的，但需要注意适用条件。成本资料应来源于较为集中的区域，如某省市的多所医院，因为卫生服务成本的高低直接受到当地卫生资源配置政策的影响，同一地区卫生政策是一致的且具有连续性，这样有利于消除由于地区性经济差异所造成的医务人员工资、大型仪器设备成本的差异。

2. 部分学者通过对信息经济时代背景下医院标准成本管理的探讨，提出以作业为基础的医疗服务项目标准成本管理模式①

医疗服务项目标准成本的确定需要经过各方专家联合调研，明确各个医疗服务项目实施时消耗的药品、耗材、设备使用次数和人工工时等信息，计算药品单价、单次设备折旧和医务人员薪酬标准，从而确定各项医疗服务项目标准成本。通过核算、评价医院现行成本，以作业为基础的医疗服务项目标准成本合理降低了成本，这也是医院实现"高质低耗"路线的必然选择。另外，以作业为基础的医疗服务项目标准成本为医院绩效考核提供了循证依据，并能明确划分医院治理过程中的相关责任，转变医院"成本无标准"的现状，促进医院达成成本管理标准化目标。

---

① 刘多元，杨郁华. 信息化视角下的医院作业标准成本管理研究［J］. 会计师，2016（17）：36 – 37.

3. 有关学者在标准成本法理论指导下，依据劳动相关性，将医疗服务项目标准成本划分为劳动相关成本与劳动无关成本两个主要类别，对其各自开展核算①

实际上，区分劳动相关成本和劳动无关成本的实际情况，能够明确诊疗过程中人力、物力等资源对成本产生的影响差异，优化病种价格的比价关系，转变医务人员人力劳务价值体现不充分的扭曲现象，提升医院对内部成本控制力。该研究提出当前医疗服务项目成本分摊的核心在于如何实现科学合理的分摊间接成本。传统成本法简单易行，但在间接成本的分摊上存在许许多多不合理之处，例如，利用收入等单一指标进行配比，难以准确反映各类医疗服务项目的实际耗用情况，也无法为后续的医疗服务成本分析提供相应建议。

成本控制以医疗服务项目标准成本作为参照，不仅可以用于衡量工作绩效、实现成本控制目标，而且还能作为医疗服务项目价格制定、医疗保险支付的循证依据。医院需要对比实际成本核算与标准成本结果，采用量本利分析、趋势分析、结构分析等方法，把握成本实际情况及变动规律，从而提高成本管理效率。

4. 有学者基于当前医院控制运营成本、提高成本精细化管理水平以及优化资源配置等需求，引入社会必要劳动时间，运用估时作业成本法构建了医疗服务项目二级分层成本核算模型，测算医疗服务项目标准成本并将其与实际成本对比分析②

医疗服务项目二级分层成本核算模型构建思路包括两个部分：一是科室成本的计算；直接发生的科室成本直接计入，间接成本则分项逐级分摊计入，形成临床服务类和医疗技术类科室成本。二是医疗服务项目成本的计算，科室成本向项目成本分配的过程中，直接计入直接发生的材料和药品等成本；按照资源消耗的类别，采用估时作业成本法分摊计入间接成本③。

医疗服务项目标准成本整体计算思路为：计算各临床服务类、医疗技术类科室的人员经费、无形资产摊销、固定资产折旧和其他费用的产能成本率，通过社会必要劳动时间得到项目标准耗时，进而计算某类资源分摊后的标准成本。核算方法具体流程为：（1）计算产能成本率；产能成本率指单位时间的产能成本，产能成本率 = 产能成本/有效工时。（2）确定有效劳动时间；有效劳动时间是指一定时期内各部门各类资源的预计可用时间，采用社会必要劳动时间进行估计，通常低于理论

① 向前，吴伟旋，吴荣海，等. 基于劳动相关性分类的医疗服务项目标准成本研究 [J]. 卫生经济研究，2020，37（9）：57-60.

② 赵要军，李建军，李淼军，等. 基于估时作业成本法的医疗服务项目二级分层成本核算模型构建及应用 [J]. 中华医院管理杂志，2020，36（8）：682-686.

③ 徐静晗，李天舒，朱倩，等. 基于时间驱动作业成本法的新增医疗服务项目成本测算 [J]. 中国卫生经济，2021，40（9）：68-70.

劳动时间，有效工时率一般取值在 80% ~ 85%，有效劳动时间 = 理论劳动时间 × 有效工时率。（3）计算科室产能成本率：在一级分层后形成的临床服务类科室、医疗技术类科室成本的基础上分别核算人员经费、无形资产摊销、固定资产折旧以及其他费用的产能成本率。产能成本率 = 相应资源总成本/相应资源的有效劳动时间。（4）计算平均产能成本率：计算全院各科室各类别产能成本率的平均值，从而得到院级平均产能成本率。

项目资源耗费的确认是指参照《全国医疗服务价格项目规范（2012 年版）》，组织专家统筹计量项目的社会必要劳动时间、人员消耗以及项目内含中一次性材料用量等。内含一次性材料以及低值易耗品的计算是经咨询专家后确定内含一次性材料使用数量，可以取使用量最大的耗材价格进行成本核算；低值易耗品可采用 2012 版《项目规范》中低值易耗品赋值的中位数。医疗风险基金的分摊是指，按照项目风险点数将医疗风险基金分摊至各个项目。

最后，计算医疗服务项目标准成本：按照产能成本率和社会必要劳动时间计算得出该项目的人力成本、无形资产摊销、直接固定资产折旧和其他费用等成本，再加上项目直接消耗的材料费、低值易耗品以及分摊的风险基金等，计算得到单位项目成本。医疗服务项目标准成本 = $\sum$ 产能成本率 × 项目标准耗时 + 不可收费材料费 + 医疗风险基金。

5. 针对传统项目成本调研模式下，需耗费大量人力、物力和信息资源，且获取的数据完善程度不足等问题，相关学者提出并建立了标准项目成本动因数据采集平台[①]

该平台立足于医院整套信息系统所进行的数据清洗、分析和提炼工作，实行线上调查等收集数据，得出医院临床、医技科室各项医疗服务项目的作业流程及项目成本动因信息资料，包括各种标准资源消耗（人力、专用设备、专用不可收费材料）、服务时长等，最终建立一套集成化、标准化的线上数据调研系统。总之，标准项目成本动因数据采集平台的建设创新优化了传统调研模式，成为现代化医院医疗服务项目标准成本测算及管理的便利工具。

平台的应用有效降低了调研的工作强度及繁杂程度，同时也避免了各类数据不匹配等问题，提升了医疗服务项目标准成本测算的效率，为公立医院实施医疗服务项目标准成本测算的调研工作提供参考。但值得注意的是，此平台虽有助于提高调研效率，但是对于收集关键数据、划分成本作业以及沟通协调等，仍需要采取实地访谈、小组座谈和会议讨论等实施。

---

① 夏培勇，许冠吾. 标准项目成本动因数据采集平台在医疗服务项目成本核算中的应用［J］. 卫生经济研究，2021，38（9）：62 - 64，67.

二、医疗服务项目标准成本测算价值

（一）有利于进一步深化医药卫生改革

2017 年，《国务院办公厅关于进一步改革完善药品生产流通使用政策的若干意见》中提到，要求各地区公立医院破除以药补医机制，对医保支付制度进行改革，积极落实新医改。一系列医改新政不仅对医药卫生行业产生了重大影响，而且对公立医院的运营发展提出了新的挑战，虽然提高了财政补助和医疗服务收费水平，但是并未合理弥补药品加成取消对公立医院收入带来的影响。与医院的增收困境相反，医院的医疗成本逐年增长，这一状况使得医院经营管理者负担较重。之所以出现这种状况是因为政府对医疗卫生领域的投入资本是以医院自身的成本核算为依据，而当前大部分医院成本管理模式较为粗放，仍停留在医院及科室层级，难以得到精细化、准确化的医疗服务项目成本数据，因此无法满足新医改背景下对成本管理的需求。为了促使医院高效运转，亟须采取更为科学化、精细化的成本管理方法，找到控制成本的关键，从而切实降低医疗成本。

医院医疗成本主要分为科室成本、医疗服务项目成本、病种成本等类别。这当中科室成本是医疗服务项目成本的基础，而医疗服务项目成本是病种成本的基础。新医改中提出应改革医保结算制度，从后付费制度转变为预付费制度，应对这一改革的关键点是对各自医院提供的医疗服务项目开展标准成本测算，确定在预付费制度下医院提供的医疗服务项目盈利情况，从而为医院经营决策提供参考。综上所述，开展医疗服务项目标准成本测算是顺应我国医药卫生体制改革的内在要求。

（二）有利于提升成本管理精细化水平

首先，医疗服务项目标准成本测算通过对数据来源、数据构成、数据结果进行分析，有利于充分掌握成本变动规律，明确管理中存在（或潜在）的问题与漏洞，及时采取针对性强、可操作性强的纠正措施，促使医疗机构管理水平的提升从而带动效益增长。其次，医疗服务项目标准成本测算对医院的财务工作人员提出了更高的要求，财务人员必须更加精细、准确地记录、分析医院财务信息，这有利于大幅度提高医院财务信息的质量。再次，医疗服务项目标准成本测算增强了医院成本支出用途的透明度，不仅有利于深入剖析医疗服务项目标准成本，而且有利于开展与同行业的医疗服务项目标准成本的对比研究，促使医院管理人员评估业绩并分析流程，更加客观、科学地控制成本，提高医院管理的质量。最后，医疗服务项目标准成本测算有利于促使各科室的每一项医疗服务项目成本测算工作具体化，细化医院成本管理，合理降低运行成本，有效提高医疗机构的经济运行效率。

（三）有利于支付方式改革的有效实施

随着医保支付方式不断改革，从按项目付费到按床日付费、按人头付费、总额预付制、按病种付费、按 DRGs 付费等，其最终都是为患者提供质优价廉的医疗卫生服务[①]。而如何确定各种支付方式的支付标准，除了与社会经济水平有关，更与医院成本核算结果密切相关，即医院成本核算结果对于支付标准的制定意义重大。因此，开展医疗服务项目标准成本测算，有利于为后续医疗服务项目定价、调价提供循证基础，并基于成本核算建立医疗保险结算制度。另外，通过对医疗服务项目标准成本与定价关系的对比分析，可以向决策部门提供更加科学合理的医疗服务项目定价数据依据，例如在医疗服务项目标准成本基础上，适当上调政策性亏损项目的价格、下调大型设备项目的价格，制定各类医疗服务项目之间合理的比价，使得医疗服务项目价格充分体现其价值，发挥经济杠杆的功能。

（四）有利于优化医疗卫生资源利用效率

随着经济水平的提高，人民群众的生活方式以及生活环境逐步改善，居民对健康的需求不断提高。人群对于健康的需求是无止境的，但是卫生资源是有限的，如何使有限的卫生资源发挥最大化价值，必须有科学的决策作为支撑。卫生技术评估工作系统评价了卫生技术的技术特性、临床安全性、有效性、经济学特性（成本—效果、成本—效益、成本—效用）和社会适应性等各方面，为各层次的决策者提供了合理选择卫生技术的科学信息和决策依据，对卫生技术的开发、应用推广与筛选淘汰实行干预，从而合理配置卫生资源，优化有限卫生资源的利用质量和效率，从而更好地满足广大人民群众日益增长的健康需求。

医院通过开展医疗服务项目标准成本测算，分析各医疗服务项目对医疗资源的利用情况，从而针对资源利用不充分、不均衡等问题采取措施，对医疗资源利用效率进行相应提升，促进科室医疗资源配置优化。另外，与医务人员的诊疗过程和医疗服务项目标准成本测算有着密切关联，因而科学合理地计算成本构成也促使医务人员行为的规范化，充分体现医务人员人力劳务价值，解决医务人员人力劳务价值未得到充分体现的问题。

---

① 刘春雨，李凤芝，薄云鹊，等. 新形势下加强公立医院医疗服务项目成本核算的思考［J］. 中国卫生经济，2020，39（4）：79-80.

第六章

估时作业成本法研究状况

第一节　估时作业成本法

一、估时作业成本法产生背景

（一）科勒（Kohler）作业会计思想

在会计学史上，科勒的会计作业思想首次将"作业"的观点带入会计核算与管理工作中，这也被视为是作业成本法的萌芽①。

1. 科勒作业会计思想产生的现实背景

作业会计思想产生的现实背景包括适时制生产体系的建立和全面质量管理思想的发展。21世纪70年代，适时制的生产体系在日本首创，它是以科学技术进步为基石的新兴生产体系，并随后应用于整个西欧社会主义经济国家。适时制工业生产系统不同于传统工业生产系统，因为传统的工业生产系统是一个由前向后推动式的工业生产过程，而适时制工业生产则是一种由后向往前推进式的工业生产过程。

适时制生产系统是指企业在社会必要劳动时间内生产制造企业必需的商品（服务），以期实现减少生产耗费的时间成本、增加企业效益的目的。适时制生产系统通常将企业的生产经营活动分成两大类：一种是提高商品价值的生产经营行

---

① 田贵平. 物流经济学 ［M］. 北京：机械工业出版社，2007.

为，如原料、劳动力支出、机器设备折旧费等；另一种则是无法为最终商品附加价值的行为。适时制生产系统所遵循的核心理念为尽量避免或减少非增值行为，以提升增值活动效益。

适时制生产系统的特点包括：

（1）产业链化。适时制生产系统应以市场需求为基准，并将整个生产流程细分成若干个作业步骤，前道的工作步骤则是为了满足后道作业步骤的需求，环环相扣构成完整的作业链条。

（2）零库存。即要求将原料、产成品等存货数量降到最低点。

（3）零缺陷。即采用全方位的品质管控方法降低产品缺陷率。

（4）单元式生产。单元式生产即每一个生产单位都对应着一个小车间。

适时制生产系统对中国传统制造体系影响意义重大，主要涉及以下两个方面：一是大大提高了企业生产成本的可归转性；在适时制生产系统下，企业实行单位生产，除了一切与生产单元经营活动中直接有关的生产成本费用外，还存在一些传统意义上被看作间接费用的成本（如计提折旧、保修费等），而在适时制生产系统下都将其视为产品的构成成本；二是企业成本费用结构发生转变；在适时制生产系统下，企业生产的自动化水平进一步提高，降低了劳动力成本在产品成本中的比例，也相应增加了制造单位成本费用占比。

除了适时制生产系统，全面质量管理也为作业会计思想的产生提供了现实基础。作为一门与现代社会化大工业生产相适应的全新的科学管理方法，全面质量管理体系已在许多领域广泛应用。全面质量管理体系不同于传统质量管理体系，最突出的不同点在于，由于传统质量管理体系是一个事后管理体系，将重心放到了制造流程结束后对专业检测人员的质量把关上，一旦发生了零件或商品出现的质量问题，便在现有情况下进一步加大了人力、物力、财力上的投入，以尽力纠正已出现的产品质量问题。由此可见，传统质量管理体系将对产品质量把控制的重心放到了事后监测与补救问题上，并不能形成质量零缺陷的观念。全面质量管理体系则有所不同，它将实现零缺陷生产当作科学管理的出发点，将工作重心置于操作工人每一次加工程序上连续性的品质监测，如果在作业中出现了重大问题，必须及时采取适当措施使之改善，以达到零缺陷生产。

全面质量管理体系和适时制生产体系之间有着直接的联系。由于适时制生产系统要求对产品经营的全流程管理必须达到零缺陷，而原料的供给、制造、半成品的制造若不能在每一过程上把好质量关，并使其尽可能地实现零缺陷，则次废品的大量产生将会导致生产秩序的紊乱，因而所带来的经济损失与浪费也是难以估计的。所以，适时制生产系统能够成功实现的基础性前提便是全面质量管理。

2. 科勒作业会计思想的主要内容

科勒作业会计思想首次将"作业"运用于成本核算与管理过程中。作业（activity）指某个社会组织单元对某一建设工程、某个重大项目抑或是某个重大营业事务的具体实践活动所做的奉献。除了作业，科勒作业会计思想还引入了作业总账（activity account）的定义，即对每一项作业都设定了一种作业账号，并对其有关功劳和耗费进行会计核算，对作业的责任人实施管理。作业账号设定的方式则是自下而上，从最具体、最详细的作业项目开始，逐层向上设定，一直到最高层的作业总账，类似于中国传统科目的明细账、二级账和总账。科勒作业会计思维的基本假设即一切的生产成本都是变动的，而一切的生产成本都可以找到具体实施责任者，并由具体实施责任者进行管理。

（二）斯托布斯会计思想

斯托布斯是美国第二位专门研究作业成本法的学者，他先后在 1954 年的《利润的会计学定义》、1971 年的《作业成本核算和投入产出会计学》乃至 1988 年的《业务与决定的作业成本核算——决策有用框架中的成本会计》等专著中，论述了一系列作业成本核算观点。其理论要点主要包括：首先，会计是一种信息系统；作业会计学是一种与决策有用性目标密切联系的会计学，同样，深入研究作业会计学首先应确定其基础定义，如作业、成本费用、财务目标（决策有用性）等。其次，成本估算的主要对象并不是某个商品或相应的工时等单一标准，而必须是一个完整的作业。成本核算中不应把成本强制性的分为直接物料、直接人工和制造费用，也不应当根据每个商品的工时计算分配所有资源成本费用（无论直接成本或间接成本），而是应当根据所有资源的总投放量和消耗额，核算消耗的所有资源的"全部耗费成本"。这当然也不排除在最后将各种商品的全部费用逐项计算出来，强调的重点在于应更加关注从资源到完成所有商品（服务）的整个作业过程和流程中，而并非单纯考虑完工产品这一最终结果。

（三）卡普兰作业成本法思想

20 世纪末，随着以电子计算机为基础的工业制造自动化、智能化水平逐步提高，直接产生的人工成本费用普遍降低，间接费用成本相应提高，从而推翻了原有制造成本法中"直接产生生产成本比重较大"的假定。制造成本法中，根据人工工时、劳动力等比例分摊间接成本费用的方法严重歪曲了生产成本。另外，传统管理会计学的研究以成本核算方法为主要立足点，因此获得的会计信息对实际的反映和指导意义均较为微弱，相关性不足，虽然有关学者拓展出了多种模式，但除其依据的会计信息可靠性有待商榷之外，这些模型较为晦涩难懂，实践意义较低。

在这种背景下，哈佛大学的卡普兰教授在其作品《相关性消失：管理会计的兴衰》一书中认为，由于现代计算机和互联网等科学技术的开发与应用，企业直接费用相应降低，但间接成本支出也相应提高，由于原有的核算手段已不再满足现代企业管理活动的要求，所以应当选择一个较为客观合理的手段来实现成本核算，即作业成本法（activities-based cost method，ABC）。作业成本法主要是把管理者的关注点从实际支出的成本费用转换到成本原因分析，它的终极目的并非成本计算结果，而是在成本分配的流程上开展项目调查，以找到实际问题并提供更有意义的处理途径。至此，会计理论界和企业界掀起了研究和应用作业成本法的热潮。由于卡普兰教授等专家对作业成本法的研究逐步深入、具体且完整，并将其上升为系统性的经济成本核算与管理学说，因此卡普兰教授被视为作业成本法的集大成者①。其核心理论观点包括：

产品成本计算是指生产商品（服务）时所需全部生产作业的成本费用总额，产品生产成本核算的基础对象是生产作业，而作业成本法以"生产耗用作业，作业耗用资源"为核心理念②。对成本核算的研究着眼于"资源→作业→产品"的过程，而不是传统的"资源→产品"的生产过程。

作业成本法的实质是在作业的基础上分摊间接费用，从而促使企业管理者将注意力聚焦于成本费用产生的主要因素和成本费用动机问题上，而不是单纯地关注于成本计算结果本身。通过对作业成本费用的测算与合理管理，能够较好地解决传统制造成本法中间接成本费用权责不清的问题，同时使以往某些不可控的间接成本费用在作业成本法系统中转变为可控。概言之，作业成本法并不单纯是一个成本计算办法，而是一种成本费用管理方法和企业管理手段。在作业成本法的基础上实施的企业成本费用监控与管理工作，就称为企业作业管理法③。作业成本法的成本虽然是"完全耗费成本"，但并不同于我国 1992 年之前的"完全成本法"的生产成本，因为作业成本法的生产成本注重的是"耗费的生产成本，未必涉及整个生产成本费用，即不必然等同于"投入生产成本"。例如，如果一台机器每月正常产量是100 件商品，但是假如公司只投产了 80 件，就存在着 20 件商品所对应的"未利用生产能力成本"，而在作业成本法下商品的成本费用就不涉及"未利用生产能力成本"，而只涉及全部投入成本的 80%；反之，所谓"完全成本法"是苏联管理模式

①　张嘉路 . 作业成本法在制造企业的应用［D］. 保定：河北大学，2017.
②　张丽君 . 作业成本法在企业成本管理中的应用研究［J］. 财会学习，2019（17）：131 – 132.
③　宋岩 . 作业成本法在发电企业的应用研究［D］. 北京：北京交通大学，2010.

的照搬，核算的是经济学理论中的全部投入成本，涵盖了两方面的生产能力成本，即"已利用"和"未利用"。

（四）作业成本系统的二维观

作业成本管理系统二维观涉及作业成本核算与作业成本管理两个重要方面内含。最初，企业所使用的作业成本估算方式仅仅是以更精确地计算成本为目的，后来发现其所提取的信息可被广泛应用于计划管理、制造管理、商品价格、创新技术开发、客户盈利分析、公司战略管控等诸多重要方面，这就促使作业成本理论迅速突破成本计算本身，发展为以企业价值链系统分析方法为基石，服务于企业经营管理决策的作业成本管理。而作业成本管理信息是以提升顾客价值、提升公司收益为目的，基于作业成本法思想的新型企业集中化管理方式。它通过对作业以及作业成本的确认、计量，最终核算商品（服务）生产成本，同时把成本费用核算深入推进到整个作业层次，对企业各种作业进行活动追溯并动态反映，实施成本链分析（动因分析、作业分析等），为企业的投资决策提供科学、合理信息，从而引导企业精准实施有效作业，尽可能消除无法提供价值的作业。

作业成本法和作业成本管理二者共同构成了作业成本系统二维观。作业成本法在计算成本时，其成本动因不但出现了量变并且发生了质变，不再仅局限于一般传统成本核算方法所采取的单一数量分配基准，而是采取了多重分配基准，并集财务变量与非财务变量于一身[①]。在作业成本法下，随着非产量基础、非工时基础变动成本理论的提出，一些不随产量与时间变化的间接支出也可准确的归属于相关产品，这也符合作业成本法的核心原则"作业耗费资源，生产耗费作业"。作业成本管理运用作业成本法提供的信息，并结合企业价值链思想，通过对管理流程中的问题进行研究分析，为企业尽可能减少"不增值作业"，改进"可增值作业"提供参考数据，以此实现推动企业总体管理水平提升的目的。

二、估时作业成本法相关概念

1996 年以后，作业成本法因其冗杂的运算量以及复杂操作流程使得实践界难以将其落实，因而逐步走向衰落。20 世纪末，美籍管理理论学者高斯林指出了"ABC 之谜"；同一时期，美国学者斯科特在《对 ABC 悖论的深思》中表示，作业

---

① 于贺丞. NY 公司物流成本管理研究 [D]. 南京：南京理工大学，2012.

成本法在国际上的运用远远逊于其理论支持者们对其的高度期待①。在这一形式背景下，卡普兰和安德森针对性地提出了时间驱动作业成本法（time-driven activity-based costing，TD‑ABC），即估时作业成本法，用于解决传统作业成本法在运用中所面临的主要问题，获得了诸多研究者和政府工作人员的大力支持。

估时作业成本法是基于对单位作业消耗生产能力进行直接估算从而实现资源成本有效分配并最终对成本对象进行核算的一种成本计算方法。估时作业成本法用时间来衡量生产能力、度量资源，并把时间视为成本动因。在介绍估时作业成本法之前，首先对其相关概念进行梳理。

（一）资　源

资源是指所有能被人们开发和利用的物质、能源以及信息的统称，它普遍地存在于自然界和人类社会之中。换言之，资源就是指各种能够用来创造精神财富和物质财富的客观存在，例如，土壤资源、矿产品、森林资源、海洋资源、石油资源、人力资源、信息技术资源等。资源不仅包含自然资源，还包含劳动力、人力、智慧等社会资源。

微观角度而言，若将企业视为一个进行物质交换的投入—产出系统，资源是指企业在生产产品（服务）、创造价值的过程中所需要耗费的经济要素，例如原材料、设备、水电、人工等。资源可以理解为在企业运营期间内，为满足服务对象而产生的各项作业花费，产生的费用即是企业运营过程中各项成本费用。

（二）生产能力

生产能力指的是某个时间段中生产主体在特定组织技术条件下可以提供的服务能力。估时作业成本法主要以时间为动因对生产能力进行估算。依据生产能力利用程度的不同，可将其进一步细分为理论产能、有效产能及闲置产能②。

1. 理论产能

理论产能强调在不考虑对任意形态损耗的理想状态下生产主体可以提供的最大生产能力。例如，不考虑员工中途休息、闲聊的时间，某工厂有工人100人且其工作时间为8小时/天，则其人工理论产能应该可以达到800小时/天。

---

① 夏培勇，许冠吾，李昌琪. 点数成本法在医院项目成本核算中的研究和实践［J］. 中华医院管理杂志，2020，36（12）：1002－1006.

② 仝豫明. 时间驱动作业成本法在物流企业中的应用研究［J］. 现代商贸工业，2022，43（8）：47－48.

2. 有效产能

有效产能＝理论产能×有效工时率。有效产能可以比较粗略地估计出来，也可以更加科学地分析有效产能。粗略估计法就是假设有效产能是理论产能的一定比例，有关学者根据经验，提出有效工时率一般介于 80%～85%，其余的是非生产性时间，如休息，培训或会议等。有效工时率一般由管理者进行合理估计，也可通过理论产能减去人工或者机器实际休息时间得到。卡普兰认为这一数据不需要十分精确，只需相对准确、合理即可。

3. 闲置产能

闲置产能是指可以使用的资源的产出量与使用量之间的差异。闲置产能＝有效产能—实际产能，闲置产能揭示了有效的工作时间，通过闲置产能可以分析获得各部门的资源实际利用率情况。

(三) 产能成本率

产能成本率是指企业投入至每单位时间中的资源。企业在计算产能成本率时，需先掌握有效工作时间以及资源总消耗量，在这种情况下，企业不必再像传统作业成本法去实地调查企业的员工在各作业中是如何消耗时间的。对于可能涉及的具体产能，可以通过企业管理层根据工作经验估算得出，并且可以通过企业相关明细账得到企业各部门总费用的相关数据，其计算公式如下：

$$产能成本率 = \frac{资源总消耗量}{有效工作时间}$$

(四) 单位作业产能消耗

单位作业产能消耗强调的是每次作业完成所需要耗费的时间。估时作业成本法的关键在于对作业时间的准确衡量。卡普兰认为作业耗费时间的估算有几种方法，例如，观察记录法，通过实地观察作业工作流程直接获得；平均值法，通过记下同一作业的多次时间耗费然后取平均值；问卷调查法，通过对员工进行问卷调查获取；其他方法，包括利用公司现有技术软件进行记录或者其他时间估算手段。

(五) 时间方程式

在估时作业成本模式中，其核心环节是对作业时间耗费情况进行有效估算，然而由于企业每个部门在运作中都会涵盖多个流程，而不同流程又是由多个作业所组成的，所以即便是某一种作业也会由于特征的不同而导致耗费时间不同，为了减少估计每项作业时间的工作量，建立时间方程就十分必要。基本时间等式为：

$$时间方程等式 = t0 + t1 \times X1 + t2 \times X2 + \cdots\cdots ti \times Xi$$

其中，$t0$ 代表基础作业的标准时间消耗，ti 代表额外的第 i 个作业所消耗的必要劳动时间，Xi 代表额外作业的工作量[1]。

例如，某工厂订单处理流程为订单输入、账户建立、联络供应商和订单确认。订单输入为 2 分钟，如果是新客户需要建立账户，建立账户 8 分钟，与供应商联系需要 15 分钟，订单确认需要 2 分钟。单位订单处理时间（分钟）= 2.0 + 8X1 + 15X2 + 2；X1 = [账户建立]；X2 = [需联络供应商]；X1 和 X2 取值 1 或者 0。

三、估时作业成本法核算流程

（一）确定主要作业及作业中心

假设某企业所提供的服务有 m 项，那么就代表其成本对象也为 m 项；将作业中心具体划分为 n 项，与之相对应的作业成本库就有 n 个，m、$n > 0$。以下计算中所用到的 i 和 j 都是整数且应符合：$i \in [1, m]$，$j \in [1, n]$ 条件[2]。例如，医院检验科室在提供服务的过程中会涉及多种不同作业，可以根据其工作流程及性质划分为不同的作业中心，例如，登记作业（负责收费核实、登记、预约、叫号等）、取样作业（负责消毒、取样、试剂等）检查作业（负责试管、试片等各项检验）、报告作业（负责报告的分发等）。

（二）计算单位时间产能成本

单位产能成本即总成本除以有效产能。举例说明：某医院超声诊断科室共有 10 名工作人员，周末有值班医务人员留守科室，因此周末产能也计算在全部的理论产能中。超声诊断室每名医疗人员每天平均工作时 8 个小时，平均每月的工作时间为 26 天，则该科室的理论产能为：$10 \times 8 \times 26 \times 60 = 124800$（分钟）。取理论产能的 83% 为该科室的有效产能，则该科室有效产能为：$124800 \times 83\% = 103584$（分钟）。假设该科室总成本为 400000 元，则单位产能成本为：$\dfrac{400000}{103584} = 3.86$（分钟/元）。

---

① 徐雨虹，张珺，雷玉菲，朱慧. 基于估时作业成本法的医疗服务项目成本核算模型构建 [J]. 中国总会计师，2021（7）：64 - 66.

② 吴谦. 估时作业成本法在×医院的应用研究 [D]. 武汉：华中科技大学，2018.

（三）估计单位作业产能消耗

产能消耗强调的是单位作业所耗费的时间，该时间既可以有经验的员工或者管理者估计得出，也可以通过现场观察记录后取平均数得到，也可以通过问卷调查的方法获得等。然而如果该企业业务程度比较复杂，不同业务消耗的作业会不同，所需时间也会复杂多变，为了解决这一问题，还需构建时间等式。

（四）计算成本动因率

成本动因率是指每项作业承担的单位成本，在估时作业成本法中，成本动因是时间，所以计算公式为：单位时间产能成本×单位作业产能消耗。

（五）成本数据整合与分析

通过计算出的成本动因率及成本动因数核算即可出产品最终成本。在对有效产能测算时，可以根据有效产能与实际产能的差额计算出闲置产能，从而加强成本管控①。

四、估时作业成本法与作业成本法区别

估时作业成本法是作业成本法的一种，二者都比较适用于间接费用较大的企业；两者的共同优点即核算时不仅关注产品成本的结果，更关注其形成原因和形成过程，让企业运作过程中发生的各项成本信息得到揭示。但是二者之间也有区别，通过对两种方法的差异比较，有利于更加深刻、全面地理解估时作业成本法。

（一）原始数据获取方法不同

传统作业成本法进行成本核算时，企业通过管理层对员工进行调查、访问的方式获取原始数据，加大了数据收集工作量的同时，也会消耗更多的时间，同时也会相应地加大了数据处理时的工作量和工作难度。更重要的是，通过如此繁杂的程序得到的数据真实性还值得商榷。然而，采用估时作业成本法进行成本核算的过程中，企业的业务流程、操作情况由管理者通过观察和总结即可得到，并且衡量标准是时间这一客观因素，因此，估时作业成本法操作简便且精确性较高。

---

① 徐堃．基于估时作业成本法的 B 公司成本核算与闲置生产能力控制研究［D］．苏州：苏州大学，2020.

（二）　资源成本分配不同

从具体核算过程来看，作业成本法和估时作业成本法两者存在明显不同，作业成本法在实施过程中，首先要明确资源动因和作业动因，然后通过两次分摊完成将资源成本分摊到成本对象上的过程；而估时作业成本法则实现了时间动因对资源动因和作业动因的代替，时间成为估时作业成本法核算的关键驱动因素，在其作用下对成本对象花费的资源成本进行有效估算。

（三）　复杂操作环境中应对方式不同

作业成本法在实际中的运用存在一项重要的前提假设：即认为处理同一类型的事务在过程和时间上是没有区别的。如果生产业务环境较复杂或者业务发生变化，实施单位必须处理流程中的任何变更作业，即模型进行更新是需要重新进行模型构建的，操作工作量大且复杂，极大地耗费人力、财力、物力。而估时作业成本法可以通过建构时间方程来解决复杂操作环境中的许多问题，作业变更影响时间，而时间影响相应的成本，时间方程能够表现出不同的作业属性对成本造成的不同的影响。

（四）　闲置产能的处理方式不同

在资源利用上，作业成本法假设所有的资源都是被充分利用的，但是在现实中，资源是不可能满负荷运转的。对闲置产能的处置不当不仅直接影响成本对象的盈利能力分析，还可能会影响企业战略决策。作业成本法没有考虑到闲置产能的影响，而估时作业成本法则考虑到了资源利用的实际情况，计算作业消耗的有效产能，能够更加明确、清晰地揭示有效产能的利用情况和闲置产能成本。

五、估时作业成本法优势

（一）　有利于提供更加精确成本信息

传统成本核算方法以产品产量、机器工时等作为单一分配标准分配间接成本，而估时作业成本法则以时间为动因对间接成本进行分配，有效地规避了传统成本核算方法下成本信息扭曲的缺陷。另外，在获取有效产能和单位作业产能消耗两个数据时，是通过经验丰富的管理人员进行测算或者直接观察所得，而不是仅仅通过口头询问员工，较为客观科学，在一定程度上消除了员工因考虑个人利益或者经验不足所提供的数据偏差风险①。

另外，作业成本法的核算程序中并没有考虑资源的使用效率，将尚未转化为产能的资源也计入产品成本。而在核算过程中，估时作业成本法与作业成本法假设所有资源都被充分利用不同，估时作业成本法将企业的产能分为实际产能、闲置产能两部分，之后将无效产能剔除，仅将与作业相关联的那一部分资源的耗费量归入产品成本。

（二）核算流程简便高效

传统作业成本法的核算程序是首先将资源分配给作业，再将作业分配给成本对象，资源动因和作业动因是必须要明确的两要素，且需要组建专门的作业成本法系统及相关组织机构，耗时长、成本高，前期准备工作繁重冗杂。大量的准备工作使得作业成本法实施成本偏高，甚至使得精算成本后可获得的收益并不能弥补实施作业成本法所消耗的成本，得不偿失。和传统作业成本法相比，估时作业成本法以时间动因来代替资源动因和作业动因，将所有的资源耗费转化为时间来表述，大大减少了作业成本法烦琐耗时的分摊过程，使得计算程序变得简单高效。

（三）有利于提升成本管控水平

估时作业成本法是一种以管理为导向的核算方法，它可以将时间管理纳入成本管理范畴，时间作为最基本的作业资源，是衡量整个作业系统工作效率最重要的依据。企业可以通过绘制流程图确定流程的各个阶段以及该流程从开始到结束各阶段所耗费的时间，重视削减那些花费时间、成本最多而增加价值较少的作业。此外，应用估时作业成本法，企业能够计算得到闲置产能，这会使管理层做出更合理的决策，并且有利于合理地利用闲置产能来创造利润。传统作业成本法认为实际产能等于理论产能，这一观点无疑忽略了闲置产能，而估时作业成本法强调了实际产能与有效产能之间存在的差值即闲置产能，通过明确闲置产能，找出作业环节中无效产能部分，最大限度地释放闲置产能从而提高企业生产的有效能力，实现企业对成本的管理和控制。

（四）核算模型便于更新调整

作业成本法模型的建立及维护需要投入大量资源，产生大量的人力、财力物力负担，大部分中小型企业难以承担，大型企业虽然能够承受作业成本法实施及

---

① 姜月萌.秦皇岛市第一医院医疗服务项目成本核算研究［D］.秦皇岛：燕山大学，2018.

维护的成本，但在面对多变的市场环境时，企业需要适时更新调整来应对，这显然是不符合企业效益原则的。估时作业成本法核算模型能够更容易地进行后续更新来应对多变的市场竞争环境或企业战略调整等。当企业需要优化生产经营活动，调整作业时，管理层不再需要对全体员工进行新一轮的口头询问及问卷调查来收集数据，只需通过与经验丰富的管理人员进行沟通或者直接观察的方式获得时间数据，大大增加了估时作业成本法的运用效率，核算的成本信息能够轻松得到。

第二节　估时作业成本法研究现状

一、国内研究综述

（一）理论研究

2005 年，杨继良等系统阐述了估时作业成本法的主要内容，开启了我国研究估时作业成本法的先河①。有关估时作业成本法的理论研究包括：相关学者提出估时作业成本法将时间作为统一的衡量工具分摊成本，简化了资源分配流程，有利于管理人员直接估计每项产品所耗费的资源；基于经济学视角，将估时作业成本法与EVA（economic value added）理论相结合，构建基于估时作业成本法的数学模型，并具体阐述了其理论构思、应用条件、成本分类等主要内容；整合估时作业成本法与弹性边际成本法，并进行对比，探索估时作业成本法实施的可行性，丰富成本核算体系研究②。

（二）医疗服务领域研究

学者开展了一系列有关估时作业成本法在医疗服务领域中的研究，例如，运用估时作业成本法构建公立医院病种成本核算模型，对于落实公立医院按病种付费具有推进作用，同时为医院开展病种成本控制提供有效管理手段③；将估时作业成本

---

① 杨继良，尹佳音．作业成本法的新发展——估时作业成本法简介［J］．财会通讯，2005（2）：25－28．
② 丘清华．德国弹性边际成本法和时间驱动作业成本法的分析与比较［J］．会计师，2012（6）：11－12．
③ 陈隽，向炎珍．运用估时作业成本法构建公立医院病种成本核算模型［J］．中国医院，2019，23（8）：22－24．

法与以资源为基础的相对价值比率理论相结合，选取样本医院医学影像科室开展医疗服务项目成本核算实证研究，探索提高医院成本管理效能的新方法①；基于估时作业成本法构建了医疗服务项目二级分层成本核算模型，通过引入社会必要劳动时间计算医疗服务项目标准成本并将其与实际成本对比，有利于为实现医院运营管理精细化提供成本管控手段；结合当前"互联网＋"医疗服务发展形势，运用估时作业成本法核算在线医疗诊察成本，并结合现行医疗服务项目价格标准提出合理定价建议；结合样本医院实例，介绍估时作业成本法在新增医疗服务价格项目成本测算中的应用，比较估时作业成本法与传统作业成本法的区别，证实估时作业成本法具有简单易行、便于更新等优势，适用于以定价为目的成本测算②；以北京市某公立三级综合医院超声科室为例，探究估时作业成本法在医疗服务项目成本核算中的作用，提出估时作业成本法较传统核算过程简单，结果可信度高，适合在超声诊断医疗服务项目成本核算中使用，有利于提升在公立医院运营管理水平③。

（三）非医疗服务领域研究

估时作业成本法在非医疗领域的研究也有很多，例如，将估时作业成本法引入人力资源服务行业，以薪资发放流程为例，应用该方法进行核算并详细阐述了该方法的应用条件以及应用前景；将估时作业成本法应用于企业运营领域，以生产车间为例构建了基于估时作业成本法的成本核算模型，为企业闲置成本管控以及瓶颈作业优化提出针对性建议；结合当前全球化、数字化时代背景，探讨估时作业成本法在我国中小商业银行中运用的必要性和可行性，并对如何运用提出具体建议，有利于我国中小商业银行运营成本精细化管理；将估时作业成本法应用与教育领域，针对高校普遍存在成本管理意识淡薄、成本核算手段相对落后等问题，基于估时作业成本法构建了符合高校实际需求的成本核算体系，从而优化高校资源配置，提升高校资金使用效益。

---

① 夏军. 时间驱动作业成本法与 RBRVS 结合用于医院项目成本核算的研究 [J]. 中国卫生质量管理，2019，26（2）：113－116.

② 徐静晗，李天舒，朱倩，等. 基于时间驱动作业成本法的新增医疗服务项目成本测算 [J]. 中国卫生经济，2021，40（9）：68－70.

③ 潘春华，张亚芬，张红，等. 时间驱动作业成本法在超声室成本核算中的应用 [J]. 中国医院，2021，25（6）：44－46.

二、国外研究综述

（一）理论研究

卡普兰（2004）针对作业成本法的弊端创新性地提出了估时作业成本法，并通过数据证实了该成本核算方法的优势和实践意义，开启了后续广大学者关于估时作业成本法的一系列研究。

例如，有学者为确定生产过程中的产品组合，基于估时作业成本法提出了混合整数规划模型，该模型系统突出了供应和使用量之间的差异，避免了使用约束理论或作业成本法时编程建模方法的局限性；将模糊逻辑与估时作业成本法组合建模，创新性地提出了模糊逻辑估时作业成本法模型用于评估医疗服务成本的不确定性条件，认为在信息不明确的情况下，与估时作业成本法相比，模糊逻辑估时作业法模型可以获得更准确的成本估算；构建利用梅纳德作业顺序技术实施估时作业成本法的流程，并从管理角度展开了详细讨论，认为该方法适用于采用标准工作过程的制造业领域。

（二）医疗领域研究

国外学者针对估时作业成本法在医疗领域的应用开展了一系列研究。例如，提出在全球卫生保健机构大力投资医疗保健事业的背景下，估时作业成本法有利于更加有针对性地精确核算并控制医疗服务成本；将估时作业成本法应用于医疗卫生保健供应链成本核算领域，提出估时作业成本法核算系统可以通过调查物流活动、资源消耗和时间驱动等因素为医疗保健供应者提供有价值的供应链成本信息；运用估时作业成本法分别对冠状动脉 CT 血管成像和胸部 CT 成像进行了成本核算，并比较了这两种不同诊断方式的成本差异；针对宫颈癌放疗成本报销不足，缺乏间接成本核算等问题，运用估时作业成本法核算宫颈癌放疗成本，并将其与传统宫颈癌放疗成本核算结果进行比较；采用估时作业成本法核算经动脉化疗栓塞、钇 90 放射栓塞等不同治疗手段的成本，证明了使用估时作业成本法开展自下而上的成本核算是可行的，有利于其他机构复制该成本核算方法从而促进捆绑支付模式的发展；运用估时作业成本法对转移性前列腺癌开展成本核算，首次评估了巴西医疗保健服务中心的经济负担，证实了运用估时作业成本法有利于获取准确的成本信息，更好地指导疾病管理；以初次全关节置换术为例，基于估时作业成本法开展成本核算并与传统成本核算结果进行比较，证实了估时作业成本法有利于实现基于价值的医疗保健支付；选取结核病防治方案为案例开展实证研究，评估并证实了估时作业成本法作为供应商成本估算管理工具的可行性。

（三） 非医疗领域研究

国外学者在非医疗领域开展的估时作业成本法研究包括：将估时作业成本法应用于高校图书馆管理领域，认为在借阅和退还图书的流程中利用估时作业成本法有助于管理人员确定哪些活动需要更多的时间和成本，并分析其各自的原因，从而有利于实现图书馆内部成本精细化管理；基于估时作业成本法的应用现状，研究开发了一项数字工具，使其可利用估时作业成本法收集的数据开展自动化成本核算和分析。

第三节 估时作业成本法应用价值

一、开展医疗服务项目成本核算必要性

（一） 加强医疗服务成本核算是新时代公立医院高质量发展必然要求

2015 年 5 月，国务院办公厅印发《关于城市公立医院综合改革试点的指导意见》，明确规定对公立医院的补偿将通过政府补助和服务项目收费两个渠道解决，取消药品加成收入。当前，首先，由于受政府财政支出规模的影响，政府补助只占公立医院收入的 8% 左右，且政府财政对医疗卫生行业的补助规模短期内难以实现大幅度增长，医院由于取消药品、耗材加成而减少的合理收入主要通过调整医疗服务项目价格进行补偿。其次，新医改中关于"限制公立医院单体规模扩张、改革医保支付制度、建立分级诊疗制度和构建现代医院管理制度"等政策对公立医院的生存与发展带来了新挑战，公立医院高质量发展要求公立医院实现：发展模式由外延扩张向内含建设转变，提高质量；由粗放发展向集约、高效管理转变，提高效率；由满足需求向优化供给转变，提高医务人员待遇。

由于国家宏观环境和政策变化所催生的医疗机构发展模式和战略的转变倒逼公立医院必须变革现有管理模式，更加注重均衡医疗资源消耗与医疗服务产出之间的关系。因此，提升医院成本管理水平是当前医院管理的核心任务。然而，当前大部分医院成本管理模式较为粗放，仍停留在院级及科室层级的成本核算，且核算结果

较粗糙，难以提供精细、准确的医疗服务项目成本数据。因此，亟须探索更加精确高效的医疗服务项目成本核算方法，提升医院精细化成本管理水平，实现高质量发展。

（二）宏观政策背景为开展医疗服务项目成本核算提供了有力支撑

我国医药卫生体制改革 2009～2011 年重点实施方案中提出"降低医疗服务与药品的价格"，自 2009 年新医改以来，我国主要实行按项目付费的医疗服务支付方式，《新医院财务制度》中明确提出三级医院及其他有条件的医院应以医疗服务项目为核算对象进行成本核算；2012 年国家颁布《全国医疗服务项目规范》，在健全医疗项目成本核算方面出台了新规定；2017 年 7 月印发的《关于建立现代化医院管理制度的指导意见》中提出，"应强化成本核算与控制，逐步实行医院全成本核算"；2018 年发布的《关于巩固破除以药补医成果持续深化公立医院综合改革的通知》中指出要深化医疗服务价格改革，到 2020 年，逐步建立以成本和收入结构变化为基础的价格动态调整机制，基本理顺医疗服务比价关系，深化医疗服务定价方式改革。2021 年 2 月，国家卫健委发布的《公立医院成本核算规范》指出"当前公立医院业务活动及资金资产管理日益复杂，收支规模不断扩大，经济运行压力增加，对成本核算的精细化管理需求逐渐提高，亟须建立有效的成本核算管理工具和机制"；2021 年 8 月，国家医保局等部门联合印发《深化医疗服务价格改革试点方案》，提出"以临床价值为导向、以成本为基础，以科学方法为依托，充分发挥医疗机构专业优势，建立和完善医疗服务价格动态调整机制"等新要求。

通过梳理上述政策可得，以医疗服务成本为着力点制定、调整医疗服务价格已成为价格改革的新方向，实行医疗服务项目成本核算符合当前宏观政策环境的需求，对于后续医疗服务价格动态调整意义重大。

（三）医疗服务项目成本核算是医疗保险制度改革必然要求

医保支付制度的改革使医院面临着更大的挑战，医保基金的有限性与民众健康医疗需求的无限性、医院收入的驱动性三者之间的矛盾日渐明显，医保串底风险大大增加。这也是按单项病种付费（diagnosis related groups，DRGs）医保支付结算办法必然兴起的原因。2017 年医疗卫生系统三部委联合发文，要求各地二级以上公立医院均应开展按病种收费试点。病种成本是医疗项目、药品、耗材三项成本的叠加，是以病种为核算对象，按照临床路径归集以上三项成本费用的过程，也是实现 DRGs 的基础。可见，实现医疗项目成本核算是实现 DRGs 的必要条件，也是医院成本核算工作的必经之路，更是在医院成本核算方面的深化和细化。只有做好医疗服务的项目成本核算工作，才能够进一步落实 DRGs，医院才能够更从容地应对新医疗保险制度改革提出的更高要求。

二、应用估时作业成本法必要性与可行性

（一）估时作业成本法核算医疗服务项目成本必要性

1. 医疗服务项目种类繁多且构成复杂

医疗服务项目不仅包括大型精密仪器的检查服务，还包括各种护理、检验、手术类的医疗服务，林林总总多达数千种，其中很多服务又需要医院各个科室间的分工协作才能完成。除医疗外，医疗服务项目还服务于教学、科研等工作，项目成本涉及科研基金及政府补贴（如科研基金及政府补贴形成的固定资产折旧），项目构成较为复杂。另外，医疗服务项目操作过程也较为繁杂，不同医疗服务项目在操作技术、耗材方面都各不相同，传统成本核算方法只是采用单纯的分配标准对间接成本进行分配，不考虑使用不同技术、耗材和方法所耗费的成本差异，也无法体现不同医疗服务项目成本核算过程和成本控制方法的差异性，如此进行核算的结果不仅不能对医疗项目的推行和科室的发展提供有力参考，更不利于医院全面预算管理与全成本管理的实现。

2. 深化医疗体制改革与医疗产业发展的需求

当前，国家鼓励社会资本与国际资本进入医疗产业，促进医疗产业蓬勃发展，随着医疗机构数量增多，外资医院的现代医院管理手段给传统的医疗机构带来了一定程度的冲击，加剧医疗行业竞争，医院精细化运营需求提高，如此强大的竞争压力势必倒逼医疗机构进行改革，医院管理过程中对成本的控制就显得尤为重要。成本管理是医疗机构加强自身内含建设提升医院软实力的重中之重。"好的开始是成功的一半"，选择合适的成本核算方法决定了成本核算结果的准确性，对医院成本管控工作的实施效果有很大程度的影响。《医院财务制度》中提出医院应开展医疗服务项目成本核算，但未明确具体的成本核算方法。估时作业成本法是作业成本核算方法的优化，是以管理为导向的成本法，可以提升成本信息质量，规范成本核算方式，优化闲置产能，从根本上增强医院成本的管控能力。

3. 医疗服务项目间接成本难以实现精准分摊

对于提供医疗服务项目的科室来说，项目成本核算中的直接成本是指相关内含一次性耗材（即该医疗服务项目正常进行需要使用的一次性医用耗材，只允许打包核算成本及定价，不允许单独计费）、直接消耗的高值、低值耗材及其他材料，

而其他成本（如人员消耗、水电费、设备及房屋折旧等）则都是间接成本，需要按照一定的分摊规则才能核算到服务项目上。估时作业成本法是对传统作业成本法的改良与深化，在成本分摊方面简单易用，通过实地调研或直接测定的方式确定单位作业耗时，避免了传统作业成本法中估算成本动因率带来的高昂成本费用及主观性影响，简化实施过程、节省实施成本，提高核算的准确度，因此可以很好地解决项目间接成本合理分摊的问题。

4. 核算医疗服务项目标准成本的需要

提供医疗服务项目所消耗的成本会因为疾病类型，患者自身情况，医护人员经验等的不同而不同，医疗项目的复杂性使得医疗项目成本难以进行标准化测算。

估时作业成本法和成本比例法、当量法、传统作业成本法主要不同之处就在于估时作业成本法不仅是一种费用分配方法，还是一种标准成本控制方法。标准化的建立是医院提高运行效率与质量、建立科学的医院经济管理绩效评价体系、建立标杆管理的重要前提。同时估时作业成本法在管理中的作用不仅在于成本核算，还能扩展到项目的获利分析、预测资源需求、改进业务作业中心等，有助于医院进行盈亏分析、预算管理、费用控制、考核员工绩效。

5. 医院现有成本核算方法改进的要求

由于预付费方式的冲击，医院管理层更加意识到成本控制的重要性，新的医院财务制度对成本控制提出了具体的要求，但是在实践中，关于成本如何控制，控制哪些项目，从哪个环节控制，如何在不影响临床业务的情况下降低成本，医院管理层依旧觉得茫然。估时作业成本法继承了作业成本法精细核算的特点，能够对成本进行归因和追溯，运用该方法对医疗项目成本进行核算，不仅能够对项目成本进行盈亏分析，也能对不同环节进行有效产能的分析，进而找到成本控制点；同时，由于实施该方法前期需要对科室发生的医疗作业中心进行调查，划分作业中心，其成本控制活动是在充分尊重临床业务的情况下进行的。随着现在医院的发展，硬件软件都得到可靠的提升，各种数据都能得到归集，核算对象有了变化，核算方法也应该从传统成本方法向估时作业成本法改变。

（二）估时作业成本法核算医疗服务项目成本可行性

1. 估时作业成本法与医疗服务特点相契合

医院是一个由不同的医疗科室和为这些医疗科室正常运转提供保障的科室共同组成的综合性机构，医院提供的医疗服务具有多样化和复杂化的特点。医疗服务种类繁多，其技术难度和风险水平都有所不同，且不少医疗服务需要多科室的分工合作；不同的医疗项目消耗的作业类型不同，就算是同一个医疗项目也会因为患者本身情况的不同或者医生诊断经验的不同而使医疗服务成本有所不同。如果按照医院已有的成本核算方式，通过医院—科室—项目这种自上而下的方法进行成本核算，会使医疗服务中的真实消耗和服务项目的关联度不大，不能真实反映医疗服务项目成本；而估时作业成本法通过划分作业，选择动因，能使资源消耗与服务项目关联度更加紧密。医院成本中占比较大的是医护人员人工成本和医疗设备成本等间接成本，而估时作业成本法仍然属于作业成本法，运用作业成本法能够改进成本核算思路，较好地解决间接费用分配难的问题。

2. 医疗技术信息系统支持

近年来，医院信息化进程不断加快，一般大型公立医院基本上都实现了数字化和信息化。目前，我国绝大多数医院大多建立了医院信息系统（HIS 系统），同时电子病历系统存储患者全部医疗信息，影像 PACS 系统实现影像数据采集，数据归档，检查信息系统 LIS 系统实现了收集检查数据，实现检验自动化数字工作流。且大多数 PACS、LIS、电子病历系统都能够实现和 HIS 系统互连，实现了各种医疗设备与信息软件相连接，完成基本的数字化工作作业中心。每个医疗项目数据都能在HIS 系统得到支持记录，包括时间和作业中心中各种数据。医院成本核算工作由于信息化的实现变得更加方便，信息技术发展大大减少了收集数据的时间，也减少了以往由于主观时间估计导致的获取的时间耗费与实际时间耗费的误差，为估时作业成本法在医院的运用提供了信息支持。

3. 估时作业成本法易于实施

估时作业成本法所需要的参数不多，数据容易获取，方法容易实施。估时作业成本法核算模型的建立所需要的参数只有两个，一个是单位耗费的时间，另一个是产能成本率。需要的收集数据包括单位作业耗费的时间和作业中心的成本，随着医院信息化的建立，这些数据在信息化系统中是比较容易得到的。运用核算模型进行核算需要耗费的人力物力较少，实施成本较低，对财务人员专业要求不高，相比作业中心复杂的作业成本法来说，适用范围更广。核算模型建立后，如果出现业务作业中心改变，成本数据变化等情况，模型的维护和更新也较方便。估时作业成本法的这些优点，更方便其运用在医疗项目成本核算中。

三、估时作业成本法核算医疗服务项目成本意义

（一）有利于实现医院精细化管理

与传统成本核算方法相比，基于估时作业成本法的医疗服务项目成本核算的优

势并不单纯在于其准确性，更在于其可分析、可对比、可追溯性。在出现成本波动时，医院管理者能够更容易查找、分析其出现波动的原因，有利于医院管理者制定相应的政策目标，这也是实施基于估时作业成本法核算医疗服务项目成本的目的所在。因此，将估时作业成本法运用于医疗服务项目成本核算，是实现医院精细化管理的现实要求。医院精细化管理不仅是新医改的前瞻性要求，也是医院发展的必然趋势，其核心即消除资源浪费、量化成本考核指标，然而医疗服务项目的专业性、多样性及流程的复杂性使得医院成本管控难度大大增加，估时作业成本法借助现代的 ERP 及 HIS 等信息平台，以其成本控制方式的多样性、客观性及精细化降低医院成本管理的复杂程度，帮助管理部门进行合理高效的成本管控，提高院内整体管理水平。估时作业成本法能够将间接成本与其他成本按照所消耗资源的多少分摊到各项作业中，通过计算单位作业的成本，测算出医疗项目中的闲置成本，发现流程中的非增值作业，突出成本控制的重点，通过对作业的保持、优化、改进、消除四种方式来实现对作业成本的控制，并制定适合的成本控制策略。

与此同时，估时作业成本法本质上也是一种标准成本控制方法，可以辅助医院建立院内标准成本体系。估时作业成本法通过规定成本消耗标准，对实际成本进行衡量，计算成本差异，并倒推出差异形成的各项原因，医院管理者可根据数据有针对性地提出解决对策。与传统成本控制相比，以估时作业成本法为基础的成本控制方式更为多样，也更为客观和精细，估时作业成本法不仅继承了传统作业成本法的精细性，也提升了成本控制能力，有利于将价格调整、人员调整等手段与成本控制有机地结合在一起，为医疗项目价格改革、单病种付费的实行提供数据支持。

（二）有利于动态调整资源供给

基于估时作业成本法的成本核算利用产能成本率计算医疗服务项目资源消耗，通过预测每个会计核算期间医疗项目的需求数量，根据产能成本率即可预测出所需成本。医院或科室要想获得估时作业成本法产生的预期收益，就应调整医疗服务项目的资源供给以适应医疗服务项目的需求量。为此，科室需调整项目流程，清除项目中的不增值服务以及对资源需求过多的作业，从而得出医疗服务项目的成本预算金额。

医院管理者可以把估时作业成本法作为一个分析核心，在明确医疗服务项目需求量的前提下调整未来的资源供给及相关成本消耗，从而符合预期需求。估时作业成本法使得医疗服务项目成本预算的制定更加准确、简便，流程也更加清晰明了。另外，由于估时作业成本法核算方式在 HRP 及 HIS 等信息平台上往往以模型的方式出现，且反映医疗项目需求数量、资源产能的供给及耗费之间的关系，因此医院管理者可以根据估时作业成本法模型及医疗项目需求量，随时了解预算期成本的变化情况。

（三）有利于提升资源使用效率

医疗项目成本核算只有可以随着作业的时间耗费、资源价格、作业效率的改变而改变，才可以实现科室的成本管理与事中控制。目前公立医院的医疗项目成本管理仍停留在事后控制上，即每月月末对科室成本进行核算，选取科室其中一个医疗项目作为成本当量标准，以其收入为基础确定其他项目的成本当量，再将科室总成本分配到其他各个项目中去。成本的归集和分摊过程极其烦琐、工作量巨大，且成本归属性差，不能及时发现成本控制点，只在成本发生后才能在核算结果中予以体现。而估时作业成本法的计算程序简单，计算模型容易维护，更新简便，可以在不改变成本核算方法的同时适应业务变动的需求，根据经营情况的变化实时更新成本核算模型，及时处理成本数据，避免信息堆积，保证数据可查、可控。估时作业成本法将关注的重点定位在医疗服务的过程中，通过干预医疗服务项目的活动过程，核算医疗服务项目的相应成本，在医疗业务活动中深化成本管理理念。医院管理者可通过核算结果影响因素的变动及时找出浪费成本的原因，及时采取控制措施，避免资源浪费的发生，实现事中控制甚至事前控制。

（四）有利于激发医务人员积极性

随着公立医院规模不断扩大，医院科室更加细分、专业复杂性增强，这些都使得医院管理的精细化程度越来越高，管理难度不断加大。而绩效考核作为医院精细化管理的重要手段，其量化考核的难度也相应增加。在实际的工作中，公立医院多运用关键绩效指标法（KPI）、目标管理法（MBO）及平衡记分卡（BSC）等方法对医院各个科室绩效进行考核，但由于缺乏科学而准确的评价指标，使得医院无法将战略和总体目标分解成为科室和员工个人的考核指标。医院的绩效考核只是单纯停留在科室业务收入、科室工作量、设备添置、职称学历等硬性的笼统指标上，缺乏对科室业务个性化的指标评定，不能科学地与员工的薪资待遇挂钩，因而难以从根本上实现对员工的有效激励。

医院引入估时作业成本法开展医疗服务项目成本核算，利用作业改进之后的数据进行绩效考核，继而进行绩效改进。将估时作业成本法与绩效考核挂钩，打通医院的绩效考核路径，实现"医院总体目标→科室考核指标→项目考核指标→作业考核指标→个人考核指标"，路径上的每一个节点都可以以准确的成本数据为参考对医护工作进行绩效考核，有效地提升医护工作者的工作效率。在考核结果的基础上，负责人可以根据作业考核数据，有的放矢地进行分析和改进，使绩效考核的用途不仅仅停留在用于奖金分配上，而使其真正成为落实战略思想和目标、提高医院的管理水平，增强核心竞争力的有力工具。

（五）有利于支持政府科学定价

医疗服务项目定价的基本前提是拥有精细的成本数据，从而使得定价更加科学合理。定价偏低会造成医院的经济损失，而定价过高则会加重患者的看病负担。估时作业成本法产出的成本数据更加科学地反映出医院医疗服务项目对资源的消耗情况，这有利于为政府制定更加合理的定价调价机制提供有效参考，并从中探寻更加准确的、可行的价格驱动因素，与各地医院的实际情况相结合，制定出真正符合市场经济发展规律的服务项目价格，从而切实保障医院以及广大人民群众的利益。

下篇　探索应用篇

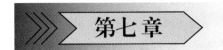

第七章

医院科室成本核算

第一节　医院科室成本核算作用

随着医药卫生体制改革的不断深化，当前社会经济发展环境对公共卫生安全提出了新的要求。作为医疗服务主体的公立医院公益属性在进一步得到强化的同时，生存环境也越发艰难，医院收入空间不断压缩，医院管理成本不断增高，加强成本核算是医院精细化管理的必由之路。

2021 年国家颁布的《公立医院成本核算规范》，明确了公立医院成本核算工作规范，其中病种成本核算技术、医疗项目成本核算、病种成本核算以及 DRGs 成本核算的工作规范为新增内容，该规范首次统一了医疗成本核算单元、核算口径和核算办法。为实现公立医院医疗业务的精细化管理和成本管控迈出了重要一步。

公立医院通过日常有效控制运营成本，全面实施成本管控责任，有利于推动国家医改政策的落地，对医疗收支结构调整以及医疗技术人员的待遇提高有积极促进作用，同时可以提高医院医疗服务效率及医院竞争力，进一步体现公立医院的公益性。另外，还能促进国家分级诊疗目标的实现，防止滥用医保资金，强化公立医院在复兴中国战略中的支撑作用。众所周知，医院合理的成本管控方针离不开对科室成本的精细化管理，科室成本核算及管理对医院良性发展至关重要，主要作用有以下四点。

一、有利于优化资源使用效率

公立医院的医疗资源是非常有限的，然而每个科室的发展都希望有更多的专业人员配备以及充足的专业设备，希望有更大的门诊和诊疗空间，这就涉及资源分配问题，科学的医院科室成本核算可以让科室理性提出发展需求，没有相应收入的增长而一味增加科室成本，是非理性的，通过科室成本核算，与科室人员利益相关联，可以使科室之间的竞争进入良性循环。通过学习、引进现代成本控制与成本效益分析的方法，从经营成本结构优化入手，分析医院当前运营中的各种资源成本消耗，积极合理配置现有资源，提高医疗资源的使用效率，进而提高医院整体的运营效率。

二、有利于降低医院运营成本

通过合理的医院科室成本核算，在成本核算信息系统反馈的各项科室成本报表数据之上，可以清楚地反映各科室医疗业务活动的收支结余情况，划分成本模块，使每个科室都有一杆秤：在医疗质量与收支之间取得最佳平衡关系。成本核算可以使科室清楚地看到各项成本支出的具体情况，引导科室减少不必要的资源消耗，便于科室管理者目标明确地降低不必要的成本支出项目，通过科室成本核算可以及时有效地管控医院成本消耗，使医院成本能在一个合理的范围内。从而促进建立节约型医院，实现医院的可持续发展。

三、有利于优化诊断流程

科学、合理的科室成本管理有利于医院优化诊断流程。医院是一个大型医疗服务型组织，组织的运行离不开各个中间环节的高效运转，而科室的良好运行对于医院来说至关重要，通过科学的科室成本管理，可以促进科室优化提供服务的流程，改进患者就诊动线，去除无效流程和环节，进而提高工作效率，将更多的时间用于对患者的诊断和治疗，提高患者就医体验，进一步提升医院形象提高患者满意度。

四、有利于公立医院提升综合实力

通过合理的医院科室成本核算，可以将医院各种医疗费用进行合理归集和分摊，使得各科室收入与成本相匹配，提供相应的科室成本报表，明确各成本费用产生的源头，使医院及相关科室可以有的放矢，目标明确的进行成本管控，控制不必要或成本效益低的支出比例。通过数据发掘，找出医院整体运营过程中存在的漏洞和隐患，有利于管理层有针对性地找出问题并加以改进。通过成本管控而减少的支出可以用于各临床科室的发展、用于储备人才的培养以及各种大型专业设备的购置等，提高医院综合竞争力。

第二节 医院科室成本核算流程与方法

科室成本核算，是指将医院医疗服务活动中所发生的各种耗费，以科室为核算对象，按照一定的流程和方法归集相关费用、计算科室成本的过程。科室成本核算的对象是按照医院成本管理需要设置的各类成本核算单元，因此规范的成本核算单元是开展医院成本核算的基础。

一、科室成本核算单元设置

（一）成本核算单元设置原则

（1）核算单元人、财、物相对独立；
（2）能单独计量所有收入及归集各项费用；
（3）医院应根据自身实际情况，由医院设立的成本管理领导小组确定核算单元；
（4）与财务部门的核算要求保持一致。

（二）成本核算单元划分模式

核算单元是基于医院业务性质及自身管理特点而划分的成本核算基础单位。每个核算单元应当能单独计量所有收入、归集各项费用。医院应当按照服务性质将科室划分为临床服务类、医疗技术类、医疗辅助类、行政后勤类。

（1）临床服务类科室是指直接为患者提供医疗服务，并能体现最终医疗结果、完整反映医疗成本的科室。包括门诊类、住院类等科室。

（2）医疗技术类科室是指为临床服务类科室及患者提供医疗技术服务的科室，包括检验科、放射科、超声科、血库、手术室、麻醉科、药剂科等科室。

（3）医疗辅助类科室是指服务于临床服务类和医疗技术类科室，为其提供加工、生产、动力、消毒等辅助服务的科室，包括门诊收费室、住院结算中心、病案室、消毒供应室等科室。

（4）行政后勤类科室是指除临床服务类、医疗技术类和医疗辅助类科室之外，从事行政管理和后勤保障工作的科室，包括党办、院办、医务科、人事科、财务科、宣传科、基建科、审计科、物资科等科室。以某医院科室分类和编码情况举例如表 7-1 所示。

表 7-1　　　　　　　　　　　　科室名称及编码

编码	科室名称	编码	科室名称
临床服务类科室			
101001	呼吸科门诊	20100101	呼吸内科住院
101002	消化科门诊	20200201	消化内科住院
101003	神经科门诊	20300301	神经内科住院
101004	心血管科门诊	20300401	心血管科住院
101005	血液科门诊	20300501	血液内科住院
101006	内分泌科门诊	20300701	内分泌住院
101007	免疫学门诊	20300801	免疫学住院
101008	老年病门诊	20301001	老年病住院
10400101	骨科门诊1（脊柱外科）	20400101	普通外科住院（胃肠外科住院）
10400102	骨科门诊2（骨关节科）	20400102	普通外科住院（肝胆外科住院）
医疗技术类科室			
301	病理科	305	放射科
302	输血科	306	内镜中心
303	检验科	307	手术室
304	B超室	308	药剂科
医疗辅助类科室			
401	供应室	404	住院结算中心
402	挂号室	405	病案室
403	门诊收费处	406	洗衣房
404	住院处	407	氧气室
行政后勤类科室			
501	党办	506	医保办
502	院办	507	总务处
503	人事处	508	保卫处
504	财务处	509	审计处
505	宣传处	510	医务处

二、医院科室成本核算原则

（一）相关性原则

医院成本核算中产生的成本信息应以国家宏观经济管理的要求为基准，实现为医院的运营管理提供相关信息支持的目标。

（二）可靠性原则

在医院成本确认、计量和报告时，应当根据实际发生的交易或者事项来进行，对符合确认和计量要求的各项成本要素如实反映，以确保成本信息可靠性、完整性。

（三）可比性原则

相同行政区域内不同医院，或者同一医院不同时期，应采用具有连续性和统一性的方法和依据，对相同或相似的成本核算对象进行成本核算，以确保成本信息具有可比性。

（四）重要性原则

医院成本核算对象的选择及成本核算的开展应当按其重要程度进行，对于重要的成本核算对象和成本项目适用精确核算，对于非重药的成本核算对象和成本项目适用简化核算。

三、科室成本分类及计算流程

（一）成本构成

按照成本核算的不同目的，医院的成本可分为医疗业务成本、医疗成本、医疗全成本和医院全成本。

（1）医疗业务成本是指医院业务科室开展医疗服务业务活动发生的各种耗费，不包括医院行政后勤类科室的耗费及财政项目拨款经费、非同级财政拨款项目经费和科教经费形成的各项费用。

　　医疗业务成本＝临床服务类科室直接成本＋医疗技术类科室直接成本＋

医疗辅助类科室直接成本

（2）医疗成本是指为开展医疗服务业务活动，医院各业务科室、行政后勤类科室发生的各种耗费，不包括财政项目拨款经费、非同级财政拨款项目经费和科教经费形成的各项费用。

医疗成本＝医疗业务成本＋行政后勤类科室成本

（3）医疗全成本是指为开展医疗服务业务活动，医院各部门发生的各种耗费，以及财政项目拨款经费、非同级财政拨款项目经费形成的各项费用。

（4）医院全成本是指医疗全成本的各种耗费，以及科教经费形成的各项费用、资产处置费用、上缴上级费用、对附属单位补助费用、其他费用等各项费用。

（二）科室成本分类

按《医院财务制度》的规定，医院进行科室成本核算时，通常将科室成本分为直接成本和间接成本两类。

1. 科室直接成本

科室直接成本是科室为开展医疗服务活动而发生的能够直接计入或采用一定方法计算后直接计入科室的各种支出，包括人员经费、卫生材料费、药品费、固定资产折旧费、无形资产摊销费、其他医疗费用中可以直接计入科室的费用。他们的特点是不需要进行分摊，在发生时可以直接计入或计算计入有关成本核算的对象。

2. 科室间接成本

科室间接成本是为开展医疗服务活动而发生的不能直接计入核算单元成本，医院需要根据业务特点、重要性、可操作性等因素，选择合理的分配方法将科室间接费用分摊计入的各项支出。其特点是需要先在有关费用账户中进行费用的归集，然后按照规定的标准和方法分配到有关成本核算对象。

（三）科室成本核算流程

第一步：归集直接成本。

各成本核算单元先通过直接计入或计算计入的方式进行医疗业务和管理支出耗费归集，形成科室直接成本。

第二步：间接成本分摊结转。

按照分项逐级分步结转成本的三级分摊方法，依次对行政后勤类科室耗费、医疗辅助类科室耗费、医疗技术类科室耗费进行分摊结转，形成临床科室成本。

四、医院科室成本核算方法

全成本法是指将医院所发生的全部资源耗费按照科室（成本核算单元）进行归集、分配和核算，计算出总成本和单位成本的方法。全成本法是从价值补偿角度计算成本，不论是直接成本还是间接成本都计入科室成本，反映科室的全部消耗。

（一）直接成本归集

医疗服务业务发生的全部成本费用应当按照成本项目归集到科室成本，能够直接计入的成本费用，直接计入相关科室。不能直接计入的成本费用，通过计算计入相关科室，最后汇总所有直接计入和计算计入成本得出科室直接成本。

1. 直接计入成本

科室为开展医疗服务活动发生的直接成本，直接计入或依照内部服务量、内部服务价格等方法确定科室成本。科室直接成本主要包括人员经费、卫生材料费、药品费、固定资产折旧费、无形资产摊销费、提取医疗风险基金及其他费用。

（1）人员经费：指医院发放职工薪酬所发生的相关费用（含基本工资、绩效奖、五险一金及就餐补助等各项与人员支出相关的费用），人员经费可按照人员归属定位相关科室，直接计入科室人员成本。值得注意的是，人员经费的准确统计与医院信息化水平息息相关，比如存在少部分人员身居多职，需要在人力系统准确记录和划分人员身份，如临床医师又为医务部门的管理人员，在对该类人员进行科室人力成本计算时，需要按照工作量或工时等合理要素进行分摊计入相关科室成本。

（2）卫生材料费：医院为开展医疗活动及其辅助活动所发生的卫生材料耗费。卫生材料费根据是否向患者收费分为可收费材料和不可收费材料，可收费耗材不应计入科室成本，而不可收费材料应作为科室成本进行管理，在实际工作中，按照不可收费卫生材料的领用科室直接计入科室成本。

（3）药品费：医疗机构为开展业务活动所发生的药品耗费。包括中草药、中成药、西药。在进行后续章节的医疗服务项目成本测算时，由于药品费可对患者另外收取，不进行药品费用的处理。

（4）固定资产折旧费：根据会计准则的要求，由医院财务部门按会计期间、固定资产类别和品种将固定资产折旧核算到每一个科室。固定资产包括房屋及通用设备、专用设备等，为了后续项目成本测算的需要，将固定资产折旧分为房屋及通用设备折旧、专用设备折旧两部分，其中，房屋折旧按科室实际占用房屋面积计算，设备类固定资产根据相关核算科室实际登记使用的固定资产进行计算。

（5）无形资产摊销费（可以直接计入的部分）：医院的无形资产是指医院拥有或控制的没有实物形态的可辨认的非货币性资产，无形资产摊销应当能够反映与该无形资产有关的经济利益的预期实现方式。无法可靠确定其预期实现方式的，一般采用直线法摊销。可以直接计入的无形资产摊销费是指该无形资产仅归该科室单独使用，每月摊销费直接归集到使用科室。

（6）医疗风险基金：每期期末按照本期医疗收入的一定比例计提医疗风险基金，直接计入各科室成本。

（7）其他费用。

①房屋、设备维修费：常规维修费用按科室（房屋、设备实际占用科室）实际发生数记录；设备维保费用按维保期间分期计入（符合大型修缮标准的固定资产维修支出增加固定资产原值，计提折旧）。

②水电费：如果科室有独立的水表、电表，应按该核算科室实际水、电用量计算确认费用；若无单独统计，可按照核算科室面积占比或收入比例等参数计算确认。

③办公费、印刷费：按实际发生的办公费用直接计入或按领用记录计量计入。

④卫生材料以外的其他低值易耗品：对成本影响较大的低值易耗品可分期计入成本。

⑤其他：按核算科室的实际消耗量直接或采用一定方法计算后计算费用。例如，物业管理费可以按照占用面积比例计算，洗涤、交通费用可以按照相关工作量，计算取得各核算科室的费用。

2. 计算计入成本

计算分配计入成本是指限于计量条件难以直接计入各科室的费用。医院应当根据重要性和可操作性等原则及相关可确定的标准，将需要计算计入的科室直接成本进行分配，计算计入相关科室成本。对于耗费较多的科室，医院可限性计算其成本，其余的耗费再参考人员、面积比例等参数，计算计入其他科室。常用的计算分配计入的方法有按人员比例分配计算、按业务量比例分配计算、按科室收入比例分配计算、按占用资产比例分配计算、按占用面积比例分配计算、按定额分配计算、大用户剥离法等。

按人员比例分配计算公式：某相关科室应负担的成本费用＝某项成本费用×某科室人数/相关科室人员数之和

按业务量比例分配计算公式：某相关科室应负担的成本费用＝某项成本费用×某科室业务量/相关科室业务量之和

按科室收入比例分配计算公式：某相关科室应负担的成本费用 = 某项成本费用 × 某科室收入/相关科室收入之和

按占用资产比例分配计算公式：某相关科室应负担的成本费用 = 某项成本费用 × 某科室资产占用额/相关科室资产占用之和

按占用面积比例分配计算公式：某相关科室应负担的成本费用 = 某项成本费用 × 某科室实际占用面积/相关科室占用面积之和

按定额分配计算公式：某相关科室应负担的成本费用 = 某科室相关业务的总量 × 单位定额

无形资产摊销费（须分配计入部分）。某项无形资产由多个科室共用，每月产生的无形资产摊销须采用人员、病床数量或面积比例等作为分配参数，计算计入相关科室。

其他费用（须分配计入部分）。水、电、气等费用：科室无实际计量的，可按照核算科室占用面积比例或收入比例等参数计算确认。其他：须采用一定方法计算后计入费用，例如，物业管理费可以按照占用面积比例分配，洗涤、交通费用可以按照实际工作量比例分配，计算取得各成本核算科室的成本。

3. 科室直接成本

直接计入科室的成本与分配后的科室成本合计即构成科室直接成本。

科室直接成本 = 科室直接计入成本 + 科室计算计入成本

按照全成本法，将科室为开展医疗服务活动所发生的成本费用直接计入或合理分配到各个核算科室。以某医院为例，经过归集的各科室直接成本如表7-2所示。

表 7-2 　　　　　　　　　　　　各科室直接成本 　　　　　　　　　　　单位：元

科室编码	科室名称	人员经费	卫生材料费	房屋、通用设备折旧费	专用设备折旧费	无形资产摊销费	医疗风险基金	其他费用
101	门诊—消化内科							
102	门诊—呼吸内科							
…	…							
201	住院—消化内科							
202	住院—呼吸内科							
…	…							
301	医技—放射科							
302	医技—超声科							
…	…							

续表

科室编码	科室名称	人员经费	卫生材料费	房屋、通用设备折旧费	专用设备折旧费	无形资产摊销费	医疗风险基金	其他费用
401	医辅—挂号收费处							
402	医辅—供应室							
…	…							
501	行政后勤—院办							
502	行政后勤—财务处							
…	…							

（二）科室间接成本分摊

依照相关性、成本效益性及重要性等原则，采用阶梯分摊法，对各类科室单元发生的间接成本分项逐级分步结转进行三级分摊，所有成本最终分摊至临床服务类科室。间接费用分配标准或方法根据资源耗费动因（一般遵循因果关系和受益原则）将资源耗费分项目追溯或分配至相关的成本核算对象，如根据工作量占比、耗用资源占比、收入占比等。同一成本核算对象的间接费用分配标准或方法一经确立，应当维持各期一致，不得随意变更。

间接成本的分摊为三级分摊，即行政后勤科室成本向临床服务、医疗技术和医疗辅助科室对应项目进行分摊为一级分摊；医疗辅助类科室成本向临床服务和医疗技术科室按对应项目进行分摊为二级分摊；医疗技术科室成本向临床服务科室按对应项目进行分摊为三级分摊。

间接费用分摊的具体步骤：

（1）一级分摊。将行政后勤科室的管理费用向医疗辅助、医疗技术和临床服务科室分摊，分摊参数采用人员占比系数，形成"一级成本"。

一级成本 = 科室直接成本 + 行政后勤科室分摊成本

一级分摊计算公式说明：

①某临床科室分摊的行政后勤科室成本 = （该临床科室人员数/全院人数 – 行政后勤科室人员数）×行政后勤科室成本

②某医技科室分摊的行政后勤科室成本 = （该医技科室人员数/全院人数 – 行政后勤科室人员数）×行政后勤科室成本

③某医辅科室分摊的行政后勤科室成本 = （该医辅科室人员数/全院人数 – 行政后勤科室人员数）×行政后勤科室成本

第①、第②、第③公式适用于分摊卫生材料费、房屋、通用设备折旧费、专用设备折旧费、无形资产摊销费、医疗风险基金、其他费用等费用。因为行政后勤科室没有医生、护士、技师、药师等人员，所以行政后勤科室的人员经费＝其他人员经费。

分摊的实施：将行政后勤科室成本（即管理费用）按人员经费、卫生材料、药品费、固定资产折旧、无形资产摊销、提取医疗风险基金、其他费用共七大类要素分类统计。统计临床、医技、医辅、行政科室的人数，按各科室人数占比，对七大要素分别计算分摊。分摊后的数据按成本分类分别归集计入临床、医技、医辅科室。

将某医院全院行政后勤类科室直接成本向医疗辅助类科室、医疗技术类科室、临床服务类科室进行分摊。分摊系数按照人员比例向临床科室、医技科室和医辅科室分摊，并实行分项结转。某医院各科室分摊行政后勤类科室成本明细如表7－3至表7－5所示。

表7－3 各科室人员数量

科室编码	科室名称	人员数量
101	门诊—消化内科	
102	门诊—呼吸内科	
…	…	
201	住院—消化内科	
202	住院—呼吸内科	
…	…	
301	医技—放射科	
302	医技—超声科	
…	…	
401	医辅—挂号收费处	
402	医辅—供应室	
…	…	
501	行政后勤—院办	
502	行政后勤—财务处	
…	…	

（2）二级分摊。将经过一级分摊的医疗辅助科室成本向医疗技术和临床服务科室分摊，分摊参数可采用人员占比系数、收入占比系数、工作量系数等，形成

表7-4　　　　　　　　　　**各科室分摊行政后勤类科室成本明细**　　　　　　　单位：元

科室编码	科室名称	人员经费	卫生材料费	房屋、通用设备折旧费	专用设备折旧费	无形资产摊销费	医疗风险基金	其他费用
101	门诊—消化内科							
102	门诊—呼吸内科							
…	…							
201	住院—消化内科							
202	住院—呼吸内科							
…	…							
301	医技—放射科							
302	医技—超声科							
…	…							
401	医辅—挂号收费处							
402	医辅—供应室							
…	…							

表7-5　　　　　　　　　　　　**各科室分摊行政后勤类科室成本**　　　　　　　单位：元

科室编码	科室名称	科室一级成本	其中	
			科室直接成本	分摊行政后勤类科室成本
101	门诊—消化内科			
102	门诊—呼吸内科			
…	…			
201	住院—消化内科			
202	住院—呼吸内科			
…	…			
301	医技—放射科			
302	医技—超声科			
…	…			
401	医辅—挂号收费处			
402	医辅—供应室			
…	…			

"二级成本"。

二级成本＝科室一级成本＋医疗辅助科室分摊成本

＝科室直接成本＋行政后勤科室分摊成本＋医疗辅助科室分摊成本

二级分摊计算公式说明：

①某科室分摊的供应室成本＝该科室消毒工作量/全院消毒工作总量×(供应室直接成本＋供应室分摊的行政后勤科室成本)

②某科室分摊的挂号收费处成本＝该科室执行收入/全院总收入×(挂号收费处直接成本＋挂号收费处分摊的行政后勤科室成本)

③某科室分摊的住院收费处成本＝该科室住院人数/全院住院总人数×(住院收费处直接成本＋住院收费处分摊的行政后勤科室成本)

④某科室分摊的病案室成本＝该科室住院人数/全院住院总人数×(病案室直接成本＋病案室分摊的行政后勤科室成本)

⑤某科室分摊的其他医疗辅助科室成本＝该科室相应工作量/全院相应工作总量×(其他医疗辅助科室直接成本＋其他医疗辅助科室分摊的行政后勤科室成本)

将某医院经过一级分摊的医疗辅助科室成本向医疗技术和临床服务科室分摊。分摊系数：供应室—消毒工作量、挂号收费处—门诊执行收入、住院收费处—住院人数。某医院临床服务类、医技科室分摊医疗辅助类科室成本如表7-6至表7-9所示。

表7-6　　　　　　　　　　　各科室工作量明细

科室编码	科室名称	消毒工作量 (件)	门诊执行收入 (元)	住院人数 (人)
101	门诊—消化内科			
102	门诊—呼吸内科			
…	…			
201	住院—消化内科			
202	住院—呼吸内科			
…	…			
301	医技—放射科			
302	医技—超声科			
…	…			

表 7-7　　　　临床服务类、医技科室分摊医辅类科室——供应室成本明细　　　单位：元

科室编码	科室名称	人员经费	卫生材料费	房屋、通用设备折旧费	专用设备折旧费	无形资产摊销费	医疗风险基金	其他费用
101	门诊—消化内科							
102	门诊—呼吸内科							
…	…							
201	住院—消化内科							
202	住院—呼吸内科							
…	…							
301	医技—放射科							
302	医技—超声科							
…	…							

表 7-8　　　　临床服务类、医技科室分摊医辅类科室——挂号收费处成本明细　　　单位：元

科室编码	科室名称	人员经费	卫生材料费	房屋、通用设备折旧费	专用设备折旧费	无形资产摊销费	医疗风险基金	其他费用
101	门诊—消化内科							
102	门诊—呼吸内科							
…	…							
301	医技—放射科							
302	医技—超声科							
…	…							

表 7-9　　　　临床服务类、医技科室分摊医疗辅助类科室成本　　　单位：元

科室编码	科室名称	科室二级成本	其中	
			科室一级成本	分摊医疗辅助类科室成本
101	门诊—消化内科	—	—	—
102	门诊—呼吸内科	—	—	—
…	…	…	…	…
201	住院—消化内科	—	—	—
202	住院—呼吸内科	—	—	—
…	…	…	…	…
301	医技—放射科	—	—	—
302	医技—超声科	—	—	—
…	…	…	…	…

（3）三级分摊。将医技科室二级成本（包括医技科室直接成本＋行政后勤科室分摊成本＋医疗辅助科室分摊成本）向临床科室分摊，并实行分项结转。

三级分摊计算公式说明：

某临床科室分摊的某医技科室成本＝该临床科室对该医技科室的开单收入/该医技科室全年收入×（该医技科室直接成本＋该医技科室分摊的医辅科室成本＋该医技科室分摊的行政后勤科室成本）

将某医院经过二级分摊的医疗技术科室成本向临床服务科室分摊。分摊系数：开单收入。某医院临床服务类科室分摊医技类科室成本如表7-10至表7-13所示。

表7-10　　　　　　　　　　临床科室对医技类科室的开单收入

开单科室编码	开单科室名称	执行科室编码	执行科室名称	开单收入（元）
101	门诊—消化内科	301	医技—放射科	
102	门诊—呼吸内科	301	医技—放射科	
201	住院—消化内科	301	医技—放射科	
202	住院—呼吸内科	301	医技—放射科	
101	门诊—消化内科	302	医技—超声科	
102	门诊—呼吸内科	302	医技—超声科	
201	住院—消化内科	302	医技—超声科	
202	住院—呼吸内科	302	医技—超声科	
…	..	…	…	

表7-11　　　　　临床服务类科室分摊医技类科室——放射科成本明细　　　　单位：元

科室编码	科室名称	人员经费	卫生材料费	房屋、通用设备折旧费	专用设备折旧费	无形资产摊销费	医疗风险基金	其他费用
101	门诊—消化内科							
102	门诊—呼吸内科							
…	…							
201	住院—消化内科							
202	住院—呼吸内科							
..	…							

表 7 - 12　　　　　　　临床服务类科室分摊医技类科室——超声科成本明细　　　单位：元

科室编码	科室名称	人员经费	卫生材料费	房屋、通用设备折旧费	专用设备折旧费	无形资产摊销费	医疗风险基金	其他费用
101	门诊—消化内科							
102	门诊—呼吸内科							
…	…							
201	住院—消化内科							
202	住院—呼吸内科							
..	…							

表 7 - 13　　　　　　　　　临床服务类科室分摊医技类科室成本　　　　　　　　单位：元

科室编码	科室名称	科室三级成本	其中	
			科室二级成本	分摊医疗技术类科室成本
101	门诊—消化内科			
102	门诊—呼吸内科			
…	…			
201	住院—消化内科			
202	住院—呼吸内科			
…	…	…	…	…

第三节　医院科室成本核算优化策略

一、加强成本管理的主动意识

面对医疗改革大趋势，医院管理方式须从过去的粗放型管理向精细化管理转变，才能抓住改革契机，获得更好的发展前景。公立医院应提高医院管理层对成本核算的重视程度，运用成熟的成本管理理念，因地制宜，提升医院成本管理的水平。通过全员参与的方式，充分发挥上至医院管理层，下至各科室员工的主观能动性。运用适当的激励手段，使员工在工作中自觉进行成本管控，形成全面且有效的成本管理机制，从而使医院成本核算管理制度落到实处，充分发挥其重要作用。

二、搭建科学的成本管理制度体系

成本管理能否在全院顺利实施依赖于是否建立了完善的成本管理制度和成本管理体系。第一，医院应特别设置成本管理部门或团队，基于医院经营目标，对成本进行的核算和分解，把成本管理中的权责落实到部门，责任到人，并设置监督流程。第二，医院要制定成本管理分析相关评价标准，并设专人对成本进行评价及管控。工作评价体系应结合成本管理指标对员工进行日常工作评价，形成逐步完善的成本管理工作流程。

三、构建精细化成本信息系统

医学领域信息更具专业性、复杂性、数据庞杂、环节众多。因此，全成本核算管理是否实现取决于信息管理系统的先进性，具体体现在大数据全成本核算信息化、科学化管理体系的建立。首先，医院应通过各子系统信息的集成对现有数据进行管理，实现医院运营产生的各种医疗数据、人力、资源、数据的高效同步及共享，充分提高数据提取的效率。其次，基于综合信息系统上的实时数据分析和处理，进一步提升了成本分析的准确性。最后，为了更好地满足医院实际发展需求，医院的成本核算信息化也需进行不断完善和持续优化，为医院成本核算工作保驾护航。

四、建设专业的成本管理队伍

有效的成本管理离不开专业的管理团队。医院可以根据其实际需要，聘请成熟的、具有丰富成本管理经验的成本管理人才，同时，针对现有财务人员组织培训，通过建立专业的成本管理团队，实现医院整体成本管理水平的提高。

五、加强与各科室的协调与沟通

成本核算工作涉及全局的工作，其技术性强，工作量大。在进行成本管理的过程中，应积极协调各部门落实各自的工作职责，收集各部门意见，完善成本核算解释机制，如实向院领导进行成本核算情况和问题的汇报。另外，除了要加强部门之间的联合协作，成本核算的对象、成本核算体系与其他管理体系的密切配合，财务纪律和准则的广泛宣传也非常必要。

六、建立成本核算绩效考核机制

严格控制成本支出，从而实现医院可持续发展，提升公立医院的综合竞争力。建立符合医院实际发展的全面成本评估机制是行之有效的方法。专职会计人员在其工作过程中，将成本分摊到各科室，并制定符合各科室实际情况和医院发展现状的绩效考核标准，以便进行定期考核①。通过将年度考核与全面成本核算考核挂钩，提高成本管理工作中各科室人员的参与度，引导大家进一步重视成本管理，从而达到降低医院成本的目的，让更多的资金更好地服务于群众、服务于医院医疗工作发展。

---

① 张春茂. 公立医院科室全成本核算存在的问题与解决对策 [J]. 经济师，2021（11）：264 – 265.

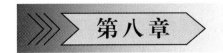

第八章

医疗服务项目成本要素构成及指数模型

第一节　医疗服务项目最小计价单元成本构成要素

一、医疗服务项目成本核算

医疗服务项目是医疗服务价格形成的基础和医疗服务供方收费依据①，我国相继发布的 2001 年版《项目规范》、2007 年版《项目规范》和 2012 年版《项目规范》，为完善医疗服务价格项目，规范医疗机构价格行为、维护患者合法权益发挥重要作用。根据医院成本核算分类，通常将医疗服务成本划分为人员经费、卫生材料费、固定资产折旧、药品费、无形资产摊销、提取医疗风险基金和其他费用，共七类。在医疗服务项目成本核算上，需要弄清楚医疗服务项目成本的基本构成要素。从成本分类看，根据政府会计准则制度等政策文件，合理界定医疗服务项目成本要素。

医院成本核算是为医院管理和决策提供有价值信息的经济管理活动，是对医疗服务活动中各项耗费进行分类、记录、归集、分配，是加强医院成本管理和提高精细化管理水平的重要手段，此外还对控制医疗费用不合理上涨和合理制定医疗服务

---

① 蒋帅，赵杰，李陈晨，等. 精准医疗服务下检验检查项目定价机制探析 [J]. 中国卫生经济，2020，39（7）：32-34.

价格等具有重要参考价值。医疗项目成本核算是以医疗服务项目为核算对象，是制定医疗服务项目价格的基本依据。医疗服务项目成本核算是建立在科室成本核算的基础上，核算方法有多种，主要包括服务当量法、作业成本法、成本因素法等。不同医疗服务项目成本核算方法的适用范围各不相同，在科室成本核算基础上，可运用作业成本法或估时作业成本法将科室成本核算到具体的医疗服务项目。

根据 2021 年《关于印发公立医院成本核算规范的通知》，医院成本主要是医院特定的成本核算对象所发生的资源耗费，包括人力资源耗费，房屋及建筑物、设备、材料等有形资产耗费，知识产权等无形资产耗费，以及其他耗费；对医院成本的核算，主要是对其业务活动中实际发生的各种资源耗费，按照确定的成本核算对象和成本项目进行归集、分配，计算确定各成本核算对象的总成本、单位成本等，并向有关使用者提供成本信息的活动。医疗服务项目成本核算分两步开展：首先确定医疗服务项目总成本，其次计算单个医疗服务项目成本。应当以临床服务类和医疗技术类科室二级分摊后成本剔除药品成本、单独收费的卫生材料成本作为医疗服务项目总成本，采用作业成本法、成本当量法、成本比例系数法等方法计算单个医疗服务项目成本[①]。结合医院经济运行和财务等相关信息，开展医疗服务成本核算结果分析。本研究重点分析医疗服务项目成本构成、成本变动的影响因素，以期制订精细化成本控制措施，推动医疗服务价格改革。

实际上，医疗服务项目成本可以由医疗服务项目的最小计价单元成本构成，换言之，医疗服务项目可以划分到不可在细分的计价地步。分析医疗服务项目最小计价单元成本，能够更深入地探讨影响医疗服务项目价格的关键要素。事实上，除了可单独收费的药品费和卫生材料费外，医疗服务项目成本应由人员经费、固定资产折旧、不可收费卫生材料费、无形资产摊销、提取医疗风险基金和其他费用六大类构成[②]。然而，考虑成本性态，可将人员经费划分为属于固定成本的人员工资福利费和属于变动成本的人员绩效奖金两大类。

二、基于成本性态的医疗服务项目成本构成要素体系

以成本变动为基础开展医疗服务价格动态监测和调整已形成理论共识。在综合借鉴政府会计制度和广泛咨询专家意见基础上，以成本性态分析和医疗服务项目成

---

① 夏萍.《公立医院成本核算规范》解析［J］. 中国农业会计，2021（5）：59–61.

② 赵要军，李建军，李淼军，等. 基于估时作业成本法的医疗服务项目二级分层成本核算模型构建及应用［J］. 中华医院管理杂志，2020，36（8）：682–686.

本要素最小计价单位为基础，探索建立了规范、统一的三级医疗服务项目成本要素及指数体系，为科学动态监测各成本要素变动情况和推进医疗服务价格动态调整提供理论基础和循证参考。

（一）成本性态

成本性态是反映资源消耗与产出的依存关系[①]，通常指成本总额与业务量相互依存的关系。在医疗服务领域中，可以利用某些技术手段，一般将医疗机构的生产成本划分为变动成本、固定成本。变动成本与医疗机构的业务服务量有正向变动关系，成本随着业务服务量的增加而上升；变动成本与医疗机构的业务服务量没有明显关系，通常情况下固定成本总额的变动不会受到医疗机构业务服务量的影响，换句话说，在医疗业务服务量增加时，固定成本总额保持稳定不变，如医务人员的基本工资往往是固定成本，不论医疗机构业务服务量增减如何，这部分的工资是要支付给医务人员的。

成本性态是成本动因分析的基础，可从短期和长期视角揭示成本形成规律，按照成本动因可将成本分为固定成本、变动成本和混合成本。成本动因是导致成本升降的主要驱动因素，支配着不同业务活动成本。从标准成本体系发展态势来看，精准的成本动因分析对于间接成本分摊、提高成本核算准确性和精准配置资源等具有重要的参考价值，也可为推动服务绩效改革和医疗服务定价提供方法学支撑[②]。

通过文献检索发现，成本性态分析已被广泛应用于企业管理中，但在医疗机构开展研究探索的应用案例鲜有报道。成本性态分析为变动成本法核算医疗机构的损益奠定基础，在进行医疗服务成本核算时，需要将医疗服务成本进行划分，如固定成本、变动成本等，将与医疗业务服务量存在依存联系的变动成本作为产品成本进行扣除，而与医疗业务服务量无关的固定成本作为期间成本进行全部扣减。实际上，在对成本性态没有正确划分前，无法利用变动成本法计算医疗机构的损益。

（二）基于成本性态的医疗项目成本构成要素分析

按照成本性态特点，将医疗服务项目成本分为固定成本和变动成本。固定成本是指在一定时期和范围内不随业务服务量增减而变动的成本，主要包括人员经费（不含绩效奖金）、固定资产折旧成本和无形资产摊销成本。变动成本是指随医疗

---

① 江蒙喜，李卫平. 基于成本习性的标准成本法在独立血液净化机构的应用研究 [J]. 中国卫生经济，2017，36（3）：90－92.

② 王晓昕，邓佳欣，许敏，等. 公立医院经营成本习性与动因研究 [J]. 卫生软科学，2020，34（5）：33－37；62.

业务服务量增减变化而呈比例增减变动的成本，主要包括人员经费中的绩效奖金、卫生材料费、医疗风险基金和其他费用[①]。

按照现行政府会计制度，结合医疗服务项目成本要素构成情况，探索建立三级医疗服务项目成本构成要素体系。其中，一级成本构成要素包括人力成本和物化劳动资料两个要素，二级成本构成要素包括固定的工资福利费、固定资产折旧、无形资产摊销和变动的绩效奖金、不可收费卫生材料、医疗风险基金和其他费用7个要素，三级医疗服务项目成本构成要素由52个组成（见表8-1）。

表 8-1　　　　　　　　　　　　医疗服务项目成本构成要素

一级项目成本构成要素（2个）	成本性态	二级项目成本构成要素（7个要素）	三级项目成本构成要素（52个要素）	成本要素来源
人力成本	固定成本	工资福利费（5个）	正高	事业单位专业技术人员基本工资标准和绩效工资参考标准
			副高	
			中级	
			初级	
			其他	
	变动成本	绩效奖金（5个）	正高	医疗机构不同职级人员税前应发数额
			副高	
			中级	
			初级	
			其他	
物化劳动资料成本	固定成本	固定资产折旧（4个）	房屋及构筑物	政府会计准则第3号固定资产
			通用设备	
			专用设备	
			其他固定资产（家具、用具及装具）	
	固定成本	无形资产摊销（6个）	专利权	政府会计准则第4号—无形资产
			商标权	
			著作权	
			土地使用权	
			非专利技术	
			应用软件	

① 张永征，崔伟萍，张琳，等.加强医院运营管理路径研究：基于医疗项目成本及病种成本核算结果应用的视角 [J].卫生经济研究，2019，36（4）：40-42.

续表

一级项目成本构成要素（2个）	成本性态	二级项目成本构成要素（7个要素）	三级项目成本构成要素（52个要素）	成本要素来源
物化劳动资料成本	变动成本	不可收费卫生材料费（4个）	医用气体	政府会计制度—行政事业单位会计科目和报表
			影像材料	
			化验材料	
			其他卫生材料	
	变动成本	提取医疗风险基金（1个）	提取医疗风险基金	
	变动成本	其他费用（27个）	办公费	政府会计制度—行政事业单位会计科目和报表
			印刷费	
			咨询费	
			手续费	
			水费	
			电费	
			邮电费	
			取暖费	
			物业管理费	
			差旅费	
			因公出国（境）费用	
			维修（护）费	
			租赁费	
			会议费	
			培训费	
			公务接待费	
			专用材料费	
			被装购置费	
			专用燃料费	
			劳务费	
			委托业务费	
			工会经费	
			福利费	
			公务用车运行维护费	
			其他交通费用	
			税金及附加费用	
			其他商品和服务支出	

1. 人员工资福利与绩效

对于知识密集型服务业，医疗服务人员费用对医疗服务项目成本的影响较大。按照正常的社会发展趋势，社会生产力提升，医疗机构工资水平会逐步提升，这也是医疗服务改革中大力提升医疗服务劳务价值水平的原因，会导致医疗机构的人力成本上升。根据《医院财务制度》要求，人员经费包括基本工资、绩效工资（津贴补贴、奖金）、社会保障缴费、住房公积金等。从医疗服务项目最小计价单元成本要素视角看，人员经费可以细分为工资、社保和绩效奖金等类别，将工资社保等其他福利合称为人员工资福利费。实际上，这并不是最小计价单元，因为某些项目可能只需要初级人员即可完成，这表明在工资福利部分，可能会因不同职称级别进一步细分为正高级人员工资、副高级人员工资、中级人员工资、初级人员工资和未定级人员工资。实际上，有些医院也可能会因职称或者职务级别对奖金进行差别支付。

在人员工资福利和绩效奖金两类上，均有正高级、副高级、中级、初级职称和其他人员5类（设定 $i=1$、2、3、4、5）。这部分费用是补偿医疗机构中医疗服务人员的活劳动价值，包括工资社保福利和绩效奖金等。

2. 固定资产折旧

根据《医院财务制度》内容，医院固定资产指单位价值在1000元及以上（其中：专业设备单位价值在1500元及以上），使用期限在一年以上（不含一年），并在使用过程中基本保持原有物质形态的资产。单位价值虽未达到规定标准，但耐用时间在一年以上（不含一年）的大批同类物资，应作为固定资产管理，包括外购的固定资产、自行建造的固定资产、融资租入的固定资产和无偿取得（如无偿调入或接受捐赠）的固定资产。

在固定资产折旧上，有房屋及构筑物、通用或专业设备、家具或用具等类别划分不同的计价单元。医疗服务项目成本最小计价单元分类标准对医疗机构的各项医疗成本的管控水平提出了更高要求。通过政策文件梳理和实际操作应用情况，经过河南省医疗服务项目成本核算组专家讨论，本研究将医疗服务项目成本要素划分为7大类（人员工资福利费、人员绩效奖金、不可收费的卫生材料费、固定资产折旧、无形资产摊销、提取医疗风险基金和其他费用）和52小类最小计价单元要素（人员工资福利费和绩效奖金各有5小类、不可收费的卫生材料费有4小类、固定资产折旧有4小类、无形资产摊销有6小类、提取医疗风险基金仅1类、其他费用有27小类）。

固定资产折旧划分为有房屋及构筑物、通用设备、专用设备、其他固定资产（家具、用具及装具）4类，设定 $i=1$、2、3、4。这部分费用是固定资产在一定时期内将其使用价值转移到医疗服务中的价值货币表现。其中，房屋及构筑物主要指提供医疗服务的工作场所和非居住功能的人工构筑物，如水塔、污水处理池；通用设备主要指办公事务用的通用性设备，如被服装具、消防器材、办公器械、计算机设备等；专用设备主要指各种具有专门性能和专门用途的设备，包括医疗器械、诊察器械及诊断仪器、医用射线设备、医用生化化验仪器、体外循环设备及装置、手术设备、急救设备、病房设备、消毒室设备等。

3. 无形资产摊销

根据《医院财务制度》内容，无形资产是指不具有实物形态而能为医院提供某种权利的资产。包括专利权、著作权、版权、土地使用权、非专利技术、商誉、医院购入的不构成相关硬件不可缺少组成部分的应用软件及其他财产权利等。对于医院购入的无形资产，要按照实际支付的价款计价。医院自行开发并依法申请取得的无形资产，要按依法取得时发生的注册费、聘请律师费等支出计价。医院接受捐赠的无形资产，按捐赠方提供的资料或同类无形资产估价计价。然而商誉除合作外，不得作价入账。

在无形资产摊销上，有专利权、商标权、著作权、土地使用权、非专利技术、应用软件 6 类（设定 $i = 1$、2、3、4、5、6）。这部分费用是无形资产原值在有效期内的摊销值。其中，专利权属于知识产权的一种，包括发明、实用新型和外观设计三类，主要指政府有关部门向发明人授予的在一定期限内生产、销售或以其他方式使用发明的排他权利；商标权主要指民事主体享有的在特定的商品或服务上以区分来源为目的的排他性使用特定标志的权利；著作权又称版权，主要指医务人员对其创作的医学科学技术作品等所享有的专有权利；土地使用权主要指医疗机构依照法定程序或依约定对国有土地或农民集体土地所享有的占有、利用、收益和有限处分的权利；非专利技术主要指不为外界所知的、在医院生产经营活动中已采用了的、不享有法律保护的各种医学技术和经验，如独特的技术设计、医学配方、服务技能等技术工艺诀窍、技术秘密等；应用软件主要指用户可以使用的各种程序设计语言，以及用各种程序设计语言编制的应用程序的集合，分为应用软件包和用户程序，如掌上医院 App。

4. 医疗风险基金提取

在医院净资产中，专用基金是医院按照规定设置、提取具有专门用途的净资产，包括医疗风险基金等。医疗风险基金是指从医疗支出中计提、专门用于支付医院购买医疗风险保险发生的支出或实际发生的医疗事故赔偿的资金。医院累计提取的医疗风险基金比例不应超过当年医疗收入的 1‰ ~ 3‰。具体比例可由各省（自治区、直辖市）财政部门会同主管部门（或举办单位）根据当地实际情况制定。

由于医院的医疗支出额较大，提取的医疗风险金不能逐年叠加滚存，每年医疗风险基金的余额不应超过当年医疗收入的1‰~3‰。通过医院调查发现，大多数医院采用2‰的提取方式。在提取医疗风险基金上，只有本身1类（设定$i=1$）。

5. 不可收费的卫生材料费

一些不可收费材料的使用主要在医疗机构的检验科、病理科、核医学科、CT室等，其使用的不可收费材料包括可重复使用的（如旋切探针、超声刀头等）与不可重复使用的（如透析液、血糖试纸、一次性注射器、血凝杯、干式激光胶片）。在不可收费的卫生材料费上，有不可收费的医用气体、影像材料、化验材料和其他卫生材料4类（设定$i=1、2、3、4$）。医用气体主要指医疗过程中用于治疗、麻醉和驱动等使用的气体，如氧气、氮气、二氧化碳等；影像材料主要指用于以非侵入方式取得人体或人体部分内部组织影像所需要的医用材料；化验材料主要指用于依托实验室技术、医学仪器设备等提供检验检查服务所需的医用材料。不可收费卫生材料成本要素变动情况主要通过代表性品种的成本要素变动情况来反映，这表明代表性品种的选择是否合理直接影响医疗服务成本要素价格指数计算的准确性，其通常要遵循一些选择原则：一是要在成本要素指数测量年度内经常使用的不可收费耗材；二是选择对成本影响较大、消耗金额较大的物品；三是能够反映出代表品种的使用结构，选择每种不可收费类型中最具代表性的品种，保证每类成本要素代表性产品结构合理。

6. 其他费用

在其他费用上，有办公费、印刷费、咨询费、手续费、水费、电费、邮电费、取暖费、物业管理费、差旅费、因公出国（境）费、维修（护）费、租赁费、会议费、培训费、公务接待费、专用材料费、被装购置费、专用燃料费、劳务费、委托业务费、工会经费、福利费、公务用车运行维护费、其他交通费用、税金及附加费用、其他商品和服务费用27类（设定$i=1，2，…，27$）。

三、医疗服务项目成本构成要素体系评述

以成本性态为基础建立三级医疗服务成本要素体系，明确了人力消耗和物化劳动资料消耗、固定成本和变动成本以及三级成本要素最小计价单元构成。同时，明确了各成本构成要素的政策依据以及界定标准，为统一、科学和规范测算医疗服务项目成本以及开展各成本构成要素分析提供了规范化模板，为实现医疗服务成本要素的动态成本监测提供了理论基础。

在科学测算各医疗服务成本要素成本基础上，运用指数计算方法，可动态测算

各医疗服务成本构成要素变动指数，对建立以成本为基础的医疗服务价格动态调整提供循证数据支撑。在科学设定启动条件和阈值的基础上，依据区域内同级医疗机构综合成本指数变动情况，与同期 CPI 增长、GDP 增长、财政补偿水平、人均可支配收入以及医保基金增长等因素进行对比分析后，可适时提出启动开展医疗服务价格动态调整的政策建议。另外，医疗服务成本要素指数变动趋势，可为分析医院各成本构成要素变动情况提供数据基础，对精准匹配医疗资源、开展精细化预算管理、成本管理和绩效管理提供方法学支撑和科学的管理工具。

第二节　医疗服务项目成本要素指数模型与测算方法

一、医疗服务成本要素价格指数

（一）价格指数基本内含

指数通常是用来描述某现象在数量上变化程度和趋势的一种分析方法，较常用在物价变动方面，其最早用来反映物价指数，之后反映经济现象的对比的相对数。物价指数通常指物价总指数，用来说明全部商品价格的变动，是指反映不同时期商品价格水平变化方向、变动过程的一种经济指数，而特定物价指数是用来说明某一种商品的价格变动。一般来说，所有的相对数都可称为指数，或者反映某一要素在数量上的综合变动程度相对数。因此，它反映一种动态的相对数，尤其是商品价格或其他经济变量在不同时期的价格变动情况，这种相对数可以反映在时间上，也可以反映空间上的对比。

价格指数通常可划分为个体指数、类指数和总指数。其中，（1）个体指数反映某一商品或服务价格水平升降变化程度的指数，即单一事物的变化情况。如某种商品销售量指数、个别商品价格指数、单个产品成本指数、某一服务项目成本指数等，都是个体指数，一般将两个相同领域内容的数量指标相对比即可获得个体指数。（2）类指数，又称组指数，反映某一类商品或服务价格水平变动趋势和程度的相对数指标。在进行实际计算时，往往采用加权指数法，以考虑不同对象的不同权重，由个体指数进行加权平均形成平均数指数。（3）总指数，反映多种事物综合的动态变化的比较指标，也是对类指数的加权结果。

实际上，按照全国医疗服务价格项目规范和省级确定的收费标准，弥补医疗机构服务成本。然而，医疗项目收费标准往往不会逐年调整，而医疗机构的人力成本提升、医用物资价格上涨等部分成本变化，会导致医疗机构实际成本不断变化且往往呈现增长趋势，医疗机构承担着较大的成本压力，影响医院发展。应运而生的补偿机制改革策略，旨在推动医院良性发展。价格补偿的核心是弄清楚医疗服务的价值规律，价格制定要以成本为核心，深度剖析各类成本要素是合理制定价格的关键。

因此，本书旨在搞清楚医疗服务成本要素的变化情况，弄明白每年医疗服务成本变动趋势与核算方式。根据成本变动指数去调整部分医疗服务项目价格，这需要对医疗服务成本要素进行测算。影响医疗服务成本变化的因素较多，比如医疗技术进步、医疗设备更新、人员工资变化、医用物品价格、社会经济水平、各类物价水平等。建立一套医疗服务项目最小计价单元成本指数测算模型能够有效指导医疗机构及时掌握医疗成本变化情况，为医疗服务定价和医疗成本管控等提供有力支撑。

（二）医疗服务成本要素价格指数及测算思路

医疗服务成本要素价格指数是反映每个层级成本价格变化的指标，是以某一年为基准年，以不同时期的某类成品要素价格为基础计算得来的。设定基准年某个成本价格要素价格为 60 元，某年度该成本要素价格为 90 元，则该年度该成本要素价格指数为：（90/60）×100 = 150。根据医疗服务项目成本要素组成情况，可构建三级医疗服务项目成本要素价格指数体系，其中一级项目成本要素价格指数 2 个，二级项目成本要素价格指数 7 个，三级项目成本要素价格指数 52 个。

根据各级成本构成要素特点，可采用不同方法计算各级成本要素价格指数。其中三级 52 个成本构成要素价格指数由测算年度除以基期值乘以 100 得到，具体构成要素价格从医疗机构采供系统或财务报表获取；二级 7 个成本构成要素价格指数由其构成的三级成本要素价格指数加权求和后计算得到；一级 2 个成本构成要素价格指数由其构成的二级成本要素价格指数加权后计算得到。可据此方法计算单个医疗机构，也可计算区域内多家医疗机构的成本要素价格指数，为动态监测医疗服务成本变动情况提供数据基础。

二、医疗服务项目最小计价单元成本要素价格指数

根据物价指数分类依据[①]，医疗服务项目成本要素价格指数可分为个体指数（CI）、类指数（CGI）和总指数（CTI），分别反映某一商品或服务、某类商品或

---

① 张一耿，任才方．怎样正确理解和运用物价指数［J］．统计研究，1988（5）：41 – 44.

服务、全部商品或服务的价格水平变化程度的指数，其计算方式：以上一期为基期的环比指数，反映医疗服务项目最小计价单元价格水平逐期变动情况和各期均以同一时期为基期所编制的定基价格指数等。实际上，定基价格指数和环比价格指数之间有着密切的联系，如果不需加权或按同一个权数加权，那么各个时期的环比指数连乘之积等于定基价格指数，环比价格指数也可通过定基价格指数相除求得。本书主要借鉴学者测算依据和方法[①]，并结合现行政策，分析结果如下：

（一）医疗服务项目最小计价单元成本要素价格个体指数计算方法

本书按医疗服务项目最小计价单元成本要素定基价格指数进行测算，通常以基准年（假设为第 0 年）指数为 100，测算第 i 年的成本要素价格指数（i 为大于 0 的整数），以探索医疗服务成本要素长期动态及其发展变化过程。例如，基准年某类成本要素的价格为 60 元，第二年该类成本要素的价格为 80 元，则基准年该类成本要素价格指数为 100，该年度该类成本要素价格指数为 $（65 \div 60）\times 100 = 108.33$。考虑医疗服务项目成本中不可收费的卫生材料受到外部市场价格影响，则将不可收费的卫生材料成本指数单独计算。因此，医疗服务成本要素价格指数分为两类：

（1）医疗服务成本中的人员工资福利费、人员绩效奖金、固定资产折旧、无形资产摊销、提取医疗风险基金和其他费用的最小计价单元成本要素价格指数，其计算公式为：

$$CI_{ij} = \frac{E_{ij}/N_i}{E_{0j}/N_0} \times 100 \tag{8.1}$$

其中，变量含义如表 8 - 2 所示。

为了保证年度成本变化的可比性，表 8 - 2 中的固定资产折旧、无形资产摊销、提取医疗风险基金、其他费用等，均采用某单位业务量的要素价格来计算相应的成本要素指数。比如，固定资产种类繁多、规格不一、更新频繁等，其成本要素价格指数的权重折算非常困难，而且同一地区内各医院不是同一时间购买固定资产类物资，其价格变化不一情况会导致年度成本要素价格指数的不一致性；同时，折旧会受到服务量、技术进步等因素影响，其折旧值直接比较会导致成本变动结果存在差异性。考虑到所有的固定资产都是为提供医疗服务而存在的，医疗服务又可分为住院服务和门急诊服务 2 大类，同时住院服务量和门急诊服务量具有相关性，因此为

---

① 董树山，刘兴柱，陈宁姗，等. 医院医疗服务成本指数测算方法的研究 [J]. 中国卫生事业管理，1998，8：412 - 414.

更好测算固定资产成本价格指数，拟将医疗机构的门诊服务折算为住院服务。本书通过门急诊和住院服务单位业务量收入来将门急诊人次换算成统一的出院者占用总床日数，获得"患者占床日折算值"，其计算公式为：

医院患者占床日折算值 = 出院者占用总床日数 + (门急诊人次数 × 折算系数)

$$折算系数 = \left(\frac{门急诊收入}{门急诊人次数}\right) \div \left(\frac{住院收入}{出院者占用总床日数}\right)$$

最终，医院患者占床日折算值 = 出院者占用总床日数 × [1 + (门急诊收入 ÷ 住院收入)]

表 8 - 2　　　　　　　　医疗服务项目最小计价单元成本要素价格指数

计算公式（8.1）中各变量的含义

CI_{ij}	E_{ij}	N_i	E_{0j}	N_0	j
第 i 年第 j 类人员经费中工资福利费要素指数	第 i 年第 j 类人员经费中工资福利支出总额	第 i 年第 j 类人员总数	第 0 年（基期）第 j 类人员经费中工资福利支出总额	第 0 年（基期）第 j 类人员总数	j = 1, 2, 3, 4, 5
第 i 年第 j 类人员经费中绩效奖金要素指数	第 i 年第 j 类人员经费中绩效奖金支出总额	第 i 年第 j 类人员总数	第 0 年（基期）第 j 类人员经费中绩效奖金支出总额	第 0 年（基期）第 j 类人员总数	j = 1, 2, 3, 4, 5
第 i 年第 j 类固定资产成本要素指数	第 i 年第 j 类固定资产折旧额	第 i 年医院患者占床日折算值	第 0 年（基期）第 j 类固定资产折旧额	第 0 年（基期）医院患者占床日折算值	j = 1, 2, 3, 4
第 i 年第 j 类无形资产摊销成本要素指数	第 i 年第 j 类无形资产摊销额	第 i 年医院患者占床日折算值	第 0 年（基期）第 j 类无形资产摊销额	第 0 年（基期）医院患者占床日折算值	j = 1, 2, 3, 4, 5, 6
第 i 年第 j 类提取医疗风险基金成本要素指数	第 i 年第 j 类提取医疗风险基金额	第 i 年医院患者占床日折算值	第 0 年（基期）第 j 类提取医疗风险基金额	第 0 年（基期）医院患者占床日折算值	j = 1
第 i 年第 j 类其他费用成本要素指数	第 i 年第 j 类其他费用总额	第 i 年医院患者占床日折算值	第 0 年（基期）第 j 类其他费用总额	第 0 年（基期）医院患者占床日折算值	j = 1, 2, 3, …, 27

（2）医疗服务成本中的不可收费卫生材料费的最小计价单元成本要素价格指数（见表 8 - 3），其计算公式为：

$$CI_{ij} = \sum_{k=1}^{n} \frac{P_{ijk}}{P_{0j}} \times \frac{E_{ijk}}{\sum_{k=1}^{n} E_{ijk}} \tag{8.2}$$

表8-3　最小计价单元成本要素价格指数计算公式（8.2）中的变量含义

CI_{ij}	k	P_{ijk}	P_{0j}	E_{ijk}	j
第 i 年第 j 类不可收费卫生材料成本要素指数	第 i 年第 j 类不可收费卫生材料中第 k 种代表品种	第 i 年第 i 类不可收费卫生材料中代表性品种的价格	第 0 年（基期）第 j 类不可收费卫生材料中该代表性品种的价格	第 i 年第 j 类不可收费卫生材料中该代表性品种的实际消耗金额	$j-1, 2, 3, 4$ $k = 1, 2, \cdots, n$

不可收费卫生材料通常价值相对偏低，应当使用且无法单独收费等材料，包括内含一次性耗材（如输液针、染色剂、耦合剂）和低值耗材（如酒精、碘酒、棉签、纱布）。因此，在选择代表品种时，应按照不同类别成本要素中使用量大、成本消耗金额大、不能单独收费、每类成本要素代表性产品结构合理的原则，选取代表品种。具体操作方式为按照区域内医疗服务项目类别及其专业归属，选取区域内样本医院的每一类项目所属专业领域内的专家 3~5 名；由专家明确该项目成本要素中不能单独收费的卫生材料及单位使用量，并按照单位使用量大小排名，选择使用量最多的前三位品种，将其作为代表品种。

（二）医疗服务项目成本要素价格类指数计算方法

医疗服务项目成本要素价格类指数（CGI）是由上述医疗服务项目成本要素价格的个体指数加权平均所得，权重值 W_{ij} 为第 i 年第 j 类要素的价格占各类别要素价格总额，其计算公式为：

$$CGI_{ij} = \sum_{j=1}^{i} CI_{ij} \times W_{ij} \tag{8.3}$$

$$W_{ij} = \frac{E_{ij}}{\sum_{j=1}^{i} E_{ij}} \tag{8.4}$$

其中，医疗服务项目成本要素价格类指数 CGI 的权重 W_{ij}，式（8.3）和式（8.4）中各变量含义如表8-4所示。权重是为了反映各类因素对该医疗服务项目成本要素变化的影响大小，也就是说除了该要素价格变化影响成本价格指数因素外，每种要素消耗费用也是影响成本要素指数因素，因此需要引入成本要素指数权重这一变量。

表 8 - 4 　　　　 医疗服务项目成本要素价格类指数计算公式 (8.3) 和
公式 (8.4) 中的变量含义

W_{ij}	E_{ij}	j
第 i 年第 j 类人员经费中工资福利费要素的权重	第 i 年第 j 类人员经费中人均工资福利费	$j = 1, 2, 3, 4, 5$
第 i 年第 j 类人员经费中绩效奖金要素的权重	第 i 年第 j 类人员经费中人均绩效奖金	$j = 1, 2, 3, 4, 5$
第 i 年第 j 类固定资产成本要素的权重	第 i 年第 j 类固定资产成本要素折旧值	$j = 1, 2, 3, 4$
第 i 年第 j 类无形资产摊销成本要素的权重	第 i 年第 j 类无形资产摊销成本要素值	$j = 1, 2, 3, 4, 5, 6$
第 i 年第 j 类提取医疗风险基金成本要素的权重	第 i 年第 j 类提取医疗风险基金成本要素值	$j = 1$
第 i 年第 j 类其他费用成本要素的权重	第 i 年第 j 类其他费用要素成本值	$j = 1, 2, 3, \cdots, 27$
第 i 年第 j 类不可收费卫生材料成本要素的权重	第 i 年第 j 类不可收费卫生材料成本要素支出额	$j = 1, 2, 3, 4$

(三) 医疗服务项目成本要素价格总指数计算方法

医疗服务项目成本要素价格总指数 (CTI) 是由对上述医疗服务项目成本要素的类指数加权求和所得, 其计算公式为:

$$CTI_i = \sum_{j=1}^{7} CGI_{ij} \times V_{ij}$$

其中, CTI_i 为第 i 年医疗服务项目成本要素价格总指数; CGI_{ij} 为第 i 年第 j 类医疗服务项目成本要素价格类指数; V_{ij} 为第 i 年第 j 类医疗服务项目成本的权重, 其计算公式为:

$$V_{ij} = \frac{\text{第} i \text{年第} j \text{类医疗服务成本值(支出额)}}{\sum_{j=1}^{7} \text{该年第} j \text{类医疗服务成本值(支出额)}}$$

综上所述, 根据上述公式可以计算出每家医院各年度的各类成本要素价格个体指数、类指数和总指数。进一步测算区域内所有医院的成本要素价格平均指数, 可以将区域内的医院对应要素的成本变量相加, 然后再按照上述方法获得价格平均指数。

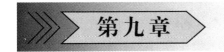

第九章

医疗服务项目中技术劳务要素标准成本测算

第一节 医疗服务项目技术难度和风险程度概述

医疗服务项目是医疗服务活动的最小单元，也是医疗服务价格形成的基本依据。2012 年版《项目规范》是在 2001 年版《项目规范》和 2007 年版《项目规范》的基础上进一步规范名称、完善内含、拆分项目等。同时，还新增了能够体现医疗服务人员技术劳务价值的重要要素，包括基本人力消耗和耗时、技术难度、风险程度等。目的就是在医疗服务项目中体现技术劳务价值，使医疗服务人员技术劳务价值不仅能够得到更真实、合理的体现，还能为定价部门科学定价提供有力依据。

根据 2012 年版《项目规范》及其工作手册内容，医疗服务项目包括综合医疗服务类、诊断类、治疗类、康复类、辅助操作类、中医类 6 个类别 11 个章节的9360 个终极项目。医疗服务价格项目由项目编码、项目名称、项目内含、内含一次性耗材、除外内容、低值耗材、基本人力消耗及耗时、技术难度、风险程度、计价单位、计价说明 11 个要素构成。

一、技术难度和风险程度的基本内含

（一）技术难度

技术是人类改造自然的各种手段的总和，一方面是"软件"性的工艺，包括

操作方法、劳动技能、作业程序等；另一方面是"硬件"性的物质手段，包括工具、设备等技术是人类对自然规律的自觉运用，它延长和发展人的智力和体力，是生产力的直接要素。技术可理解为人类在认识自然和利用自然的过程中积累起来并在生产劳动中体现出来的经验和知识，也泛指其他操作方面的技巧。按使用领域，技术主要分类为工业技术、农业技术、医疗技术等。

医疗技术是医疗活动中采用的各种技术的总称，是医学体系的重要组成部分。医学既是一门科学又是一门技术，是科学和技术的统一体。医疗技术的核心内容是诊断技术和治疗技术，同时也包括科研（特别是实验）技术、药品和医疗器械生产技术、卫生保健技术等。医疗技术可理解为医疗机构及其医疗服务人员以诊断和治疗疾病为目的，对疾病作出判断和消除疾病、缓解病情、减轻痛苦、改善功能、延长生命、帮助患者恢复健康而采取的诊断、治疗措施。

医疗服务的"技术难度"是根据医疗服务项目的复杂程度、技术投入程度及操作者技术要求（包括医生、护士、技术员等操作者技术职称、技术投入程度、专业操作培训成本）等因素综合评价得到的各医疗服务项目技术操作相对难易程度。技术难度分为诊疗操作的复杂程度和技术投入两个方面，是医疗服务项目操作的难度系数和物耗投入多少的衡量标准。

（二）风险程度

一般地，风险是指在某一特定环境下、某一特定时间段内，某种损失发生的可能性，其构成要素包括风险因素、风险事故和风险损失等。风险因素是指推动风险事故发生或者是增加风险事故发生的概率的诱因，可以被分为有形的和无形的两种类别；风险事故是指导致人身伤害或者是财产损失的事件本身，会直接或是间接地导致损失发生；风险损失是指非有意的、没有预测到或没有计划的经济损失，包括直接的和间接的损失。总之，在某一特定时间段里，人们所期望达到的目标和实际出现的结果之间产生的差距称其为风险。

医疗服务领域内同样存在风险，通常称为医疗风险。关于医疗风险的概念，目前国内尚无统一的准确表述。一般地，医疗风险是指使患方或医方遭受伤害的可能性，或者指在医疗过程中可能发生医疗目的之外的危险因素，而这种因素虽然存在，但不一定会造成不良后果。实际上，医疗风险贯穿于医疗活动的全过程。在医疗服务过程中，医疗服务人员无法把握不能确定的事故发生从而导致损失的不确定性。它具有客观性、永恒性和危害性。医疗风险指医疗行为过程中医患双方必须面对和可能承担的风险，主要包括医疗意外、医疗并发症（含疾病可能的并发症）、医疗差错和医疗事故等。

医疗服务的"风险程度"是指依据综合评估操作中患者发生并发症概率或产生不良后果的严重程度确定的各医疗服务价格项目技术操作相对风险程度。风险程度分为并发症发生概率和并发症严重程度两个方面。这种风险程度不含医疗差错和医疗事故的严重程度。

综上所述，技术难度主要反映医疗服务项目的技术复杂程度和投入力度及项目操作难度等，而风险程度主要反映医疗服务操作过程中患者发生并发症概率及产生不利后果严重程度的综合评判结果，其中技术难度和风险程度值在内科、外科和医技 3 大系统内部达到了平衡。在人力成本测算中，除了通过不同方法确定的人力消耗单位成本外，还应充分考虑技术难度、风险程度和基本人力及耗时这 3 个核心要素，但目前尚未形成医疗服务项目人力劳务价值标准成本测算模式。

二、技术难度和风险程度特点分析

医疗服务项目定价的基本要素是由低值耗材、内含一次性耗材、基本人力消耗及耗时、技术难度、风险程度共同构成。在众多影响因素中，技术难度和风险程度是医疗服务项目定价的重要因素。

为了能够在项目价格中正确体现医疗服务人员技术劳务价值，根据医疗服务人员技术水平的要求、劳动强度及所投入的科研、培训、教育费用进行科学的界定与评判，2012 年版《项目规范》明确了医疗服务项目的技术难度、风险程度并赋予了相应的数值。

在 2012 年版《项目规范》中，对技术难度和风险程度赋值的项目共计 8234 项，占全部 9360 项医疗服务项目的 87.97%，对于技术劳务参与较少或过多依赖设备的项目技术难度和风险程度未进行赋值，如床位费、实验室诊断、辅助操作等项目。

"技术难度"和"风险程度"是由字母和数字组成的，其中字母代表系统和专业，数字代表技术和风险的分值。外科、内科、医技、综合、放疗、牙科、精神、理疗、康复、麻醉、中医专业的项目的技术难度和风险程度在本专业内按 1 ~ 100 分赋值，数字越大，代表技术难度风险程度就越高，反之越低。系统和专业标识：外科系统 – a、内科系统 – b、医技系统 – c、综合 – d、放疗 – e、牙科 – f、精神 – g、理疗 – h、康复 – j、麻醉 – k、中医 – m。

例如，编码为 HTG73501 项目（经腹腔镜宫颈肌瘤切除术）的技术难度为 a75，风险程度为 a59，表示此项目为外科系统，技术难度分值 75，风险程度分值 59；编码为 ACBF0001（新生儿监测的技术）的技术难度为 b35，风险程度为 b23，表示此项目为内科系统，技术难度分值 35，风险程度分值 23；编码为 BBAE0001（妇科液基薄层细胞学检查与诊断）的技术难度为 c34，风险程度为 c47，表示此项目为医技系统，技术难度分值 34，风险程度分值 47；编码为 ABGE0001（一般灌肠）的技术难度为 d50，风险程度为 d40，表示此项目为综合系统，技术难度分值 50，风险程度分值 40。其他系统项目的技术难度和风险程度赋值代表的意义均如此。

三、技术难度和风险程度对医疗服务项目定价的影响

医疗服务是一项高技术、高风险性的服务。医疗服务技术劳务价值要考虑人工成本、复杂劳动程度、风险程度等因素。医疗服务项目成本中人力成本的比重很高，因此人力成本核算的准确性很大程度上决定了整个医疗服务项目成本核算的准确性。

在医疗服务项目成本测算中，人力成本分摊一般按照参与医护人员的数量和与其相关的薪酬福利收入及项目的操作时长来获取，这些是人力成本的显性成本，包括医疗服务人员的劳务消耗，也符合价值规律中关于价值量是由社会必要劳动时间决定的要求。但是，医疗服务不同于企业一般劳动者所提供的劳务，它是一项高技术和高风险的特殊复杂劳动，医疗服务过程中医疗服务人员投入了很多的体力和脑力劳动，还包括了医疗服务人员的培养成本等。医疗服务过程中的风险更多是不可知和不可控的，诸如此类的隐性成本也应该在项目价格中有所体现。这时，医疗服务项目的技术难度和风险程度就显得尤为重要。

医疗服务项目因技术难度和风险程度不同收费也应有高低之分。不同医疗服务项目即使耗费的时间和人员相同，但技术难度和风险程度不同，其投入的单位人力价值也是不同的，因此，在医疗服务项目中体现技术价值和风险价值是非常必要的。换而言之，如果不考虑技术难度及风险程度，也就不能充分体现医疗服务人员的劳务价值，测算出来的成本对医疗服务项目的定价参考意义就不大。

四、技术难度和风险程度赋值平衡的重要性

技术难度和风险程度是医疗服务项目技术劳务价值的重要体现，也是医疗服务项目定价的关键点。如何科学地对医疗服务项目的技术难度和风险程度赋值，并使医疗服务项目在专业内和专业间获得可比且具有平衡性的、各类医疗服务人员均认可的技术难度和风险程度值，成为下一步测算医疗服务项目成本标准化、合理化的难点。

技术难度和风险程度的赋值是相对的，需要对医疗服务项目的技术难度和风险程度赋值进行平衡处理。通过以不同专业相似或相同项目的技术难度和风险程度赋值为基础，借助串联法，取不同专业的几何平均数作为相同项目的最终技术难度和风险程度值。

现行的儿科医疗服务项目的价格，难以从技术难度和风险程度上充分体现儿科医疗服务人员的劳务价值，导致儿科医疗服务人员薪酬水平较低，所以定价部门在科学、合理制定或调整医疗服务项目价格前，必要前提是对项目的技术难度和风险程度赋值做好专业内、专业间的平衡，理顺项目间、专业间的比价关系。比价关系理顺了，不仅可以正面回应医疗机构和医疗服务人员关于体现技术劳务价值的诉求，有助于激励医疗服务人员不断提高医疗技术，还能促进医疗机构向内含式高质量方向转变，更好地发挥医疗机构的专业优势和能动作用。

总之，技术难度和风险程度是相对主观衡量指标，如何科学为医疗服务项目的技术难度和风险程度赋值，并能得到行业内的认可，发挥好杠杆功能，成为定价部门量化、平衡医疗服务项目的技术、劳务和风险的难点。

医疗服务人员劳务价值标准成本是深化医疗服务价格改革的重要内容，基本人力消耗及耗时、技术难度和风险程度等是体现医疗服务人员劳务价值的关键要素。技术难度和风险程度相对合理、准确的赋值对医疗服务项目的定价具有重要的现实意义，需要进一步研究、测算、比较，逐步形成更具科学性、合理性的技术与风险分值调整机制。

同时，相关部门还要尽快建立以成本为基础的医疗服务价格动态调整机制，以此适应新技术的不断发展与更新，与时俱进的调整项目内容与平衡项目赋值。逐步理顺医疗服务项目间的比价关系，在充分体现医疗服务人员技术劳务价值的同时，有助于推动医院高质量发展。

第二节　医疗服务项目技术劳务测算模型比较

一、医疗服务项目医疗服务人员标准劳务成本测算模式

（一）医疗服务人员标准劳务成本基本概述

医疗服务人员劳务成本指医疗机构医疗服务人员提供医疗服务劳务作业而发生的成本消耗，或者指医疗劳务在实现过程中劳动的消耗，包括直接消耗和间接消

耗。直接成本主要是医疗服务人员劳动直接所得的工资、奖金、加班费、津贴等；间接成本主要是医疗服务人员付出但没有直接所得的社会保险、住房公积金、职业年金等；实际上，为提升医疗服务人员数量或者医疗服务能力而支出的成本，包括招聘费、培训费、进修补贴等，也称为人力资源开发成本。

不同于平均劳务成本，医疗服务人员标准劳务成本是指医疗服务中人力成本的目标值，其是在当前医疗技术水平下，医疗卫生服务中人力资源消耗的合理成本。这种劳务标准成本是在成本核算基础上，结合该领域专家的客观意见而制定出来的科学合理的人力成本标准值，因此，医疗服务人员标准劳务成本是指医疗服务成本核算要素中的人力成本标准值。

（二）医疗服务项目医疗服务人员标准劳务成本测算模式

1. 原有标准劳务成本测算方法

通过文献研究发现，有学者给出了标准劳务成本的测算方式，以下为具体思路：

首先，参考工业上的"标准工时"，设想把每一个项目操作过程都看作一条流水线，而流水线上的每一个"工序"是由该领域专家制定出用工时间和数量的标准值；同时，区别计算不同职称水平的医务人员项目标准用工数量。

其次，确定每小时的标准工资率，标准小时工资率＝医疗服务人员标准月工资总额÷有效工作时长总数，而有效工作时长总数＝医疗服务人员每月有效工作总天数×每天有效工作小时数，且每月有效工作总天数和每天有效工作小时数都是由专家咨询确定的。

最后，根据某项目消耗的医疗服务人员数和操作该项目所花费的时长（小时），测算出该项目的标准劳务成本，即标准劳务成本＝项目消耗的医疗服务人员数×操作该项目所花费的时长×标准小时工资率。若考虑不同职称的人员，则有某项目标准劳务成本＝$\sum$（不同职称人员数×各职称人员操作该项目所耗时长×相应的标准小时工资率）。

2. 基于估时作业法的标准劳务成本测算方法

根据河南省医疗服务项目成本核算要求，采用本省域内样本医疗机构真实世界成本数据开展人力成本测算。采集不同类别、不同级别医疗机构人员经费等成本数据，并对数据进行深度清洗。进一步按照国家提倡的分项逐级分步结转法，将院级成本分摊到科室成本。通常将扣除药品费和单独收费的卫生材料费用后的临床服务类或医疗技术类科室成本作为该科室的医疗服务项目总成本，而人力成本则为直接成本，即将直接归集或分摊后的科室人力成本作为该科室的医疗服务项目的人力总成本。

在医疗服务项目标准劳务成本测算上，引入社会必要劳动时间，采用估时作业成本法测算出不同系统和类别医疗服务项目、不同职称医师人员的成本消耗值（产能成本率），即医疗服务项目的标准人力成本。具体做法：通过调研科室专业人员的实际操作流程，精准而全面地将医疗服务项目划分为若干个流程标准化作业；对每一项作业的成本进行归集，确定每个作业的资源成本和作业成本动因，核算每个作业成本；根据项目作业划分标准，累计其包含的所有作业成本，获得医疗服务项目的单位成本。其中，通过提取医疗服务项目的人力成本，获得某医疗服务项目的基本人力标准成本。

二、项目技术难度和风险程度要素的应用模式探索

如何有效利用项目技术难度和风险程度指标是医疗服务项目人力技术劳务价值体现的关键，但当前尚未形成统一的医疗服务项目技术难度和风险程度在医疗服务项目成本测算中的应用模式。

（一）项目技术难度和风险程度要素的应用情况

通过对已有文献的梳理研究，探索2012年版《项目规范》中技术难度和风险程度的应用情况。具体包括三种类型：

1. 项目技术难度和风险程度分值经处理后相乘

邹俐爱等（2013）认为医疗服务项目需要哪种技术职称级别（如医生职称级别）的医疗服务人员与这个医疗服务项目的技术难度和风险程度有关，这表明通过某医疗服务项目的技术难度和风险程度可为测算该项目的人力标准成本奠定基础。该学者用技术难度和风险程度来调整初级和正高级别医生的标准每小时劳务成本差值，可理解为该部分成本差是由技术难度和风险程度引起的。在进行技术难度和风险程度值转化时，将原有技术难度值（j）和风险程度值（f）分别除以100，获得技术难度系数和风险程度系数，然后将两者系数相乘后作为医疗服务项目的技术劳务调节系数（$j \times f/10000$）。基本思路：最低级别医生即初级医生的标准每小时劳务成本为$S1$，最高级别医生即正高医生的标准每小时劳务成本是$S2$，则执行医疗服务项目的医生的劳务成本在$S1$和$S2$之间。j为技术难度分值，f为风险程度分值。某医疗服务项目人力技术劳务成本计算公式为$S = S1 + (S2 - S1) \times (j \times f/10000) \times 0.5$。

蒋帅（2018）通过对医疗服务项目人力成本测算时，提出一种测算思路：当参考医疗服务项目标准劳务成本是由社会平均期望工资测算来的，即用以社会平均

期望工资测算出的医疗服务技术劳务价值（基础劳务成本）来反映平均技术难度或风险程度下的医疗服务项目人力成本，则将技术难度和风险程度平均值（50）作为参考系数，则原有技术难度值（j）和风险程度值（f）分别除以50，获得技术难度系数和风险程度系数，最终某医疗服务项目的技术劳务成本的技术难度和风险程度调节系数为（$j \times f/2500$）。基本思路：以社会平均期望工资作为医疗服务项目基本人力成本标准 C，将项目技术难度和风险程度原始分值÷50进行校正，获得相应的技术难度和风险程度系数（Kd 和 Kr）。项目需要的医务人员数为 N，基本耗时 T，某医疗服务项目人力技术劳务成本计算公式：人力成本 = $C \times N \times T \times Kd \times Kr$。

金春林等（2016）提出将基线项目的原有技术难度值（j）和风险程度值（f）直接相乘，某项目的原有技术难度值（j'）和风险程度值（f'）直接相乘，再使用技术难度和风险程度的权重 a，来调整二者的乘积之比，即 $a \times (j \times f)/(j' \times f')$。最终某医疗服务项目的技术劳务成本的技术难度和风险程度调节系数为 $1 + a \times (j \times f)/(j' \times f')$。基本思路：各级医院各类医生目标薪酬 Xi，项目需要医务人员数为 Ni，项目耗时 T，医务人员技术类别、职称、医院级别等为 Li，技术难度和风险程度的权重为 α。公式：

$$Y = \sum_{i}^{n} \frac{Xi}{工作月 \times 工作日 \times 工作时间} \times (Ni \times T \times Li) \times$$

$$\left(1 + \alpha \frac{项目技术难度 \times 技术风险}{基线项目技术难度 \times 技术风险}\right)$$

2. 项目技术难度和风险程度直接转换为成本值

鲁献忠等（2013）将项目基本人力消耗及耗时、技术难度和风险程度等要素构成医疗服务价格项目的非物质消耗。基于各组成要素的百分比和各专业特点，通过引入权数计算模型，构建医疗服务价格项目权数计算模型，依据该模型计算出各项目的权数。在非物质消耗部分，设定基本人力消耗及耗时、技术难度和风险程度三要素的权重范围（三者权重总和为100%），进而测算出该三要素的相应成本值，然后将其相加获得人力成本。其中，基本人力消耗及耗时所占比例区间一般为33%～67%，技术难度所占比例区间一般为30%～60%，风险程度所占比例区间一般为1%～7%，具体权重由3～5名专家讨论获得。人力技术劳务价值测算公式：非物质消耗 =（基本人力消耗及耗时 + 技术难度 + 风险程度）= 基本人力消耗及耗时/人力消耗百分比。

3. 项目技术难度和风险程度拟合为某一指数

李利平等（2019）基于基本人力消耗及耗时、技术难度、风险程度等要素重新拟合新指数——技术劳务指数。以住院医师、护士和药师的平均工资率为基数，计算每个医疗服务的标准人力价值率，再根据医疗服务耗费的社会平均必要劳动时间及人数，计算医疗服务的人力价值。具体做法：确定基准项目，将基准项目的基本人力消耗及耗时、技术难度、风险程度分别设定为100分。首先建立医务人员工作量表，再根据技术人员执业授权，确定技术劳务评分基数，最后通过其他医疗服务与之比较，得到全部医疗服务的技术劳务指数。公式：标准人力价值＝住院医师（护士、药士）人力价值率（分钟薪酬）×技术劳务指数×医生操作人数×操作耗费时间。

（二）　项目技术难度和风险程度要素的测算新模式

从医疗服务项目技术难度和风险程度内含出发，合理确定技术难度和风险程度相应系数。在充分讨论的基础上，本研究提出两种人力成本测算新模式。主要借鉴不同学者提出的技术难度和风险程度处理方式，在充分考虑社会经济发展水平、患者可负担水平、医保基金可承受水平等因素前提下，确定医疗服务项目技术难度和风险程度综合指数测算模式。

1. 医疗服务项目的基本人力成本测算

在人力基本成本测算中，考虑成本数据来源：医疗机构内部和外部数据，提出两种测算思路，为后续应用技术难度和风险程度来测算医疗服务项目的人力成本奠定基础。

（1）医疗机构真实世界数据：根据省域内医疗机构真实世界的成本核算数据，采集不同类别、不同级别医疗机构人员经费等成本数据并进行深度清洗。通过国家规定的分项逐级分步结转法将院级成本分摊到科室成本，进一步引入社会必要劳动时间，运用估时作业成本法测算出不同类别医疗服务项目、不同职称医师人员的成本消耗值（产能成本率），最后获得医疗服务项目的基本人力标准成本（C_0）[9]。

（2）社会平均期望工资水平：根据地区社会平均期望工资测算人力劳务价值成本，通常以平均期望工资的3~5倍来体现基准医疗服务项目的医务人员基本劳务价值，即初级医师（护理、技师等）的标准劳务成本，其他类别和职称人员可以进行相应调整。结合专家意见，赋予不同系统和类别医疗服务项目的标准劳务成本权重，形成某医疗服务项目的基本人力标准成本 C_0。

2. 技术难度与风险程度的测算模式

通过文献梳理和课题组专家理论探索，从医疗服务项目技术难度和风险程度内含出发，依托原有技术难度和风险程度值，并通过同一系统、同一专业领域内的专家成员分别对某医疗服务项目技术难度和风险程度打分赋权重，最后拟合出该医疗服务项目技术难度和风险程度的测算系数。同样，考虑技术难度和风险程度的临床实际应用情况，认为应调高技术难度和调低风险程度的权重，有研究认为风险难度权重应为 1% ~7%。具体算法如下：

组织召开相关学科主任委员组成的专家座谈会，协商选定同一系统、同一专业内某一医疗服务项目作为参考的基准项目，不妨设该基准项目技术难度和风险程度值分别为 j_0 和 f_0，其分值均为 1 ~100。再设该基准医疗服务项目的技术难度和风险程度的权重分别为 α_0 和 β_0，且 $\alpha_0 + \beta_0 = 1$；与基准项目相比的其他某一医疗服务项目（对比项目）技术难度值和风险程度值分别为 j_1 和 f_1，其对应的权重分别为 α_1 和 β_1，且 $\alpha_1 + \beta_1 = 1$。其中，α_0、α_1、β_0、β_1 均由各领域专家咨询打分确定。通常地，有 β_0、β_1 的取值范围为 0.01 ~0.07，α_0、α_1 的取值范围为 0.93 ~0.99。

（1）技术难度与风险程度的"加法模式"。

设定基准参考项目技术难度和风险程度拟合指数为 $u_0 = \alpha_0 j_0 + \beta_0 f_0$，则某项目的技术难度和风险程度拟合指数为 $u_1 = \alpha_1 j_1 + \beta_1 f_1$。由于医疗服务项目技术难度和风险程度分别对项目基本人力标准成本产生影响，经过专家打分权重调节后，获得项目技术难度和风险程度的综合技术劳务指数。因此，该项目技术劳务指数为 $u = \dfrac{\alpha_1 j_1 + \beta_1 f_1}{\alpha_0 j_0 + \beta_0 f_0}$。因此，被技术难度和风险程度调节后的该项目基本人力成本值为 $C_1' = C_0 \times \dfrac{\alpha_1 j_1 + \beta_1 f_1}{\alpha_0 j_0 + \beta_0 f_0}$。进一步结合《全国医疗服务价格项目规范工作手册》（2012 年版）中的项目基本人力消耗（N）及耗时（T），则可获得医疗服务项目医疗服务人员技术劳务价值成本为 $C' = C_1' \times N \times T = C_0 \times \dfrac{\alpha_1 j_1 + \beta_1 f_1}{\alpha_0 j_0 + \beta_0 f_0} \times N \times T$。

（2）技术难度与风险程度的"乘法模式"。

设某项目技术难度和风险程度系数分别为 $k_j = \dfrac{\alpha_1 j_1}{\alpha_0 j_0}$ 和 $k_f = \dfrac{\beta_1 f_1}{\beta_0 f_0}$，（当然，若认定技术难度和风险程度同等重要，则权重相等，即 $\alpha_0 = \alpha_1 = \beta_0 = \beta_1 = 0.5$，则有 $k_j = \dfrac{j_1}{j_0}$ 和 $k_f = \dfrac{f_1}{f_0}$）。事实上，项目技术难度和风险程度共同对项目基本人力标准成本（C_0）同时产生影响。因此，被技术难度和风险程度调节后的项目基本人力成本值为 $C_1 = C_0 \times k_j \times k_f = C_0 \times \dfrac{\alpha_1 j_1}{\alpha_0 j_0} \times \dfrac{\beta_1 f_1}{\beta_0 f_0}$。进一步结合项目基本人力消耗（$N$）及耗时（$T$），可获得某医疗服务项目医务人员技术劳务价值成本为 $C = C_1 \times N \times T = C_0 \times \dfrac{\alpha_1 j_1}{\alpha_0 j_0} \times \dfrac{\beta_1 f_1}{\beta_0 f_0} \times N \times T$。

（3）技术难度与风险程度的比较分析。

这两种方法对技术难度和风险程度的处理思路不一致，最终形成两种不同的结果。简单来说，测算路径一是技术难度与风险程度的"加法模式"，而测算路径二是技术难度与风险程度的"乘法模式"，最直观的结果是两者对医疗服务项目基本人力标准成本的放大倍数不一致。

为了更好地弄明白这两种方法的本质区别，接下来通过几个例子来进行直观比较。假定某基准医疗服务项目的技术难度和风险程度分别为 $j_0 = 30$，$f_0 = 20$，经专家评分后的相应权重分别为 $\alpha_0 = 0.94$，$\beta_0 = 0.06$。所求同一系统、同一专业几个不同医疗服务项目的技术难度和风险程度及其权重，分别为

① $j_1 = 25$，$f_1 = 20$，$\alpha_1 = 0.96$，$\beta_1 = 0.04$；则有

$$\frac{\alpha_1 j_1}{\alpha_0 j_0} \times \frac{\beta_1 f_1}{\beta_0 f_0} = 0.57，\quad \frac{\alpha_1 j_1 + \beta_1 f_1}{\alpha_0 j_0 + \beta_0 f_0} = 0.84；$$

② $j_1 = 50$，$f_1 = 40$，$\alpha_1 = 0.95$，$\beta_1 = 0.05$；则有

$$\frac{\alpha_1 j_1}{\alpha_0 j_0} \times \frac{\beta_1 f_1}{\beta_0 f_0} = 2.81，\quad \frac{\alpha_1 j_1 + \beta_1 f_1}{\alpha_0 j_0 + \beta_0 f_0} = 1.68；$$

③ $j_1 = 75$，$f_1 = 60$，$\alpha_1 = 0.95$，$\beta_1 = 0.05$；则有

$$\frac{\alpha_1 j_1}{\alpha_0 j_0} \times \frac{\beta_1 f_1}{\beta_0 f_0} = 6.32，\quad \frac{\alpha_1 j_1 + \beta_1 f_1}{\alpha_0 j_0 + \beta_0 f_0} = 2.53；$$

④ $j_1 = 100$，$f_1 = 100$，$\alpha_1 = 0.96$，$\beta_1 = 0.04$。则有

$$\frac{\alpha_1 j_1}{\alpha_0 j_0} \times \frac{\beta_1 f_1}{\beta_0 f_0} = 11.35，\quad \frac{\alpha_1 j_1 + \beta_1 f_1}{\alpha_0 j_0 + \beta_0 f_0} = 3.40。$$

第三节　医疗服务项目中技术劳务要素测算模式

一、医疗服务项目技术难度和风险程度权重赋值

按照医疗服务价格属地化管理原则，在河南省卫生健康委财务处指导下，组织成立了医疗服务项目成本核算技术攻关组，结合 2019 年和 2020 年医疗机构价格和成本监测数据报送情况，选取了省管 8 家代表性医院（占省管医院的 25%）作为样本医院，开展医疗服务项目标准成本核算。

按照医疗服务项目技术难度和风险程度权重赋值规则，以同类项目为例，通过

广泛征求、咨询临床专家意见，将 A 项目选为基准项目（这里不列示具体项目名称，以字母代替），分别选取 B 项目、C 项目、D 项目、E 项目、F 项目为例进行模拟测算。其中各项目的技术难度值、风险程度值以 2012 年版《项目规范》为基准进行确定。具体结果如表 9 - 1 所示。

表 9 - 1 模拟项目技术难度和风险程度值及其权重

项目编码	技术难度值	风险程度值	技术难度权重	风险程度权重
A	50	60	0.95	0.05
B	70	60	0.96	0.04
C	80	78	0.96	0.04
D	30	13	0.95	0.05
E	9	9	0.94	0.06
F	70	60	0.95	0.05

二、医疗服务项目技术难度和风险程度应用模拟

（一）技术难度和风险程度应用的"加法模式"

本实证部分主要采用医疗服务项目技术难度和风险程度应用的"加法模式"。具体步骤如下：

（1）测算基准参考项目人力成本。

根据河南省医疗服务价格和成本网络监测平台的成本监测数据，项目成本核算组实际测算：在特定技术难度和风险程度下，假定基准 A 项目的基本人力成本为 2.824 元/分钟。

（2）根据样本项目的技术难度、风险程度值和权重值，测算样本项目的技术难度和风险程度综合技术劳务指数。

基准项目综合技术劳务指数为 1.00，其余对比项目的综合技术劳务指数为：

① B 项目：

$$\frac{\alpha_1 j_1 + \beta_1 f_1}{\alpha_0 j_0 + \beta_0 f_0} = (70 \times 0.96 + 60 \times 0.04) \div (50 \times 0.95 + 60 \times 0.05) = 1.38$$

② C 项目：

$$\frac{\alpha_1 j_1 + \beta_1 f_1}{\alpha_0 j_0 + \beta_0 f_0} = (80 \times 0.96 + 78 \times 0.04) \div (50 \times 0.95 + 60 \times 0.05) = 1.58$$

③ D 项目：

$$\frac{\alpha_1 j_1 + \beta_1 f_1}{\alpha_0 j_0 + \beta_0 f_0} = (30 \times 0.95 + 13 \times 0.05) \div (50 \times 0.95 + 60 \times 0.05) = 0.58$$

④ E 项目：

$$\frac{\alpha_1 j_1 + \beta_1 f_1}{\alpha_0 j_0 + \beta_0 f_0} = (9 \times 0.94 + 9 \times 0.06) \div (50 \times 0.95 + 60 \times 0.05) = 0.18$$

⑤ F 项目：

$$\frac{\alpha_1 j_1 + \beta_1 f_1}{\alpha_0 j_0 + \beta_0 f_0} = (70 \times 0.94 + 60 \times 0.06) \div (50 \times 0.95 + 60 \times 0.05) = 1.37$$

（3）查询 2012 年版《项目规范》工作手册中样本项目的基本人力消耗及耗时。

A 项目和 B 项目基本人力消耗为医生 1 名、平均耗时均为 20 分钟；C 项目基本人力消耗为医生 1 名、平均耗时 45 分钟；D 基本人力消耗为医生 1 名、平均耗时 30 分钟；E 项目基本人力消耗为医生和护士各 1 名、平均耗时 20 分钟；F 项目基本人力消耗为护士 1 名、平均耗时 10 分钟（取 10～15 分钟的最小值）。该次实证测算暂不考虑医生和护士的人力成本差异。

（4）测算样本医疗服务项目的标准技术劳务价值成本。

① A 项目：

$$C_0 \times \frac{\alpha_1 j_1 + \beta_1 f_1}{\alpha_0 j_0 + \beta_0 f_0} \times N \times T = 2.824 \times 1.00 \times 1 \times 20 = 56.48 （元）$$

② B 项目：

$$C_0 \times \frac{\alpha_1 j_1 + \beta_1 f_1}{\alpha_0 j_0 + \beta_0 f_0} \times N \times T = 2.824 \times 1.38 \times 1 \times 20 = 77.84 （元）$$

③ C 项目：

$$C_0 \times \frac{\alpha_1 j_1 + \beta_1 f_1}{\alpha_0 j_0 + \beta_0 f_0} \times N \times T = 2.824 \times 1.82 \times 1 \times 45 = 231.29 （元）$$

④ D 项目：

$$C_0 \times \frac{\alpha_1 j_1 + \beta_1 f_1}{\alpha_0 j_0 + \beta_0 f_0} \times N \times T = 2.824 \times 0.58 \times 1 \times 30 = 49.14 （元）$$

⑤ E 项目：

$$C_0 \times \frac{\alpha_1 j_1 + \beta_1 f_1}{\alpha_0 j_0 + \beta_0 f_0} \times N \times T = 2.824 \times 0.18 \times (1 + 1) \times 20 = 20.33 （元）$$

⑥ F 项目：

$$C_0 \times \frac{\alpha_1 j_1 + \beta_1 f_1}{\alpha_0 j_0 + \beta_0 f_0} \times N \times T = 2.824 \times 1.37 \times 1 \times 10 = 38.69 （元）$$

按照河南省现行医疗服务价格：A 项目 2.00 元、B 项目 15.00 元、C 项目暂无收费价格、D 项目 5.00 元、E 项目 15.00 元、F 项目 15.00 元。

（二）技术难度和风险程度应用的"乘法模式"

本实证部分主要采用医疗服务项目技术难度和风险程度应用的"乘法模式"。具体步骤如下：

（1）测算基准参考项目人力成本。

基准项目 A 的基本人力成本为 2.824 元/分钟。

（2）根据拟提出的医疗服务项目技术难度和风险程度应用模式，获得医疗服务项目基本人力标准成本被技术难度和风险程度调节后的结果，其中 A 项目的基准调节系数为 1.00，其拟测算项目系数计算过程如下。

① B 项目：

$$\frac{\alpha_1 j_1}{\alpha_0 j_0} \times \frac{\beta_1 f_1}{\beta_0 f_0} = [(70 \times 0.96) \div (50 \times 0.95)] \times [(60 \times 0.04) \div (60 \times 0.05)]$$
$$= 1.13$$

② C 项目：

$$\frac{\alpha_1 j_1}{\alpha_0 j_0} \times \frac{\beta_1 f_1}{\beta_0 f_0} = [(80 \times 0.96) \div (50 \times 0.95)] \times [(78 \times 0.04) \div (60 \times 0.05)]$$
$$= 1.68$$

③ D 项目：

$$\frac{\alpha_1 j_1}{\alpha_0 j_0} \times \frac{\beta_1 f_1}{\beta_0 f_0} = [(30 \times 0.96) \div (50 \times 0.95)] \times [(13 \times 0.04) \div (60 \times 0.05)]$$
$$= 0.11$$

④ E 项目：

$$\frac{\alpha_1 j_1}{\alpha_0 j_0} \times \frac{\beta_1 f_1}{\beta_0 f_0} = [(9 \times 0.94) \div (50 \times 0.95)] \times [(9 \times 0.06) \div (60 \times 0.05)]$$
$$= 0.03$$

⑤ F 项目：

$$\frac{\alpha_1 j_1}{\alpha_0 j_0} \times \frac{\beta_1 f_1}{\beta_0 f_0} = [(70 \times 0.94) \div (50 \times 0.95)] \times [(60 \times 0.06) \div (60 \times 0.05)]$$
$$= 1.66$$

（3）查询 2012 年版《项目规范》工作手册中样本项目的基本人力消耗及耗时。查询结果同上。

（4）测算某医疗服务项目医务人员技术劳务价值成本。

① A 项目：

$$C_0 \times \frac{\alpha_1 j_1}{\alpha_0 j_0} \times \frac{\beta_1 f_1}{\beta_0 f_0} \times N \times T = 2.824 \times 1.00 \times 1 \times 20 = 56.48 \text{（元）}$$

② B 项目：

$$C_0 \times \frac{\alpha_1 j_1}{\alpha_0 j_0} \times \frac{\beta_1 f_1}{\beta_0 f_0} \times N \times T = 2.824 \times 1.13 \times 1 \times 20 = 63.82 \text{（元）}$$

③ C 项目：

$$C_0 \times \frac{\alpha_1 j_1}{\alpha_0 j_0} \times \frac{\beta_1 f_1}{\beta_0 f_0} \times N \times T = 2.824 \times 1.68 \times 1 \times 45 = 213.49 \text{（元）}$$

④ D 项目：

$$C_0 \times \frac{\alpha_1 j_1}{\alpha_0 j_0} \times \frac{\beta_1 f_1}{\beta_0 f_0} \times N \times T = 2.824 \times 0.11 \times 1 \times 30 = 9.32 \text{（元）}$$

⑤ E 项目：

$$C_0 \times \frac{\alpha_1 j_1}{\alpha_0 j_0} \times \frac{\beta_1 f_1}{\beta_0 f_0} \times N \times T = 2.824 \times 0.03 \times (1+1) \times 20 = 3.39 \text{（元）}$$

⑥ F 项目：

$$C_0 \times \frac{\alpha_1 j_1}{\alpha_0 j_0} \times \frac{\beta_1 f_1}{\beta_0 f_0} \times N \times T = 2.824 \times 1.66 \times 1 \times 10 = 46.88 \text{（元）}$$

三、两种测算模式的结果比较

将"加法模式"和"乘法模式"模拟测算的结果进行比较，如表 9-2 所示。

表 9-2　　　两种测算模式下样本医疗服务项目测算成本与现行价格情况

项目	"加法模式"测算成本	"乘法模式"测算成本	现行价格
A	56.48	56.48	2.00
B	77.84	63.82	15.00
C	231.29	213.49	暂无
D	49.14	9.32	5.00
E	20.33	3.39	15.00
F	38.69	46.88	15.00

实际上，项目技术难度和风险程度是体现医务人员技术劳务价值的关键要素，但如何使用技术难度和风险程度要素仍未形成统一模式，其直接影响医疗服务项目

的人力成本测算结果和价格形成。本研究基于医疗服务项目技术难度和风险程度的基本内含,开展医疗服务项目医务人员技术劳务价值测算模式探索,提出技术难度和风险程度的两种测算模式并进行了模拟测算,为开展医疗服务项目技术难度和风险程度应用模式研究提供参考依据和研究思路,以推动医疗服务成本与价格改革。

医疗服务人员劳务价值标准成本是深化医疗服务价格改革的重要内容,基本人力消耗及耗时、技术难度和风险程度等是体现医疗服务人员劳务价值的关键要素。因此,要合理确定医疗服务项目的技术难度和风险程度各自系数或者综合系数。本研究基于文献分析,挖掘学者提出的项目技术难度和风险程度应用模式;进一步从社会平均期望工资和医疗机构真实世界数据等角度来测算人力基础成本,并结合政策要求,引入技术难度和风险程度系数测算的两种模式,以探索基于项目技术难度和风险程度的医务人员技术劳务价值标准,为医疗服务项目人力劳务价值成本测算提供理论基础与思路。

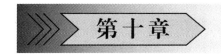

第十章

医疗服务项目标准成本测算

第一节 医疗服务项目成本

一、医疗服务项目成本

（一）基本概念

1. 医疗服务项目

根据 2021 年国家卫生健康委员会、国家中医药管理局印发的《公立医院成本核算规范》，医疗服务项目是指各地医疗服务价格主管部门和卫生健康行政部门、中医药主管部门印发的医疗服务收费项目，不包括药品和可以单独收费的卫生材料。医疗服务收费项目，又称价格项目，是各级各类医疗机构向患者提供的、技术成熟、可以在医疗机构推广应用的、允许收费的医疗服务。

中华人民共和国成立以来，我国医疗服务项目是由省（自治区、直辖市）级人民政府进行管理的。项目名称及内容是各地经过长期实践逐步演变形成的，各地在项目分类、项目名称、服务涵盖内容等方面存在较大差异。

为加强对医疗服务价格的管理，规范医疗服务价格行为，促进医学科学技术进步，同时为有利于科学测算医疗服务项目成本，体现医务人员技术劳务价值，原卫生部、国家中医药管理局组织专家，在认真分析和研究各地现行医疗服务价格项目的基础上，按照精简、系统、合理及便于应用的原则，制定了《全国医疗服务价格项目规范》，对医疗服务价格项目分类、名称、内含、除外内容及计价单位等做了明确和具体的规定。

在2001年版《项目规范》中医疗服务项目总数为3966项，项目要素包括项目编码、项目名称、项目内含、除外内容、计价单位和说明六个栏目。

在2012年版《项目规范》中医疗服务项目总数为9360项，项目要素包括项目编码、项目名称、项目内含、内含一次性耗材、除外内容、低值耗材、基本人力消耗及耗时、技术难度、风险程度、计价单位、计价说明十一个栏目。

目前大部分省份执行的是2001年版《项目规范》。

2. 医疗服务项目成本

医疗服务项目成本是医院在提供医疗服务过程中消耗的物化劳动和活劳动的货币表现。物化劳动包括固定资产折旧、医用卫生材料、低值易耗品、药品、水电气等动力辅助费用及其他费用等，活劳动主要是各种人力，如工资福利和补贴等。根据不同的收集对象以及不同的管理者所需成本数据不同，可以将成本的概念分为三个体系，每个体系中包含不同的成本概念[1]。

（1）"成本核算"体系的成本概念。

①直接成本与间接成本。直接成本是与某个特定成本对象相联系，并能以经济可行的方式追溯到该成本对象的成本，如直接人工，直接材料等。间接成本是与某个特定成本对象相联系，但不能以经济可行的方式追溯到该成本对象的成本，如管理费用、间接人工费用等。

②单位成本与全成本。单位成本是生产单位产品平均耗费的成本。全成本是成本对象的直接成本加上相应间接成本的合理份额形成的成本。

（2）"成本控制"体系的成本概念。

①可控成本与不可控成本。可控成本是人们可以通过一定的方法、手段，使其按人们所希望的状态发展的成本。不可控成本是不能为某个责任单位或个人行为所制约的成本。

②标准成本。指为达到某一目标预计应消耗的资源成本，理论上，标准成本可分为理想标准成本、基本标准成本和现实标准成本三种类型[2]。

a. 理想标准成本。也称为"最高标准成本""理论标准成本""完善标准成本"等，它是指企业在现有生产技术、生产设备能力以及经营管理条件下，以最理想经营水平确定的产品标准成本。

---

① 医院成本管理/程薇主编. ——北京：经济科学出版社，2012.8.

② 李振华. A公司标准成本管理的研究 ［D］. 长春：吉林大学，2019.

b. 正常标准成本。又称为基本标准成本，是指企业在正常的生产条件下可以达到的产品成本。

c. 现实标准成本。又称为"期望可达到的标准成本"，指根据企业近期可能发生的生产要素耗用量、生产要素价格以及经营水平，通过优化经营管理活动可以达到的标准成本。

③责任成本。指以具体的责任单位为对象，以其承担的责任为范围所归集的成本。它与特定的责任中心相联系，以可控成本为其责任范围，同时具有可追溯性。

④质量成本。指为进行以控制质量为目的的作业活动而发生的费用以及由于质量不合格而给企业增加的额外开支。

（3）"管理决策"体系的成本概念。

①固定成本与变动成本。固定成本又称固定费用，是指成本总额在一定时期和一定业务量范围内相对固定，不受业务量增减变动影响而保持不变的成本。变动成本是指成本总额随着业务量的变动而呈正比例变动的成本。

②机会成本。指没有将有限资源用于次优方案而丧失的收益。

③边际成本。指的是每一单位新增产品带来的总成本的增量。

④沉没成本。指过去已经发生，不能由现在或未来的决策改变的成本。

⑤增量成本与差量成本。增量成本是指某一作业所引起的总成本的增加，差量成本也称差别成本，是指两个方案的预计成本差异。

3. 医疗服务项目标准成本测算

（1）成本测算与核算的关系。

成本核算主要以成本会计为基础，是连续性的，是将生产经营或服务提供过程中发生的各种耗费按照一定的对象进行归集和分配，通过账务处理，计算出总成本和单位成本。成本测算是根据特定目标对按照某种划分标准归类的成本或费用进行推测计算。成本核算和成本测算是两个不同的概念，前者强调了账务处理，要求制度化、规范化；后者具有推测性、预测性，前者主要用于医院全面管理，后者主要为政府决策服务。

（2）医疗服务项目标准成本测算方法。

根据成本测算的范围、费用分配方式以及标准化模式的不同，可以将标准成本测算方法分为三个体系。

①成本测算范围体系。

a. 完全成本法，完全成本法计算医疗服务过程中消耗的直接成本和间接成本。首先将医疗服务成本向各个成本中心归集，然后将间接成本中心的总成本分配到各直接成本中心，汇总成为直接成本中心的待摊总成本，分配到各医疗服务项目中去①。

b. 变动成本法，只核算医疗服务过程中发生的变动成本，固定成本作为期间费用，计入当期损益，作为当期费用的一部分，从服务销售收入中扣除。该方法以本量利分析为前提，通过分析利用成本结果及贡献毛益，进行成本预测和短期决策。

②费用分配方式体系。

a. 传统成本法，指以产品作为成本分配的对象，以单位产品耗用某种资源占当期该类资源消耗总额的比例（如人工小时、机器小时）作为所有间接制造成本分配依据。

b. 作业成本法，指以作业作为间接费用归集对象，通过对资源动因的确认、计量，将资源费用归集到作业上，再通过作业动因，将费用归集到产品或服务上。该方法能够明晰项目成本的构成，采用多个分摊标准，使间接成本的分摊更加具体和准确。

③标准化模式体系。

a. 直接标化法，将成本分为直接成本和间接成本，对它们分别进行标化，包括标准资源消耗量和标准资源价格，得到六类标准成本：标准人力成本，标准卫生材料成本，标准固定资产折旧成本，标准无形资产摊销成本，标准其他费用成本，标准风险基金成本。以上几类成本可以分为三个水平：项目水平、科室水平和医院水平。

b. 平均成本法，首先选择代表性的项目，利用医院数据计算代表性项目的平均成本，最后对代表性项目的成本分布进行分析，检验平均成本作为标准成本的可行性，检验结果可行，则作为标准成本使用。

c. 相对价值单位法（relative value units，RVUs），首先设定基准服务项目，把成本分摊到与完成该服务相关的主要部分（如直接劳务成本、材料和间接成本），然后基于每个部分的相对比重计算 RVUs。其他服务与之比较得出比值，即为几个 RVUs。该方法可用于项目全成本计算，也可用于单项成本计算，如人力成本。

其他标准成本测算方法如优选医院法，直接劳务成本推算法等也有应用。

（二）医疗服务项目分类及构成

2001 年版《项目规范》采用五级分类法。其中第一级分为综合医疗服务类、

---

① 于保荣，等．医疗服务成本与价格体系研究［M］．济南：山东大学出版社，2012.12

医技诊疗类、临床诊疗类、中医及民族医诊疗类，分别有项目 86 项、988 项、2795 项、97 项。每类下可设第二至四级分类，第五级为医疗服务价格终极项目。

2012 年版《项目规范》分为 6 大类 11 章，分别为综合、诊断、治疗、康复、辅助操作、中医 6 大类，综合医疗服务、病理学诊断、实验室诊断、影像学诊断、临床诊断、临床手术治疗、临床非手术治疗、临床物理治疗、康复医疗、辅助操作、中医医疗服务共 11 章。

2001 年版《项目规范》和 2012 年版《项目规范》医疗服务项目分类及构成如表 10 - 1 和表 10 - 2 所示。

表 10 - 1   2001 年版《项目规范》医疗服务项目分类及构成

序号	分类	章节	项目数（个）
1	综合	综合医疗服务类	86
2	医技诊疗类	医技诊疗类：包括医学影像、超声检查、核医学、放射治疗、检验、血型与配血、病理检查	988
3	临床诊疗类	临床诊疗类：包括临床各系统诊疗、经血管介入诊疗、手术治疗、物理治疗与康复	2795
4	中医及民族医诊疗类	中医及民族医诊疗类：包括中医外治、中医骨伤、针刺、灸法、推拿疗法、中医肛肠、中医特殊疗法、中医综合	97
总计			3966

表 10 - 2   2012 年版《项目规范》医疗服务项目分类及构成

序号	分类	章节	项目数（个）
1	综合	一、综合医疗服务	142
2	诊断	二、病理学诊断	53
		三、实验室诊断	1104
		四、影像学诊断	575
		五、临床诊断	868
3	治疗	六、临床手术治疗	5477
		七、临床非手术治疗	416

续表

序号	分类	章节	项目数 （个）
		八、临床物理治疗	233
4	康复	九、康复医疗	150
5	辅助操作	十、辅助操作	15
6	中医	十一、中医医疗服务	327
总计			9360

二、医疗服务项目标准成本测算现状

2009 年新医改以来，国家出台了一系列医疗服务价格改革政策，对理顺比价关系、价格动态调整等要求进一步明确。自此，医疗服务项目成本测算的研究逐渐增多，由于项目成本测算工作量大，以及传统成本测算方法不能满足当前成本测算需求，亟须寻找一种相较传统测算方法更加科学高效、更加精准溯源，同时又简便易行的测算方法。

原河南省卫计委在 2013 年采用权数分配法测算了全省医疗服务项目的标准成本，河南省中医管理局在 2014 年分别采用传统作业成本法和估时作业成本法测算了所有中医项目的实际成本和标准成本。2020 年，河南省卫健委采用估时作业成本法测算了全省医疗服务项目的标准成本和实际成本，进一步验证了估时作业成本法在测算医疗服务项目标准成本方面相较其他方法更有优势，具体表现在模型建立与维护相对简单，又兼具作业成本法的成本追溯性，适合成本动态监测，能够为医院精细化管理和价格动态调整提供方法学支持。

估时作业成本法被引入国内后，受到广泛关注。在医疗领域中，研究者将其用于医疗服务项目的成本测算。估时作业成本法通过引入两个重要参数：单位时间产能和单位作业耗时，这两个参数都是容易得到标准值的。因此，估时作业成本法测算的项目成本在理论上更接近于标准成本，适合于定价目的的项目标准成本测算[1]。有学者运用估时作业成本法测算了某地区中医项目的标准成本和实际成本，适合对项目成本进行连续监测[2]；估时作业成本法优于当量法，有利于优化资源配

---

① 宋喜国，等. 基于 TDABC 法的医疗服务项目成本测算模型 [J]. 中国卫生经济，2015，9：82 – 84.
② 李利平，等. 估时作业成本法在医疗服务项目成本测算中的医用 [J]. 卫生经济研究，2016，8：36 – 38.

置①，为医院精细化管理提供了相对科学可行的管理方法和工具②。

接下来，开始详细介绍基于估时作业成本法的医疗服务项目标准成本测算。为了全面反映医院的成本投入，体现不同技术难度医疗服务操作的价值差异，本章还使用了完全成本法和相对价值单位法。

三、医疗服务项目标准成本测算意义

(一) 医疗服务项目标准成本测算是公立医院精细化管理的内在要求

公立医院高质量发展对医院精细化管理提出了新要求。当前，公立医院成本管理模式较为粗放，仍停留在医院及科室层面，无法满足新形势下对成本管理的需求。通过测算医疗服务项目标准成本，分析成本差异，能够精准地为医院成本管控提供决策依据。

(二) 医疗服务项目标准成本测算是支付方式改革的有力保障

随着医保支付方式不断改革，从按项目付费到按床日付费、按人头付费、按病种付费、按 DRGs 付费等，无论哪种支付方式，医疗服务价格都是病种费率的决定因素。因此通过测算医疗服务项目的标准成本引导价格合理制定，是支付制度改革持续有效的重要保障。

(三) 医疗服务项目标准成本测算是医疗服务价格改革的现实需要

通过对医疗服务项目标准成本与定价关系的对比分析，可以向决策部门提供更加科学合理的价格调整建议。同时，医疗服务项目标准成本数据也是建立灵敏有度的价格动态调整机制、理顺医疗服务项目比价关系的重要依据。

第二节 医疗服务项目标准资源动因模型

利用估时作业成本法测算医疗服务项目标准成本，首先要建立作业动因模型和

---

① 周娟，等. 基于时间驱动作业成本法的医院 CT 服务项目成本核算方法研究 [J]. 中国医疗管理科学，2019，9：17－22.

② 赵要军，等. 基于估时作业成本法的医疗服务项目二级分层成本核算模型构建及应用 [J]. 中华医院管理杂志. 2020，8：682－686.

资源动因模型，确定资源用量标准，比如标准的人工工时，标准的卫生材料使用数量等。

一、医疗服务项目标准作业动因模型

建立作业动因模型的第一步是对医疗服务项目的作业流程进行梳理、划分，对作业进行定义。作业划分要符合医疗服务的流程特点，连续的流程尽量不再拆分，以减少间接成本分配的作业动因数，最大限度地降低主观因素对资源消耗分割的影响。作业的划分是对医疗服务项目流程的再整理，也是对后续医疗服务项目成本测算的关键成本动因再调查。对作业流程的划分可以采用专家咨询法和实地查看法相结合。以磁共振检查医疗服务项目为例，通过专家调查、现场查看以及查阅相关诊疗规范，磁共振所有检查项目均包含三个基本作业：预约登记、检查和诊断报告。增强扫描和血管成像需要静脉穿刺注入对比剂，因此增加静脉置管和拔除的作业。其标准作业动因模型如表 10 - 3 所示。

表 10 - 3　　　　　　　　磁共振检查医疗服务项目标准作业动因模型

项目名称	作业名称 1	作业名称 2	作业名称 3	作业名称 4	作业名称 5
磁共振平扫	预约登记	磁共振平扫	诊断及报告		
磁共振增强扫描	预约登记	静脉穿刺置管	磁共振增强扫描	拔除静脉置管	诊断及报告
磁共振心脏功能检查	预约登记	磁共振心脏功能检查	诊断及报告		
磁共振血管成像	预约登记	静脉穿刺置管	磁共振血管成像	拔除静脉置管	诊断及报告

二、单位作业标准资源动因模型

单位医疗服务项目的作业动因模型确定后，需要对单位作业的资源动因（即资源消耗类别和消耗数量）进行调查统计，建立单位作业的标准资源动因模型。内容包括单位作业耗费的人员类别、人员数量、操作时间，需要的专用设备名称及占用时间，不收费卫生材料费的名称及使用数量等。

（一）调查方法

1. 德尔菲法

通过匿名方式对样本医院发送调查表，对所有医疗服务项目的资源消耗情况进行调查，每个专业调查 15~50 人，根据实际情况而定。经过 3~4 轮调查形成统一意见，作为项目资源消耗标准。

2. 专家论证会

以各专业委员会主任委员发起，组建不少于 5 人的论证专家组，对各自专业的医疗服务项目资源耗费情况进行论证，给出统一意见，作为资源消耗标准。

3. 其他方法

如实地观察法、访谈调查法、文献调查法等，最好是多种方法结合应用，会使调查结果更为客观。

（二）资源调查表

资源调查要以单位作业耗费为基础，全面调查，包括作业耗费的人员类别、人员数量、操作时间，需要的专用设备名称及占用时间，不收费卫生材料费的名称及使用数量等（见表 10-4）。

表 10-4 磁共振检查项目单位作业的资源动因调查（样表）

资源消耗作业名称	操作人员类别1	人员类别1耗费人数	人员类别1平均耗费时间（分钟）	操作人员类别n	人员类别n耗费人数	人员类别n平均耗时（分钟）	作业所需设备名称1	设备1平均占用时间（分钟）	作业所需设备名称n	设备n平均占用时间（分钟）	消耗的卫生材料名称1（不可收费）	消耗的卫生材料1平均数量（不收费）	消耗的卫生材料名称n（不可收费）	消耗的卫生材料n平均数量（不收费）
A	—	—	—	—	—	—	—	—	—	—	—	—	—	—
B	—	—	—	—	—	—	—	—	—	—	—	—	—	—
…														

（三）单位作业资源动因模型

通过设计资源调查表等调查工具，调查得到单位作业的资源消耗标准，建立单位作业标准资源动因模型。以磁共振检查项目为例，单位作业的资源动因模型如表 10-5 所示。

三、单位医疗服务项目标准资源动因模型

确定单位作业的标准资源动因模型后，结合医疗服务项目的作业动因模型，可以建立单位医疗服务项目的标准资源动因模型，为下一步建立项目标准成本测算模

磁共振检查医疗服务项目单位作业标准资源动因模型

表10-5

作业名称	操作人员类别1	人员类别1耗费人数	人员类别1平均费时间（分钟）	操作人员类别2	人员类别2耗费人数	人员类别2平均耗费时间（分钟）	项目所需设备名称1	设备1平均占用时间（分钟）	消耗的卫生材料名称1（不收费）	消耗的卫生材料1平均数量（不收费）	消耗的卫生材料名称2（不收费）	消耗的卫生材料2平均数量（不收费）	消耗的卫生材料名称3	消耗的卫生材料3平均数量（不收费）
预约登记	护士	1	2	—	—	—	—	—	影像资料袋	1	—	—	—	—
磁共振平扫	技师	1	15	—	—	—	核磁共振仪	15	—	—	—	—	—	—
磁共振增强扫描	技师	1	20	—	—	—	核磁共振仪	20	—	—	—	—	—	—
磁共振心脏功能检查	技师	1	20	—	—	—	核磁共振仪	20	—	—	—	—	—	—
磁共振血管成象	技师	1	15	—	—	—	核磁共振仪	15	—	—	—	—	—	—
磁共振平扫诊断及报告	医生（诊断）	1	20	医生（复核）	1	5	计算机	25	—	—	—	—	—	—
磁共振增强扫描诊断及报告	医生（诊断）	1	20	医生（复核）	1	5	计算机	25	—	—	—	—	—	—
磁共振心脏功能检查诊断及报告	医生（诊断）	1	30	医生（复核）	1	10	计算机	40	—	—	—	—	—	—
磁共振血管成象诊断及报告	医生（诊断）	1	20	医生（复核）	1	5	计算机	25	—	—	—	—	—	—
静脉穿刺置管	护士	1	7.5	—	—	—	—	—	棉签	2.5根	透明敷贴	1张	碘伏	1毫升
静脉置管拔除	护士	1	2	—	—	—	—	—	—	—	—	—	—	—

型奠定基础。

建立医疗服务项目的资源动因模型时，为了后期计算方便，需要建立时间方程，将相同资源的作业耗费时间相加。例如，磁共振血管成像检查项目，护士需要进行预约分诊作业、静脉穿刺置管作业和静脉置管拔出作业，而且每项作业只需要1个人完成，那么建立时间方程如下：

磁共振血管成像检查护士作业时间 = 预约分诊作业数量1 × 作业时间2分钟 × 护士人数1 + 静脉穿刺置管作业数量1 × 作业时间7.5分钟 × 护士人数1 + 静脉置管拔出作业数量1 × 作业时间2分钟 × 护士人数1 = 11.5分钟。

特殊情况下，如磁共振血管成像诊断报告作业，需要诊断医师耗费20分钟，复核医师耗费5分钟方可出具诊断报告，因诊断医师和复核医师均为医师身份，资源类别相同，建立该项目的资源动因模型时可以将医师耗费人数设为1，将二者耗费时间相加。其他以此类推。

以磁共振检查为例，磁共振检查医疗服务项目标准资源动因模型如表10 - 6所示。

第三节　资源消耗价格标准测定

医疗服务项目标准成本测算第二项重要工作是确定各类资源的价格标准，如卫生材料单价、医务人员小时工资率、小时间接费用分配率等。在估时作业成本法测算项目标准成本时，医务人员小时工资率、小时间接费用分配率等资源价格标准均用产能成本率表示，卫生材料标准单价需要另外计算。

一、计算产能成本率

估时作业成本法使用产能成本率，即部门成本与实际产能之间的比率，将资源成本分配给产品或服务。产能成本率的分子涵盖与部门有关的一切费用，是前期经过一级、二级分摊后形成的医疗服务科室和医疗技术科室的医疗成本；分母是本部门从事工作的资源实际产能。对于产出主要由医务人员工作来计量的医疗服务科室和医疗技术科室，它的实际产能就是医务人员工作的分钟数或小时数。计算得到产能成本率后，将其作为资源消耗价格标准，将各类资源分配计入作业成本。

（一）计算科室成本

科室成本核算是指以科室为核算对象，按照一定流程和方法归集相关费用、计

表 10 – 6　磁共振检查医疗服务项目标准资源动因模型

项目名称	操作人员类别1	人员类别1耗费人数	人员类别1平均耗费时间（分钟）	操作人员类别2	人员类别2耗费人数	人员类别2平均耗费时间（分钟）	操作人员类别3	人员类别3耗费人数	人员类别3平均耗费时间（分钟）	项目所需设备名称1	设备1平均占用时间（分钟）	消耗的卫生材料名称1（不收费）	消耗的卫生材料1平均数量（不收费）	消耗的卫生材料名称2（不收费）	消耗的卫生材料2平均数量（不收费）	消耗的卫生材料名称3（不收费）	消耗的卫生材料3平均数量（不收费）	消耗的卫生材料名称4（不收费）	消耗的卫生材料4平均数量（不收费）
磁共振平扫	护士	1	2	技师	1	15	医师	1	25	核磁共振仪	15	影像资料袋	1	—	—	—	—	—	—
磁共振增强扫描	护士	1	11.5	技师	1	20	医师	1	25	核磁共振仪	20	影像资料袋	1	棉签	2.5 根	透明敷贴	1 张	碘伏	1 毫升
磁共振心脏功能检查	护士	1	2	技师	1	20	医师	1	40	核磁共振仪	20	影像资料袋	1	—	—	—	—	—	—
磁共振血管成象	护士	1	11.5	技师	1	15	医师	1	25	核磁共振仪	15	影像资料袋	1	—	—	—	—	—	—

算科室成本的过程。科室成本核算的对象是按照医院管理需要设置的各类科室单元。科室单元分为临床服务类、医疗技术类、医疗辅助类、行政后勤类。科室成本由直接成本和间接成本组成。

1. 科室直接成本分为直接计入成本与计算计入成本

（1）直接计入成本是指在会计核算中能够直接计入科室单元的费用。包括人员经费、卫生材料费、药品费、固定资产折旧费、无形资产摊销费以及其他运行费用中可以直接计入的费用。

（2）计算计入成本是指由于受计量条件所限无法直接计入科室单元的费用。医院应当根据重要性和可操作性等原则，将需要计算计入的科室直接成本按照确定的标准进行分配，计算计入相关科室单元。对于耗费较多的科室，医院可先行计算其成本，其余的耗费再采用人员、面积比例等作为分配参数，计算计入其他科室。

2. 科室间接成本

根据成本核算规范，科室间接成本应当本着相关性、成本效益关系及重要性等原则，采用阶梯分摊法，按照分项逐级分步结转的方式进行三级分摊，最终将所有科室间接成本分摊到临床服务类科室。

一级分摊：行政后勤类科室费用分摊。将行政后勤类科室费用采用人员比例、工作量比重等分摊参数向临床服务类、医疗技术类和医疗辅助类科室分摊，并实行分项结转。

二级分摊：医疗辅助类科室费用分摊。将医疗辅助类科室费用采用收入比重、工作量比重、占用面积比重等分摊参数向临床服务类和医疗技术类科室分摊，并实行分项结转。

三级分摊：医疗技术类科室费用分摊。将医疗技术类科室费用采用收入比重等分摊参数向临床服务类科室分摊，分摊后形成门诊、住院临床服务类科室的成本。

医疗服务项目成本核算时，应当以临床服务类和医疗技术类科室二级分摊后成本剔除药品成本、单独收费的卫生材料成本作为医疗服务项目总成本。

（二）估算实际产能

在估时作业成本法中，实际产能是医务人员实际工作的分钟数或小时数，也可以是机器实际运转的分钟数或小时数。实际产能可以通过科学的分析，也可以根据经验值进行估计，本书采用行业常用的经验值进行估计，步骤如下所示。

1. 估计有效劳动时间

有效劳动时间是医务人员实际劳动时间，应考虑合理的必要休息时间和其他延误时间，医务人员有效劳动时间通常低于理论劳动时间。理论劳动时间为国家法定劳动时间减去法定节假日。有效劳动时间与理论劳动时间的比率称为有效工时率，经过统计研究调查，一般将有效工时率界定在 80% ~ 85%，我们采用平均数 83% 来计算有效劳动时间。

全年理论工作日 = 365 − 104（休息日）− 11（法定节假日）= 250 （日）

全年理论劳动时间（分钟）= 全年理论工作日 × 8 小时 × 60（分钟）

$$= 250 × 8 × 60 = 120000 （分钟）$$

全年有效劳动时间（分钟）= 全年理论劳动时间 × 有效工时率

$$= 12000 × 83\% = 99600 （分钟）$$

2. 计算实际产能

产能即生产能力，实际产能是部门所有资源有效劳动时间的总和。临床服务类科室和医疗技术类科室的实际产能是所有医务人员的有效劳动时间。专用设备占用因为具有排他性，其产能是专用设备全年有效劳动时间。

例如，某医院核磁共振室共有 12 名工作人员，分别为医生 6 人、技师 4 人，护士 2 人。1.5T 核磁共振仪 3 台。那么他们全年的实际产能分别为：

医生：99600 × 6 = 597600 （分钟）

技师：99600 × 4 = 398400 （分钟）

护士：99600 × 2 = 199200 （分钟）

核磁共振仪：99600 × 3 = 298800 （分钟）

部门总产能：597600 + 398400 + 199200 = 1195200 （分钟）

（三）计算产能成本率

根据现有的分类，医院的成本分为人员经费、药品费、卫生材料费、固定资产折旧费、无形资产摊销费，提取医疗风险基金以及其他费用。可以向病人收费的药品和卫生材料费不计入医疗服务项目成本。人员的产能成本率根据不同的人员类别分别计算，如医药护技等；房屋及通用设备和专用设备的产能成本率因资源消耗方式不同分别计算；同样的原因，卫生材料费也分为不可收费一次性材料和低值耗材，分别计算。不可收费一次性材料根据标准使用量及标准单价直接计入，不用计算产能成本率；低值耗材因分割困难，需要计算产能成本率分摊计入。无形资产摊销费、提取医疗风险基金和其他费用等公共资源消耗则根据部门总产能计算各自产能成本率。综上所述，需要计算产能成本率的成本要素有人员经费、固定资产折旧费、低值耗材、无形资产摊销费、提取医疗风险基金和其他费用。

为了让成本核算结果最大限度接近真实成本以及后期计算医生工作相对价值，医生的产能成本率按照职称不同细分为住院医师、主治医师、副主任医师、主任医师。

某类别资源产能成本率 = 某类别资源总成本/相应的有效劳动时间

某医院不同人员类别的全年有效劳动时间汇总如表 10 - 7 所示，2020 年全年的医疗成本数据如表 10 - 8 所示。

表 10 - 7　　　　　　　　某医院不同人员类别的全年有效劳动时间汇总

人员类别	数量	单位人员全年有效劳动时间（分钟）	各类人员全年有效劳动时间（分钟）
住院医师	156	99600	15537600
主治医师	376	99600	37449600
副主任医师	206	99600	20517600
主任医师	170	99600	16932000
药师/技师	443	99600	44122800
护士	1295	99600	128982000
其他	117	99600	11653200
合计	2763		275194800

表 10 - 8　　　　　　某医院 2020 年医疗成本（除药品及可收费卫生材料）　　　　单位：元

成本项目	人员经费					
	住院医师	主治医师	副主任医师	主任医师	药师/技师	护士
全年费用合计	42085315.65	116770342.96	80509796.82	74681075.38	133476845.29	324405905.24

成本项目	房屋与通用设备折旧	无形资产摊销	其他费用	低值耗材	医疗风险基金
全年费用合计	30542659.52	4734333.34	134154332.15	3577532.42	4228350.55

根据表 10 - 7 和表 10 - 8 数据，可计算得出该医院各类资源的产能成本率，计算公式如下：

$$人员产能成本率(住院医师) = \frac{42085315.65}{99600 \times 156} = 2.71（元/分钟）$$

$$人员产能成本率(主治医师) = \frac{116770342.96}{99600 \times 76} = 3.12（元/分钟）$$

$$人员产能成本率(副主任医师) = \frac{80509796.82}{99600 \times 06} = 3.92（元/分钟）$$

$$人员产能成本率（主任医师）= \frac{74681075.38}{99600 \times 70} = 4.41 （元/分钟）$$

$$人员产能成本率（药师/技师）= \frac{133476845.29}{99600 \times 43} = 3.03 （元/分钟）$$

$$人员产能成本率（护士）= \frac{324405905.24}{99600 \times 295} = 2.52 （元/分钟）$$

因房屋与通用设备折旧、无形资产摊销、其他费用、低值易耗品和医疗风险基金属于公用成本，其产能为该医院所有医务人员的总产能即全体员工有效劳动时间。其计算公式为：

$$房屋与通用设备折旧产能成本率 = \frac{30542659.52}{99600 \times 763} = 0.11 （元/分钟）$$

$$无形资产摊销产能成本率 = \frac{4734333.34}{99600 \times 763} = 0.02 （元/分钟）$$

$$其他费用产能成本率 = \frac{134154332.15}{99600 \times 763} = 0.49 （元/分钟）$$

$$医疗风险基金产能成本率 = \frac{4228350.55}{99600 \times 763} = 0.015 （元/分钟）$$

$$低值耗材产能成本率 = \frac{3577532.42}{99600 \times 2763} = 0.013 （元/分钟）$$

产能成本率有科室水平、医院水平及区域水平，测算医院水平的项目标准成本时，可采用医院平均的产能成本率作为资源分配价格标准，也可对科室进行绩效评价，将绩效评价结果良好的科室作为样本，采用其平均的产能成本率作为该院资源分配价格标准，计算区域水平时也可参照该做法。

对于专用设备，由于同一部门或医院的同类设备，其购进价格会因购买年代、品牌等不同而存在差异。计算产能成本率时，可以采用加权平均的方法计算某一专用设备的标准原值，也可通过评价，取众数或者中位数来作为某专用设备的标准原值。某医院专用设备标准原值及折旧成本如表 10-9 所示。

表 10-9　　　　　　　　某医院部分专用设备标准原值及折旧成本

专用设备名称	设备原值（元）	折旧年限	年折旧额（元）
中频脉冲仪	20000	5	4000
电疗仪	25000	5	5000
生物反馈仪	35000	5	7000
超生诊断仪	800000	5	160000
便携式心电监护仪	5000	5	1000

根据以上数据，可计算得出该专用设备的产能成本率如下：

中频脉冲仪产能成本率 = 4000 ÷ 996000 = 0.04 （元/分钟）

电疗仪产能成本率 = 5000 ÷ 99600 = 0.05 （元/分钟）

生物反馈仪产能成本率 = 7000 ÷ 99600 = 0.17 （元/分钟）

超生诊断仪产能成本率 = 160000 ÷ 99600 = 1.6 （元/分钟）

便携式心电监护仪产能成本率 = 1000 ÷ 99600 = 0.01 （元/分钟）

二、卫生材料标准单价确定

（一）不可收费卫生材料内含界定

根据 2012 年版《项目规范》，一次性卫生材料分为可收费卫生材料和不可收费卫生材料，可收费卫生材料指的是除外内容中列示出来的卫生材料，可收费卫生材料不作为成本计算，不可收费卫生材料包括内含一次性材料和低值耗材，作为项目成本计算。

内含一次性耗材是指该医疗服务价格项目应当使用的一次性医用耗材，需打包定价，不得单独收费。分为两类：

"内含一次性耗材 1"指该医疗服务价格项目应当使用的、市场价格和使用数量相对稳定的一次性医用耗材，如一次性注射器、输液器、延长管等。

"内含一次性耗材 2"指在医疗服务项目中供多人共同使用且不得另行收取费用的卫生材料。例如，检验项目中使用的检测试剂、缓冲液、保存液，超声检查所使用的耦合剂等。

低值耗材是指医疗机构提供医疗服务过程中需要使用的，单位价格相对较低或者多次重复使用的基础性卫生材料。

低值耗材包括碘酒、酒精、棉球、棉花、棉签、纱布、普通敷料、帽子、口罩、鞋套、袜套、手套、手术衣、绷带、床垫、看护垫、护垫、口垫、衬垫、尿垫、检查垫、护理垫、棉垫、纱垫、小垫、牙垫、枕垫、手术巾、治疗巾、毛巾、床单、铺单、治疗单、浴衣、针头、针管、压舌板、止血带、滑石粉、消毒液、锐器桶、弯盘、便壶、便盆等。

（二）不可收费卫生材料标准单位确定

不可收费卫生材料的标准成本由最小计价单位标准单价和标准使用数量组成，标准使用数量在标准资源动因模型中已经确定，本章节需要确定最小计价单位的标准单价。

1. 内含一次性材料标准单价

内含一次性材料作为医疗服务项目的直接成本，其标准单价可以根据医院采购部门提供的卫生材料价格清单确定。如果同一卫生材料不同购进时间价格不同，可以取时间最近的价格作为标准价格，也可以取最佳采购批量的购进价格。如果同一卫生材料品牌不同引起价格差异，可以取使用量最大的品牌价格作为标准价格。如果材料参与了政府谈判或带量采购，则取政府谈判价格或带量采购价格作为标准价格。当然还可以取加权平均值、中位数等作为标准价格，具体根据情况而定。

（1）一次性使用卫生材料。根据医院采购部门提供的卫生材料价格清单，按照上述取值规则确定标准单价。

（2）供多人共同使用的卫生材料。如冲洗用生理盐水、耦合剂等，先按照上述取值规则确定最小包装单位标准单价后，再参照标准资源动因调查表确定的单位价格项目使用数量，计算最小计价单位价格，作为最小计价单位标准单价。

2. 低值耗材标准单价

低值耗材由于其单位价格相对便宜，或者使用数量不好确定，或者用于多个医疗服务项目，资源分割困难，即使按照上述取值规则得到标准单价，也很难将其成本计入单位医疗服务项目。因此可以先根据上述取值规则得到每种低值耗材的标准单价，然后计算标准总成本，再将该时期所有使用者的有效劳动时间作为标准消耗时间，计算每种低值耗材的单位时间成本，即产能成本率，作为低值耗材的单位时间标准单价，进而计算单位医疗服务项目消耗的低值耗材成本。

第四节　技术风险指数测算

2009 年新医改以来，国家相关部门在多个政策文件中反复强调，在取消药品加成的同时，要合理调整提升体现医务人员技术劳务价值的医疗服务价格，逐步理顺不同级别医疗机构间和医疗服务项目的比价关系，建立以成本和收入结构变化为基础的价格动态调整机制；2001 年，卫生部出台了《医疗服务项目成本分摊测算办法（试行）》，医疗服务成本由人员工资、物资消耗等成本构成，价格制定部门根据单位平均成本制定出医疗服务项目的价格[①]。但是我国现行的工资制度是更加偏重于职称（职务）、工龄、资历，对技术、风险、责任等分配要素关注度不够，

---

① 张慧，于丽华，张振中. 我国医疗服务项目定价方法探析［J］. 中国卫生经济，2014，33（7）：61-62.

卫生技术人员工资水平低，违背市场价值规律[①]。同时崔爽等（2004）的研究表明，传统项目成本测算方法是采用平均的人力成本（工资）结合项目耗费时间与人数来计算的。这种方法有一个假设：不同的医疗服务质量相同，耗费在其中的单位时间人力价值也是相同的[②]。众所周知，医疗服务是高技术、高风险的复杂劳动，不同于普通人类劳动，即使时间和人员耗费相同，技术难度及风险程度不同，其投入的单位人力价值也是不同的，但是现有的成本测算方法无法体现这种差异。孟庆跃等（2002）的研究表明，医疗服务价格体系存在严重的扭曲，不同技术难度医疗服务项目出现定价倒置现象[③]。

由于价值测算中对物资消耗的测算相对简单，对人力价值的测算方法一直存在争议，因此本章节重点探讨如何将技术、风险要素纳入医务人员人力价值测算，计算不同技术风险的人力相对价值，这对于构建符合医疗行业特点的服务项目比价关系，指导医院进行科学合理的绩效分配是很有现实意义的。

一、技术—风险要素的提出

我们国家自 2001 年来一直使用的《全国医疗服务价格项目规范（2001 年版)》，对医疗服务价格项目进行描述时使用了七个要素：项目编码、项目名称、项目内含、除外内容、计价单位、价格、说明，并没有对技术劳务价值要素如技术、风险等进行具体描述。2012 年，国家发展改革委、卫生部、国家中医药管理局印发了《关于规范医疗服务价格管理及有关问题的通知》，下发了《全国医疗服务价格项目规范（2012 年版)》，该项目规范除了对以上要素进行描述外，还使用了"基于资源消耗的相对值"的形式表述医疗服务中耗费的医务人员人力价值，具体包括基本人力消耗及耗时、技术难度、风险程度三个要素，并要求各地在定价时将其作为定价要素予以考虑，力图使医疗服务价格更好的体现价值规律，体现医务人员人力价值，促使我国公立医院转变"以药补医"的补偿机制[④]。

①　王颖. 美国医疗卫生人员工资制度及其对我国的借鉴 [J]. 中国卫生经济，2009，28（5）：78 – 81.

②　崔爽，韩成禄. 浅析技术劳务价值在医疗服务项目价格中的体现 [J]. 卫生经济研究，2004，3：47 – 47.

③　孟庆跃，卞鹰，孙强，等. 理顺医疗服务价格体系：问题，成因和调整方案（上）[J]. 中国卫生经济，2002，21（6）：44 – 46.

④　张振忠，陈增辉，李敬伟. 2012 版《全国医疗服务价格项目规范》修订原则及思路 [J]. 中国卫生经济，2013，32（2）：5 – 7.

二、技术风险要素应用于医务人员人力价值测算现状

（一）国外探索应用情况

医疗服务价格的制定方法在不同国家、不同卫生体制下有所不同。如美国，制定医疗服务价格费用表是基于以资源消耗为基础的相对价值表。该表由三个部分构成，其中工作价值部分，内容包括服务所需时间、技术技能和体力劳动、脑力劳动和判断医源性风险带来的心理压力和忧虑等[1]，即是本书研究的医务人员人力价值部分。其测算方法为确定基准项目，给出服务中的时间、人力、资源消耗等基本技术参数，然后进行问卷调查，以基准项目为100，等级估测其他服务的相对值。最后以过去一年对该群中每个服务的平均支付价格为基础，得到各服务项目的医师工作相对值[2]。除了美国外，韩国、英国、德国在向门诊医师付费时均采用了此方法。日本是一个全面保险的国家，医疗服务价格由国家统一制定，以点数的形式表现。医疗服务价格制定也是依据成本测算结果，包括物资消耗和技术成本[3]。比如，外科手术的技术成本 = 刚毕业医师平均每小时的劳务费×经验年数指数（给予指数×技术难度指数）×手术需要的时间 + 其他参加手术人员的劳务费。

（二）国内探索应用情况

国内医疗服务项目的定价方法，一直以来因为受到计划经济和价格管制的影响，相关研究报道较少。近年来逐渐引起关注。2012 年版《项目规范》首次将"基本人力消耗及耗时""技术难度""风险程度"列为医疗服务项目的定价要素，对地方定价工作起到了积极的指导作用，但是除个别地区对定价方法进行创新、探索之外，多数地区受多种因素影响，其定价方法鲜有实质改进[4]。其中，鲁献忠等通过建立数学模型计算非物资消耗的基本人力消耗及耗时、技术难度、风险程度的权数，与其他物耗相加后形成项目总权数，利用权数分配法进行医疗服务项目价格

① American Medical Association. The Physicians' Guide Medicare RBRVS 2014 ［M］. New York：American Medical Association，2014.

② 张莹. 日本医疗服务价格政策分析 ［J］. 中国卫生经济，2010，29（9）：36－37.

③ 鲁献忠，徐梦雅，谭琳琳 . 2012 年版医疗服务价格项目构成因素权数计算方法研究 ［J］. 中国卫生经济，2013，32（9）：42－44.

④ 邹俐爱，许崇伟，龙钊，等 . 医疗服务项目定价模型研究 ［J］. 中国卫生经济，2013，32（1）：74－75.

计算[1]。邹俐爱等（2017）综合了收支平衡定价法和美国 RBRVS 关于医生劳务价值评价的思想，使用医生的平均人力成本计算单位时间标准成本，再通过病种成本中劳务成本占比测算项目价格。金春林等[2]提出，先设定基线项目，将基线项目的技术难度值（i）和风险程度值（f）相乘，其他项目的技术难度值（j'）和风险程度值（f'）也相乘，在与基线项目的乘积相比，得到所有项目的技术风险值，再使用技术难度和风险程度的权重 a，来调节技术风险值。用各级医院各类医生目标薪酬为基数，结合技术风险值、基本人力消耗及耗时计算每个项目的技术劳务成本。公开出版的文献中，尚未见到其他综合运用 2012 年版《项目规范》赋予的技术、风险等价格要素进行医疗服务人力价值测算的做法。

三、技术风险指数的计算与应用

以 2012 年版《项目规范》为基础，采用专家咨询法和专项调查法，对规范中的技术风险要素赋值再次确定，对偏差值进行纠正，结合技术人员执业授权建立技术风险指数；以住院医师、护士和药师的平均工资率为基数，根据技术风险指数计算每个医疗服务的标准人力工资率（相对价值单位）；最后根据标准人力工资率和标准人力资源消耗数量（时间和人数）计算医疗服务标准人力成本。医疗、护理和药学相关的医疗服务分开计算。

（一）技术风险指数计算

以 2012 年版《项目规范》为基础，通过对技术和风险评分赋值再次确认，对偏离值进行调整，最后通过专业之间交通项目使医药护技各个专业的技术风险赋值在各自专业内部进行统一。

以医生操作为例，所有的医生操作参照美国医师协会发布的医师工作价值、医疗责任保险和执业成本所占权重，通过计算为技术和风险评分赋值设立权重，技术难度的权重为 93%，风险程度的权重为 7%，各自评分乘以权重后相加得到每个医生操作的技术风险评分。以部分手术项目为例，技术风险评分如表 10 - 10 所示。

---

① 王列军. 我国公立医疗卫生机构人员工资的国内国际比较 [J]. 中国卫生经济, 2009, 10 (10)：25 - 29.

② 金春林，王惟，龚莉，等. 我国医疗服务项目价格调整进展及改革策略 [J]. 中国卫生资源, 2016, 19 (2)：83 - 86.

表 10 – 10　　　　　　　　　　部分手术项目技术风险评分

项目编码	项目名称	技术难度评分 （权重值：93%）	风险程度评分 （权重值：7%）	技术风险 评分
331521025	掌骨间背动脉倒转皮瓣术	68	60	67.44
331521026	前臂桡动脉、尺动脉倒转皮瓣术	68	60	67.44
331521027	环指岛状皮瓣术	58	50	57.44
331521028	肌腱粘连松解术	80	70	79.3
331521029	屈伸指或趾肌腱吻合术	72	60	71.16
331521030	屈伸指肌腱游离移植术	72	64	71.44
331521031	滑车重建术	72	57	70.95
331521032	锤状指修复术	58	50	57.44
331521033	侧腱束劈开交叉缝合术	53	45	52.44

　　计算得到每个项目的技术风险评分后，借鉴日本的做法，日本将刚毕业医师的人力成本作为技术难度指数最低的医疗服务项目的人力成本，其他医疗服务项目的人力成本根据技术难度比值即可计算。在中国的医院里，住院医师是可以独立执业的最低级别，技术风险评分最低的医生操作主要由住院医师完成，因此可以将住院医师的人力成本作为技术风险评分最低的医生操作人力成本。技术风险评分最低的医生操作作为基准项目，将其技术风险评分设定为1，其他项目与之相比得到医疗服务项目技术风险指数表。以部分手术项目为例，技术风险指数如表 10 – 11 所示。

表 10 – 11　　　　　　　　　　部分手术项目技术风险指数

项目编码	项目名称	技术风险指数
330202002	三叉神经周围支切断术或封闭术	2.68
330202003	三叉神经撕脱术	4.50
330202005	颞部开颅三叉神经节切断术	3.56
330202006	迷路后三叉神经切断术	4.58
330202007	颅神经微血管减压术	2.35
330202009	面神经吻合术	4.37
330202010	面神经跨面移植术	4.00
330202011	面神经松解减压术	2.51

续表

项目编码	项目名称	技术风险指数
330202012	经耳面神经梳理术	2.49
330202013	面神经周围神经移植术	4.12
330202014	经迷路前庭神经切断术	4.49

(二) 技术风险指数应用

技术风险指数是不同技术风险评分的比值，反映了医疗服务项目相对的技术难易程度，应用该指数可以计算不同技术风险下医务人员的相对人力成本，为有效解决目前医疗服务成本测算和定价注重物资消耗，忽略技术劳务价值的现状提供了可供参考的方法。这里介绍两种标准人力成本的计算思路。

1. 现实数据法

将现有医疗机构实际发生的住院医师、护士和药士的平均工资率（产能成本率）作为标准基数，结合技术风险指数计算每个医疗服务的标准人员工资率，最后根据人力资源消耗数量标准计算每个医疗服务的标准人力成本。

某医疗服务项目标准人力成本 = 住院医师(护士、药师) 人员标准工资率(产能成本率) × 技术风险指数 × 耗费医生(护士、药师) 标准数量 × 标准操作时间 + 辅助操作人员标准人员工资率(产能成本率) × 耗费辅助操作人员标准数量 × 辅助操作人员标准操作时间

2. 目标值法

参照国际上通用的做法，通常以社会平均工资的 3 ~ 5 倍来设定医务人员的目标工资，即住院医师的标准工资（其他人员的目标工资按照现有的工资差距计算调整），其他计算与第一种算法相同。

需要注意的是，当医疗服务项目需要多种人员类别共同操作的时候，只有主操作的人力成本被技术风险指数调节，辅助人员的人力成本不再被技术风险指数调节。比如，手术是医生操作，护士辅助，技术风险主要体现在医生对病人的手术操作上，护士的辅助工作与该手术操作的技术风险相关度不大，此时技术风险的价值只在医生的标准人力成本中体现。

采用现实数据法计算项目标准人力成本。以部分手术项目为例，标准人力成本测算结果如表 10 - 12 所示。

表 10 – 12   部分手术项目标准人力成本测算表

项目编码	项目名称	计价单位	技术风险指数外科	人员成本							
				医生产能成本率（元/分钟）（住院医师）	医生人数	医生耗时（分钟）	医生人力成本	护士平均产能成本率（元/分钟）	护士人数	护士耗时（分钟）	护士人力成本
330204016	经胸腔镜交感神经链切除术	次	3.72	2.47	2.0	180	3307.8	2.36	1	180	424.8
3303000211	经腹腔镜肾上腺切除术	单侧	4.03	2.47	3.0	150	4477.1	2.36	2	150	708
3307020040	经胸腔镜肺减容手术	次	4.43	2.47	3.0	180	5908.7	2.36	2	180	849.6
3307020050	经胸腔镜肺楔形切除术	次	3.10	2.47	3.0	180	4137.4	2.36	2	180	849.6
3307020060	经胸腔镜肺叶切除术	次	4.04	2.47	3.0	300	8985.4	2.36	2	300	1416
3307020070	经胸腔镜袖状肺叶切除术	次	4.79	2.47	3.0	330	11703.2	2.36	2	330	1557.6
3307020080	经胸腔镜全肺切除术	次	4.53	2.47	3.0	210	7042.9	2.36	2	210	991.2
3307020090	经胸腔镜肺大泡切除修补术	次	3.20	2.47	3.0	90	2134.1	2.36	2	90	424.8

第五节　医疗服务项目标准成本测算模型

医疗服务项目标准成本主要包括标准人力成本和标准物资消耗成本。在标准成本法中，标准成本是由资源消耗数量标准和资源价格标准相乘得到。医疗服务项目标准资源动因模型建立后，确定了资源消耗种类和数量标准；计算得到产能成本率和技术风险指数后，确定了资源价格标准。根据估时作业成本法的成本计入方式，建立医疗服务项目标准成本测算模型，就可以计算得出单位医疗服务项目标准成本。

为了更好地体现医疗服务的技术风险投入成本，扭转现行医疗服务价格中技术人力价值体现不充分，导致主要以技术投入为主的医疗服务项目价格偏低的现状，将医疗服务项目分为以技术投入为主和以物资消耗为主两大类，分别建立人力成本测算模型。在以技术投入为主的医疗服务成本测算模型中，应用技术风险指数对不同技术风险医疗服务的人力成本进行调节。以物资消耗为主的医疗服务，技术风险指数不参与调节。以核磁共振检查和手术项目分别举例，建立以物资消耗为主的人力成本测算模型和以技术风险投入为主的人力成本测算模型。物资消耗的成本测算模型二者相同。

单位医疗服务项目标准成本 ＝ 标准人力成本 ＋ 标准物资消耗成本及其他成本
　＝ 人力资源消耗数量标准 × 人员工资率标准(产能成本率) ＋ 物资及其他成本
　　消耗数量标准 × 价格标准

一、标准人力成本测算模型

人力成本指开展医疗服务耗费的医务人员劳动力成本，它不仅包括医务人员的薪酬福利收入等显性成本，也应该包括医务人员继续教育、专科培训、医疗风险责任承担等隐性成本。前期通过专家咨询、讨论会论证的方式，将医疗服务分为技术劳务为主和物资消耗为主两大类。技术劳务为主的主要是诊察、护理、手术、一般治疗、中医、康复等类别下的项目，物资消耗为主的主要是 2012 年版规范没有赋予技术难度和风险程度值或者分值差异不大的项目，如检验、大型仪器检查、超生检查等类别下的项目。以技术劳务为主的项目，计算其标准人力成本时，以住院医师的标准人力成本为基准，使用技术风险指数调节计算不同技术风险下的医务人员标准人力成本。以物资消耗为主的项目，其标准人力成本以各自专业平均的人员产能成本率作为价格标准进行计算，技术风险指数不参与调节。两类项目的人力成本测算模型分别如表 10 – 13 和表 10 – 14 所示。

二、标准物资消耗成本及其他成本测算模型

对标准物资消耗成本及其他成本（如医疗风险基金）的测算，无论是以物资消耗为主还是以技术风险投入为主的项目，计算方法是一样的。医疗服务项目的标准物资消耗成本包括直接成本如直接卫生材料和专用设备折旧，间接成本如房屋及通用设备折旧、无形资产摊销、其他费用等，还有提取医疗风险基金等间接费用。根据其资源分配方式不同，我们将其分成专用设备折旧成本、卫生材料成本（不能收费一次性卫生材料）和其他成本（包括房屋及通用设备折旧、无形资产摊销、提取医疗风险基金、其他费用、低值耗材）三部分分别建立成本测算模型。

（一）专用设备成本

同一医疗服务可以使用一种专用设备也可以使用多种专用设备，在计算专用设

表 10-13　以物资消耗为主项目标准人力成本测算模型（核磁共振检查项目为例）

项目名称	操作人员类别1	人员类别1耗费人数	人员类别1平均耗费时间（分钟）	操作人员类别1产能成本率	操作人员类别1成本	操作人员类别2	人员类别2耗费人数	人员类别2平均耗费时间（分钟）	操作人员类别2产能成本率	操作人员类别2成本	操作人员类别3	人员类别3耗费人数	人员类别3平均耗费时间（分钟）	操作人员类别3产能成本率	操作人员类别3成本
		(1)	(2)	(3)	(4)=(1)×(2)×(3)		(5)	(6)	(7)	(8)=(5)×(6)×(7)		(9)	(10)	(11)	(12)=(9)×(10)×(11)
A1	护士	P1	T1	R1	P1×T1×R1	技师	L1	M1	N1	L1×M1×N1	医师	B1	C1	D1	B1×C1×D1
A2	护士	P2	T2	R2	P2×T2×R2	技师	L2	M2	N2	L2×M2×N2	医师	B2	C2	D2	B2×C2×D2
…	护士	…	…	…	…	技师	…	…	…	…	医师	…	…	…	…
Ai	护士	Pi	Ti	Ri	Pi×Ti×Ri	技师	Li	Mi	Ni	Li×Mi×Ni	医师	Bi	Ci	Di	Bi×Ci×Di

表10-14　　以技术风险投入为主项目标准人力成本测算模型（以手术项目为例）

项目名称	操作人员类别1	人员类别1耗费人数	人员类别1平均耗费时间（分钟）	住院医师产能成本率	技术风险指数	操作人员类别1标准人力成本	操作人员类别2	人员类别2耗费人数	人员类别2平均耗费时间（分钟）	操作人员类别2产能成本率	操作人员类别2标准人力成本
		(1)	(2)	(3)	(4)	(5) = (1) × (2) × (3) × (4)		(6)	(7)	(8)	(9) = (6) × (7) × (8)
A1	医师	P1	T1	R1	Q1	P1 × T1 × R1 × Q1	护士	L1	M1	N1	L1 × M1 × N1
A2	医师	P2	T2	R2	Q2	P2 × T2 × R2 × Q2	护士	L2	M2	N2	L2 × M2 × N2
...		...	...	...	...	...		...	...	...	...
Ai	医师	Pi	Ti	Ri	Qi	Pi × Ti × Ri × Qi	护士	Li	Mi	Ni	Li × Mi × Ni

注意：以技术风险投入为主的项目，测算人力成本时，只有主操作的人力成本被技术风险指数调节，辅助人员的人力成本不再被技术风险指数调节。

备占用成本时，每种专用设备按照各自的占用时间和产能成本率计算。以磁共振检查项目为例，其专用设备成本测算模型如表10-15所示。

表10-15　　　　　　　核磁共振检查项目专用设备成本测算模型

项目名称	项目所需设备名称1	设备1标准占用时间（分钟）	设备1产能成本率	设备1标准成本
		(1)	(2)	(3) = (1) × (2)
A1	E1	T1	R1	T1 × R1
A2	E2	T2	R2	T2 × R2
...	...	...	...	...
Ai	Ei	Ti	Ri	Ti × Ri

注：如果一个项目使用多种专用设备，可以增加列数计算。

（二）卫生材料成本

根据前面的测算思路，将不可收费卫生材料成本分为内含一次性材料和低值耗材，前者采用标准用量和标准单价计算成本，后者采用产能成本率（标准小时分配率）作价格标准，与标准操作时间相乘计算成本，具体计算方法见其他成本测算模型。

以磁共振检查项目为例，其内含一次性材料成本测算模型如表 10 - 16 所示。

表 10 - 16　　　　核磁共振检查项目不可收费一次性材料成本测算模型

项目名称	消耗的卫生材料名称1（不收费）	消耗的卫生材料名称1最小计价单位平均数量（个）（不收费）	消耗的卫生材料名称1最小计价单位价格（不收费）	消耗的卫生材料名称1成本（不收费）	消耗的卫生材料名称2（不收费）	消耗的卫生材料名称2最小计价单位平均数量（根）（不收费）	消耗的卫生材料名称2最小计价单位价格（不收费）	消耗的卫生材料名称2成本（不收费）
		(1)	(2)	(3) = (1) × (2)		(4)	(5)	(6) = (4) × (5)
A1	L1	M1	N1	L1 × M1	O1	P1	Q1	P1 × Q1
A2	L2	M2	N2	L2 × M2	O2	P2	Q2	P2 × Q2
…	…	…	…	…	…	…	…	…
Ai	L3	Mi	Ni	Li × Mi	O3	Pi	Qi	Pi × Qi

注：增加材料品种时，可以增加列数计算。

其中对手术中耗费的一次性卫生材料标准成本的计算，推荐两种计算方法，一种是将内含一次性材料和低值耗材分开计算，计算方法如前所述。另一种是对不可收费一次性材料耗费相近的手术进行分类，如腔镜手术、心外手术、介入手术等，对每一类的不可收费材料通过专家咨询建立标准资源消耗模板，先对模板标准成本进行计算，再分类计入各个手术项目标准成本。如有与手术操作人数联动的耗材如手术衣帽、手套、鞋套等，则在项目成本测算模型中建立资源联动直接计算。具备条件时建议采用第二种方法。因为经过专家咨询发现，不同类别手术耗费的不可收费卫生材料成本（一次性材料和低值耗材）相差较大，采用第二种方法会让低值耗材的成本更接近真实成本。以心外手术为例，心外手术消耗不可收费一次性材料及低值耗材成本如表 10 - 17 所示。

表 10 - 17　　　　心外手术消耗不可收费一次性材料及低值耗材成本统计

一次性材料和低值耗材名称	数量	单价（元）	固定成本（元）	变动成本（元）
帽子	1	0.26		0.26
口罩	1	0.4		0.4
手套	1	2.2		2.2

续表

一次性材料和低值耗材名称	数量	单价（元）	固定成本（元）	变动成本（元）
手术衣	1	2.125		2.125
床单	2	2.5	5	
锐器桶	2	2.2	4.4	
组合缝针	1	5	5	
缝线（丝线）	5	0.23	1.15	
一次性手术刀片	3	0.45	1.35	
冲洗盐水	3	5.45	16.35	
一次性手术薄膜（护皮膜）	2	5	10	
骨蜡	2	24.4	48.8	
延长管	2	3.6	7.2	
三通	4	4.23	16.92	
一次性电刀擦1	1	8	8	
一次性引流管	2	8.8	17.6	
胸瓶	2	14.5	29	
一次性吸引管	1	3	3	
一次性吸引头	1	3.2	3.2	
一次性负压引流瓶	2	14.5	29	
纱布	5	0.36	1.8	
棉垫	2	2	4	
弹力绷带	2	5.85	11.7	
普通绷带	1	1.9	1.9	
一次性手术敷贴	3	1.5	4.5	
医疗废物袋（2大1小，生活垃圾袋2）	5	0.2	1	
标本袋	1	0.59	0.59	
输血器	1	1.4	1.4	
注射器50毫升/20毫升/10毫升/5毫升/2毫升各两个	10	0.66	6.6	
一次性冲洗球	1	13	13	
手消约150毫升	1	0.54	0.54	
洗手液约50毫升	1	0.05	0.05	
皮肤消毒液约150毫升	1	2.6	2.6	
棉签（包）	3	1	3	
刷手服	1	1.6		1.6
一次性手术敷料包	1	1.5	1.5	

资料来源：某医院物资采供部门。

表 10 - 17 中的变动成本数量与手术操作人数相同,计入手术成本时需要与操作人数相乘。心外手术是不可收费卫生材料成本耗费较大的手术,相比之下非腔镜手术的耗费较少,不及前者的 50%。对手术分类制定材料标准消耗模板,避免了对每个手术进行调查而产生的繁重工作量,也避免了所有手术使用同一低值耗材的产能成本率,使低值耗材成本失真。但是其他项目如诊察、护理、中医项目、一般治疗项目等,低值耗材的耗费主要是消毒液、棉签、帽子、口罩等,价格差距不大,使用同一低值耗材的产能成本率计算对成本影响微小,可以采用第一种方法。

(三) 其他成本

此处其他成本是除了人力成本和内含一次性材料以外的成本,包括房屋及通用设备折旧成本,无形资产摊销成本、提取医疗风险基金成本、其他费用成本、低值耗材成本。因其资源分配方式相同,故放在一起测算。以磁共振检查项目为例,磁共振检查项目其他成本测算模型如表 10 - 18 所示。

表 10 - 18   核磁共振检查项目其他成本测算模型

项目名称	项目总耗时(分钟)	房屋及通用设备产能成本率	房屋及通用设备成本	无形资产产能成本率	无形资产成本	医疗风险基金产能成本率	医疗风险基金成本	低值耗材产能成本率	低值耗材成本	其他费用产能成本率	其他费用成本
	1	2	3 = 1 × 2	4	5 = 1 × 4	6	7 = 1 × 6	8	9 = 1 × 8	10	11 = 1 × 10
A1	T1	Q1	T1 × Q1	Y1	T1 × Y1	R1	T1 × R1	M1	T1 × M1	F1	T1 × F1
A2	T2	Q2	T2 × Q2	Y2	T2 × Y2	R2	T2 × R2	M2	T2 × M2	F2	T2 × F2
…	…	…	…	…	…	…	…	…	…	…	…
Ai	Ti	Qi	Ti × Qi	Yi	Ti × Yi	Ri	Ti × Ri	Mi	Ti × Mi	Fi	Ti × Fi

某医院核磁共振室的产能成本率和材料标准价格如下:医师(平均)3.06 元/分钟,护士 2.13 元/分钟,技师 2.48 元/分钟,房屋及通用设备 0.12 元/分钟,专用设备 16.35 元/分钟,无形资产 0.01 元/分钟,其他费用 0.4 元/分钟,医疗风险基金 0.025 元/分钟,低值耗材 0.013 元/分钟,影像资料带 0.2 元/个,留置针敷贴 1.5 元/张,根据以上计算模型,就可以计算得到磁共振检查项目单位标准成本,如表 10 - 19 所示。

表 10 - 19　　　　　　　　　　磁共振检查单位项目标准成本　　　　　　　　单位：元

项目名称	医师人力成本	技师人力成本	护士人力成本	房屋及通用设备成本	专用设备成本	无形资产成本	医疗风险基金成本	其他费用	低值易耗品成本	一次性卫生材料成本	单位项目总成本
磁共振平扫	76.50	37.20	4.26	5.04	245.2	0.42	1.05	16.8	0.55	0.20	387.22
磁共振增强扫描	76.50	49.60	24.50	6.78	327.0	0.57	1.41	22.6	0.73	1.70	511.39
磁共振心脏功能检查	122.40	49.60	4.26	7.44	327.0	0.62	1.55	24.8	0.81	0.20	538.68
磁共振血管成像	76.50	37.20	24.50	6.18	245.2	0.52	1.29	20.6	0.67	1.70	414.36

标准人力成本与标准物资及其他成本相加就可以得到单位医疗服务项目的标准成本。需要注意的是，测算手术项目成本时，除了医师的产能成本率仍然使用住院医师的产能成本率作为基数，医疗风险基金的产能成本率为手术医师所在科室的产能成本率外，其他成本的产能成本率需要使用手术室的数据。且手术室的产能成本率需要使用单间手术间的全成本进行计算，原因是每台手术只在特定的手术间进行，仅占用特定手术间的资源以及手术室公共区间分摊的资源，手术对手术室的资源耗费与对专用设备的耗费类似，故计算方法也与专用设备相同，如某医院手术室有 10 间手术间，科室全年医疗成本如表 10 - 20 所示。

表 10 - 20　　　　　　　　某医院手术室全年医疗成本　　　　　　　　单位：元

成本项目	人员经费	房屋与通用设备折旧	无形资产摊销	其他费用	低值耗材
全年费用合计	2390400	199200	39840	796800	17928

根据以上数据可以计算得到单间手术间的产能成本率如下：

产能成本率（护士人力）$= 2390400 \div 10 \div 99600 = 2.4$（元/分钟）

房屋与通用设备产能成本率 $= 199200 \div 10 \div 99600 = 0.2$（元/分钟）

无形资产摊销产能成本率 $= 39840 \div 10 \div 99600 = 0.04$（元/分钟）

其他费用产能成本率 $= 796800 \div 10 \div 99600 = 0.8$（元/分钟）

低值耗材产能成本率 $= 17928 \div 10 \div 99600 = 0.018$（元/分钟）

三、标准成本测算方法探讨

（一）方法学优势

本章对医疗服务项目的标准成本测算综合应用了完全成本法、直接标化法、相对价值单位法、估时作业成本法等方法。完全成本法全面反映了医院的成本支出，直接标化法符合医疗行业同质化较低的特点，相对价值单位法体现了不同技术风险下的技术劳务价值，估时作业成本法使成本追溯性更强且测算简便易行，多种方法综合运用，取长补短，从理论上为医疗服务项目标准成本测算提供了可供参考的方法学。

（二）局限性

本书直接采用现实数据法，尚未对充分体现医务人员技术劳务价值的现行薪酬水平进行合理化考量。本方法对项目标准成本测算时，间接成本分摊没有对资源的利用效率进行充分考量。

（三）建议

目前，大部分省份的医疗机构已经全部取消了药品和耗材加成，在财政投入没有明显加大的情况下，医疗服务价格补偿在公立医院补偿机制中的作用进一步加强，只有对医疗服务进行科学合理定价，较好地体现医务人员的人力价值，补偿医院人力成本，同时采用科学的方法对医务人员进行绩效考核，体现多劳多得，优绩优酬，使医务人员充分享受到改革的红利，才会从根本上调动医务人员参与改革的主动性。因此，对医疗服务的人力价值进行科学测算无疑是价格改革和绩效改革政策上下贯通的关键点。建议相关部门将技术、风险要素纳入医疗服务项目成本测算，尽快制定科学、规范、统一的测算方法，建立我国的医疗服务相对价值体系，将对医疗服务定价、医保支付、绩效分配制度改革具有重大意义。

医疗服务项目标准成本在医疗服务价格制定，医院精细化管理、引导资源配置等方面都具有重要作用，但是目前的成本核算规范对此并没有明确的说法。建议国家有关部门研究出台相关规范，指导地方开展工作。

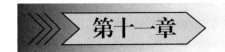

第十一章

医疗服务项目中固定资产
标准成本测算

固定资产是医院为保障各项诊疗活动正常开展的重要物资基础，主要包括房屋建筑物、通用设备、专用设备、家具器具等有形实物资产。固定资产折旧费是医院各类成本构成中的重要组成部分，同时在医疗服务项目成本构成中的占比也较大。鉴于不同类别固定资产在医疗服务项目活动中的资源占用特点不同，导致固定资产折旧费归集、分摊等存在明显差异，如在估时作业成本法测算医疗服务项目中固定资产标准成本时，对于房屋及通用设备折旧费和专用设备折旧费分别计算，原因是房屋和通用设备属于公用资源，成本分割较难，故采用产能成本率分摊计入，专用设备只与特定医疗服务项目相关，可根据占用时间直接计入。这种按照固定资产分类测算医疗服务项目中固定资产标准成本的方法，可为精准测算医疗服务项目标准成本、实现成本构成的可追溯以及动态调整医疗服务价格等提供循证基础和依据，对建立规范的医疗服务项目标准成本测算体系具有重要的价值和意义。

随着国家推动医疗服务价格动态调整的改革目标进一步明确，建立以成本为基础的医疗服务项目价格动态调整机制已成为制约医疗服务价格改革的重要基础性工作。当前，由于医院成本核算与管理存在领导重视程度不够，体系制度不健全、核算方法标准不统一等，尤其是对医疗服务项目标准成本测算的研究和实践应用还不充分等问题，亟须不断探索完善成本测算与管理体系，寻找简便易行、科学高效的测算方法以适应和满足医疗服务价格动态调整的需要，同时对加强医院成本管控和改善医疗服务绩效等意义重大。本章重点探讨医疗服务项目中固定资产标准成本测算思路、方法和路径。借鉴估时作业成本法，引入两个重要参数单位时间产能和单位作业耗时且这两个参数容易得到标准值，在理论上更接近于理想成本，操作中更接近真实成本，适合于定价目的的项目标准成本测算[①]。同时选取河南省管样本医院 A 医院 2020 年放射科固定资产为核算对象，模拟测算医院固定资产标准成本，为建立不同类别固定资产折旧标准成本提供方法学支撑和循证依据。

第一节　医院固定资产分类与核算

一、固定资产概念

根据《政府会计准则第 3 号——固定资产》第二条，固定资产是指政府会计主体为满足自身开展业务活动或其他活动需要而控制的，使用年限超过 1 年（不含 1 年）、单位价值在规定标准以上，并在使用过程中基本保持原有物质形态的资产，一般包括房屋及构筑物、专用设备、通用设备等。单位价值虽未达到规定标准，但是使用年限超过 1 年（不含 1 年）的大批同类物资，如图书、家具、用具、装具等，应当确认为固定资产。同时该准则第三条规定，公共基础设施、政府储备物资、保障性住房、自然资源资产等资产不纳入固定资产，而适用其他相关政府会计准则[②]。

根据上述概念，固定资产有以下特性：一是固定资产是具有实物形态的资产（这是固定资产相较于无形资产而言最大的差异），医院可以在若干会计期间内多次、循环使用该部分资产用于医疗服务及相关辅助活动，但使用过程中仍保持该资产原有的实物形态，其价值会随着使用年限的增加而减少；二是固定资产的使用年限超过了一年，这是固定资产相较于库存物品而言最大的差异；三是医院购置并持有固定资产的目的是自身医疗服务和医院自身运行的需要，而不是以出售为目的。固定资产具有使用时间长、单位价值高、使用过程中不改变实物形态等特点。

（一）固定资产折旧

固定资产折旧是指固定资产在使用过程中逐渐损耗而转移到当期费用中的价值，也是医院在医疗服务过程中由于使用固定资产而在其使用年限内分摊的固定资

[①] 宋喜国，等. 基于 TDABC 法的医疗服务项目成本测算模型 [J]. 中国卫生经济，2015，34（9）：82-84.

[②] 《政府会计准则第 3 号——固定资产》应用指南。

产耗费①。固定资产折旧提取金额的影响因素不在于使用频次，而在于使用年限，这就使得在计算医疗服务项目标准成本时，固定资产使用年限对标准成本产生重要影响。

（二）固定资产折旧年限

国家卫生健康委根据医疗行业的特点，在医院行业补充规定中制定了专门适合医院的固定资产折旧年限表，如表 11 - 1 所示。

表 11 - 1　　　　　　　　　医院固定资产折旧年限

固定资产类别	折旧年限/年	固定资产类别	折旧年限/年
一、房屋及构筑物		三、专用设备	
业务及管理用房		医用电子仪器	5
钢结构	50	医用超声仪器	6
锯筋混凝土结构	50	医用高频仪器设备	5
砖混结构	30	物理治疗及体疗设备	5
砖木结构	30	高压氧舱	6
简易房	8	中医仪器设备	5
房屋附属设施	8	医用磁共振设备	6
构筑物	8	医用 X 线设备	6
二、通用设备		高能射线设备	8
计算机设备	6	医用核素设备	6
通信设备	5	临床检验分析仪器	5
办公设备	6	体外循环设备	5
车辆	10	手术急救设备	5
图书档案设备	5	口腔设备	6
机械设备	10	病房护理设备	5
电气设备	5	消毒设备	6
雷达、无线电和卫星导航设备	10	其他	5
广播、电视、电影设备	5	光学仪器及窥镜	6
仪器仪表	5	激光仪器设备	5
电子和通信测量设备	5	四、家具、用具及装具	
计量标准器具及量具、衡器	5	家具	15
		用具、装具	5

---

① 卢琲. 政府会计制度下 X 高校固定资产计提折旧的应用研究［D］. 太原：山西大学，2018.

二、固定资产分类

（一）按使用部门分类

按固定资产使用部门分类，医院的固定资产可分为临床服务用固定资产、医疗技术用固定资产、医疗辅助用固定资产和行政后勤用固定资产。

（1）临床服务用固定资产指医院直接用于临床一线科室的各种固定资产。如门诊诊室、住院病房、病床及有关医疗用设备等。

（2）医疗技术用固定资产指医院直接用于医疗检查技术类科室的固定资产。如放射诊断设备、检验、病理等医疗设备。

（3）医疗辅助用固定资产指医院直接用于医疗辅助类科室的固定资产。

（4）行政后勤用固定资产指医院直接用于行政后勤需要的各种固定资产。如行政办公房屋、车辆、办公家具、办公设备等。

（二）按照使用情况进行分类

医院的固定资产按照使用情况可分为在用固定资产、未使用固定资产和不需用固定资产。按照固定资产使用情况分类，有利于反映分析医院固定资产的使用效率，挖掘利用潜力、加强医院固定资产管理。

（三）按照自然属性分类

按照固定资产的自然属性，医院的固定资产分为房屋和建筑物、专用设备、通用设备和其他固定资产。

（1）房屋和建筑物。指医院拥有或控制的房屋和建筑物及其附属设施。其中房屋包括门诊、病房、影像室、制剂室等医疗服务用房、库房、职工宿舍、职工食堂、锅炉房等；建筑物包括道路、围墙、水塔等；附属设施包括房屋和建筑物内的通信线路、输电线路、水气管道等。

（2）专用设备。指医院根据医疗服务项目的实际需要购置的具有专门性能和专门用途的设备，如核磁共振、CT、化验检验设备等。

（3）通用设备。指医院持有的通用性设备，如办公家具、交通工具等。

（4）其他固定资产。指以上各类未包含的固定资产，其中包括图书等。

（四）按照资金来源分类

（1）财政资金形成的固定资产是指医院利用政府财政专项资金购买的固定资产。

（2）科教项目形成的固定资产是指医院利用科研、教学专项资金购买的固定资产。

（3）其他资金形成的固定资产是指医院在向病人提供医疗服务过程中，利用其他资金购买的固定资产。

（五）按照所有权分类

（1）自有固定资产是指医院利用财政资金、科教资金或医院自有资金购买的可供医院自由支配使用的固定资产。

（2）租入固定资产是指医院采用租赁方式从其他单位租入的固定资产。

三、医疗服务项目中固定资产成本核算现状

根据现有的成本分类，医院的成本数据分为人员经费、药品费、卫生材料费、固定资产折旧、无形资产摊销费，提取医疗风险基金以及其他费用。医院固定资产折旧指固定资产在一定使用期内的磨损价值，一般包括房屋建筑物折旧、专用设备折旧、通用设备折旧、家具用具和其他折旧等。医疗服务项目成本中的房屋及建筑物折旧、通用设备折旧、专用设备折旧属于物质消耗成本的范畴。

目前医院存在医疗服务项目众多、临床和医技科室作业繁杂、资源动因和作业动因的数据提取与统计困难、间接费用分摊不合理等问题，导致全成本核算以及项目成本核算不能真实反映资源消耗实际。传统的成本核算方法中通常采用成本当量法、成本比例系数法等进行分摊，但结果往往会造成项目成本测算结果失真。作业成本法的引入虽解决了作业消耗资源的问题，但其因操作过程中工作量大、成本过高、后期维护困难、耗时费力等，很难在实际中推广应用[1]。

2020年，河南省卫健委委托研究团队采用估时作业成本法测算了省管医院现行医疗服务项目的标准成本和实际成本。估时作业成本法通过产能成本率和成本动因率两个重要参数来计算分摊项目作业成本，将"社会必要劳动时间"作为客观衡量标准，在一定程度上解决了传统作业成本法固有的缺陷和不足。

医院进行科室成本核算时，通常将科室的成本分为直接成本和间接成本。固定资产折旧可以直接计入科室的费用，不需要进行分摊，在医疗服务项目成本核算时，可以直接计入或计算计入。

---

① 鲁献忠，许梦雅，谭琳琳. 2012年版医疗服务价格项目构成因素权数计算方法研究［J］. 中国卫生经济，2013，32（9）：42－44.

科室固定资产折旧的计入方法：一般情况下直接归集。由医院财务部门按政府会计制度要求计提固定资产折旧，财务部门按会计期间、固定资产类别和品种将固定资产折旧核算到每一个科室。

第二节　固定资产标准成本测算方法与路径

一、医疗服务项目固定资产标准成本测算方法

（一）估时作业成本法

通过产能成本率和成本动因率两个重要参数来计算分摊项目作业成本，将"社会必要劳动时间"作为客观衡量标准，在一定程度上解决了传统作业成本法固有的缺陷和不足。该方法将"时间"作为分摊成本的唯一动因，将产能作为驱动因素，操作方便、核算结果更符合实际，其适用于医疗服务项目标准成本核算和医院内部成本管控，计算的标准成本更符合实际资源消耗，对建立以标准成本为基础的医疗服务价格动态调整具有重要借鉴价值。

（二）标准成本法

根据管理会计应用指引，标准成本是指在正常的生产技术水平和有效的经营管理条件下，企业经过努力应达到的产品成本水平，那么医疗服务项目的标准成本就是在正常的医疗技术水平和管理条件下，医务人员经过努力应该达到的成本水平。标准成本的测算方法可以采用社会平均法，也可以采用直接标化法，而对于医疗服务项目的标准成本测算，为了使项目成本测算更加科学合理，本章采取了直接标化的方法。

二、医疗服务项目固定资产标准成本测算路径

（一）计算科室固定资产成本

固定资产属于物质消耗成本。固定资产折旧分为房屋、通用设备折旧和专用设备折旧分别计算，原因是房屋和通用设备属于公用资源，成本分割较难，故采用产

能成本率分摊计入，专用设备只与特定医疗服务项目相关，可根据占用时间直接计入。在固定资产折旧标准成本测算中，采用社会平均必要劳动时间、不同类别固定资产的有效产能，计算房屋及建筑物、通用设备、专用设备的产能成本率。根据固定资产占用时间、平均产能成本率计算房屋建筑物及通用设备、专用设备的标准成本；鉴于专用设备的专属性及排他性特点，通过专家咨询法并依据国家卫健委《国家医疗服务技术规范（2021 版）》确定项目专用设备占用时间，作为标准耗时计算专用设备的占用成本。

各类固定资产折旧的标准化取值。房屋及建筑物类资产折旧取值根据医院资产部门提供原值，按照各科室实际占用的面积直接计算折旧成本。通用设备、专用设备类资产采用原值按照折旧年限计提折旧金额取值。对省管同类医院的房屋及建筑物类、通用设备、专用设备类资产折旧，按照同类医院平均值作为取值标准。固定资产折旧金额采用平均年限法，按《政府会计制度》规定计算折旧年限。

（二）计算实际产能

实际产能为医务人员工作的分钟数或小时数。因房屋与建筑物、通用设备折旧属于公用成本，其产能为该医院所有医务人员的总产能即全体员工有效劳动时间。

有效劳动时间通过专家咨询法进行合理赋值。有效劳动时间指扣除国家规定的法定节假日、病假、出差、培训等其他原因造成停工时间后的平均工作时间。有效劳动时间采用社会理论劳动时间进行估计，该时间一般低于理论劳动时间，有效劳动时间＝理论劳动时间×有效工时率，有效工时率按照国际规则，一般设定在80%～85%。

$$房屋及建筑物、通用设备总产能＝作业人数×有效劳动时间$$
$$专用设备总产能＝占用时间$$

（三）计算产能成本率

可以从国有资产管理部门的资产报表中得到各科室的房屋、通用设备、专用设备的折旧成本，个别信息化健全的医疗机构可直接提取。对于专用设备的产能成本率，由于同一专用设备的购进价格会因购买年代不同、品牌不同而存在差异，计算院级平均的产能成本率时，采用加权平均的方法计算得到某一专用设备的标准原值，也可以取众数或者中位数来作为某专用设备的标准原值。在计算产能成本率时，根据各医院的相关数据加权平均计算出省管医院相应成本的平均产能成本率。

通过真实世界数据，计算各类固定资产的产能成本率。

各类固定资产产能成本率 = 各类固定资产折旧 ÷ 相应类别固定资产总产能

同类医院固定资产产能成本率标准采用加权平均法计算：

$$\text{省管医院房屋及建筑物平均产能成本率} = \frac{\sum \text{各样本医院房屋产能成本率} \times \text{房屋面积}}{\sum \text{各样本医院房屋面积}}$$

$$\text{省管医院通用设备平均产能成本率} = \frac{\sum \text{各样本医院通用设备产能成本率} \times \text{原值面积}}{\sum \text{各样本医院原值面积}}$$

$$\text{省管医院专用设备产能成本率} = \text{各医院专用设备原值中位数(平均值)} \div \text{总产能}$$

（四）分类计算医疗服务项目中固定资产标准成本

在计算得到产能成本率以后，根据医疗服务项目成本测算模型，计算固定资产标准成本。医疗服务项目耗费的房屋及建筑物、通用设备标准成本 = 房屋及建筑物、通用设备产能成本率 × 项目平均消耗人数 × 项目平均耗时。医疗服务项目中专用设备标准成本 = 专用设备产能成本率 × 相应占用时间。

第三节 固定资产标准成本测算案例

一、资料来源

以河南省管医院 A 医院为样本医院进行案例分析，收集 A 医院 2020 年房屋及建筑物折旧成本，通用设备、专用设备及其他固定资产（家具、用具及装具）原值、数量等，收集医院开展医疗服务项目耗费固定资产的各项基础数据。

人力消耗及标准工作时间数据来源于《全国医疗服务价格项目规范（2012版)》中医疗服务项目人力消耗及耗时和经过专家咨询得到的固定资产占用时间。

二、模拟测算

固定资产标准成本核算以 A 医院医技科室放射科为例。

（一）医疗服务项目中房屋建筑物标准成本测算

1. 计算放射科房屋及建筑物产能成本率

A 医院放射科房屋及建筑物折旧成本为 139150.04（元），科室总人数 73 人，科室总建筑面积为 2168 平方米。

（1）估计有效劳动时间。年有效劳动时间 = 理论劳动时间 × 有效工时率 = 250（天）× 8（小时）× 60（分）× 83% = 99600（分）；

（2）计算总产能 = 有效劳动时间 × 人数 = 99600（分）× 73（人）= 7270800（分）；

（3）A 医院该科室房屋及建筑物产能成本率 = 139150.05 ÷ 7270800 = 0.02（元/分）。

2. 依据医疗服务项目成本测算模型，测算单位医疗服务项目耗费的房屋建筑物标准成本

将磁共振医疗服务项目进行作业划分、资源消耗统计，将相同资源的作业耗费时间相加等，建立医疗服务项目作业动因模型（见表 11 - 2 至表 11 - 5），包括预约登记、磁共振平扫、诊断及报告。单位作业资源动因模型，包括预约登记操作人员为护士、耗费人员 1 人平均耗费时间为 2 分钟，操作人员为技师、耗费人数 1 人平均耗费时间为 15 分钟、诊断及报告诊断 1 人耗费 20 分钟、复核 1 人耗费 5 分钟。放射科核磁共振平扫医疗服务项目占用的房屋及建筑物的总耗时为：1（人）× 2（分钟）+ 1（人）× 15（分钟）+ 1（人）× 20（分钟）+ 1（人）× 5（分钟）= 42（分钟）。

以时间为成本动因，在此基础上，建立医疗服务项目成本测算模型。A 医院放射科核磁共振平扫检查医疗服务项目占用的房屋及建筑物的标准成本为 0.02（元/分）× 42（分）= 0.84（元）。

表 11 - 2　　　　　　　　　　磁共振检查医疗服务项目作业动因模型

项目名称	作业名称1	作业名称2	作业名称3	作业名称4	作业名称5	作业名称n
磁共振平扫	预约登记	磁共振平扫	诊断及报告			
磁共振增强扫描	预约登记	静脉穿刺置管	磁共振增强扫描	拔除静脉置管	诊断及报告	

作业名称	操作人员类别1	人员类别1耗费人数	人员类别1平均耗费时间（分钟）	操作人员类别2	人员类别2耗费人数	人员类别2平均耗费时间（分钟）	操作人员类别n	项目所需设备名称1	设备1平均占用时间（分钟）
预约登记	护士	1	2				…		
磁共振平扫	技师	1	15				…	核磁共振仪	15
磁共振增强扫描	技师	1	20				…	核磁共振仪	20

表 11－3a　　　　　　　　磁共振检查医疗服务项目单位作业资源动因模型

作业名称	操作人员类别1	人员类别1耗费人数	人员类别1平均耗费时间（分钟）	操作人员类别2	人员类别2耗费人数	人员类别2平均耗费时间（分钟）	操作人员类别n	项目所需设备名称1	设备1平均占用时间（分钟）
预约登记	护士	1	2				…		
磁共振平扫	技师	1	15				…	核磁共振仪	15
磁共振增强扫描	技师	1	20				…	核磁共振仪	20

表 11－3b　　　　　　　　磁共振检查医疗服务项目单位作业资源动因模型

作业名称	操作人员类别1	人员类别1耗费人数	人员类别1平均耗费时间（分钟）	操作人员类别2	人员类别2耗费人数	人员类别2平均耗费时间（分钟）	操作人员类别3	人员类别3耗费人数	人员类别3平均耗费时间（分钟）	项目所需设备名称1	设备1平均占用时间（分钟）
磁共振平扫	护士	1	2	技师	1	15	医师	1	25	核磁共振仪	15
磁共振增强扫描	护士	1	11.5	技师	1	20	医师	1	25	核磁共振仪	20

表 11－4　　　　　　　　磁共振检查医疗服务项目资源动因模型

作业名称	操作人员类别1	人员类别1耗费人数	人员类别1平均耗费时间（分钟）	操作人员类别2	人员类别2耗费人数	人员类别2平均耗费时间（分钟）	操作人员类别n	项目所需设备名称1	设备1平均占用时间（分钟）
磁共振平扫诊断及报告	医生（诊断）	1	20	医生（复核）	1	5	…	计算机	25
磁共振增强扫描诊断及报告	医生（诊断）	1	20	医生（复核）	1	5	…	计算机	25

表 11－5　　　　　　　　核磁共振检查项目成本测算模型

项目名称	项目总耗时（分钟）	房屋及通用设备产能成本率	房屋及通用设备成本
	1	2	3 = 1×2
磁共振平扫	42	0.02	0.84
磁共振增强扫描	56.5	0.02	1.13

（二）专用设备类资产标准成本测算

一项医疗服务可以使用一种专用设备也可以使用多种专用设备，在计算专用设备占用成本时，每种专用设备按照各自的占用时间和产能成本率计算，即专用设备类资产根据成本归属计算专用设备占用成本。

专用设备原值取值选取同类医院同类设备采购原值的中位数或平均数，专用设备折旧按照平均年限法计算。根据样本医院数据，核磁共振年折旧取值为 162.83 万元，计算核磁共振产能成本率为 16.35（元/分），核磁共振平扫项目占用的专用设备时间为 15 分钟，二者相乘得出核磁共振平扫项目占用的核磁共振仪的标准成本为 245.25 元。

第十二章

医学检验项目标准成本测算

第一节 医学检验项目概述

一、医学检验类相关概念

（一）实验诊断学与临床检验学

实验诊断学是以临床检验学提供的结果或数据，由医师结合临床病史、家族史、症状、体征、影像检查、病理检查等资料，经过逻辑思维与科学分析，应用于临床诊断、鉴别诊断、病情观察、疗效监测和预后判断的一门学科。临床检验学（又称医学检验学或检验医学）是根据医师的医嘱，对来自患者的标本（包括血液、尿液、粪便、胸腹水、痰液、精液、汗液、组织），利用先进的科学技术和现代化的仪器设备，按照严格质量控制，进行检测分析，为临床提供准确、可靠的检测分析结果的一门学科。实验诊断学与临床检验学之间密不可分，实验诊断学利用疾病诊断的理论，根据临床检验项目及其检测结果，做出对疾病的诊断，其研究的对象是疾病；临床检验学根据检验技术原理，对来自人体的各种标本进行检测，出具检测结果帮助疾病诊断，其研究的对象是人体各种标本（包括血液、体液、分泌物、排泄物、组织等），因此二者既相互联系又是两个不同的、不可相互替代的、独立的学科①。

---

① 尚红，王兰兰．实验诊断学［M］．北京：人民卫生出版社，2015.

（二）医学检验项目

医学检验项目是人体标本中存在的、可检测的，并具有临床意义的不同物质或微生物。因进行医学检验的场所称为临床实验室，故医学检验项目又称为实验室诊断项目。根据其来源不同，可分为内源性和外源性。内源性物质是机体自身存在的或反应性生成的物质，包括核酸、蛋白质、脂类、糖类、维生素、水及无机盐、抗体等，或者是正常生理条件下存在的微生物。外源性物质是自身不能合成，通过摄取进入人体的成分，如药物、毒物等，或者是一些病原体。一项检测能否成为医学检验项目需要同时满足两个条件，一是有可靠的检测方法来测定，二是具有明确的临床效用即临床价值。检验项目的临床价值可能涉及疾病的预防、诊断、治疗监测、预后判断等多个方面，它只要在某一方面有作用，就认为有临床意义，可以作为检验项目使用[①]。

医学检验为疾病的诊断与鉴别诊断、治疗方案选择、疗效监测、预后评估等提供了客观依据，医生可以结合患者病史、临床表现及其他各种相关检查和流行病学资料等进行综合分析，从而为疾病的预测与预防、诊断与治疗、监测与预后、出生缺陷和产前诊断等作出正确的临床决策，也是流行病学调研、健康评估与咨询、医学科学研究等不可或缺的重要手段。

（三）医学检验项目分类与构成

根据医学检验项目性质的差异，可以分为以下几种类型：

1. 临床体液学检验

指对人体的血液、尿液、粪便及其他分泌物和排泄物、体腔积液、脱落细胞等标本进行一般性状、理学、化学、显微镜形态学等最基础的检查，以满足临床筛查、诊断疾病需要的临床检验学科。主要包括血常规、尿常规、粪便常规以及体液、分泌物、排泄物等检验项目。

2. 临床血液学检验

指以临床血液病的诊断、治疗和监测为目的的临床检验学科。主要包括血细胞计数、骨髓细胞学、贫血、血栓与止血以及输血等检验项目。

3. 临床生物化学检验

指用化学和生物化学技术检测人体体液标本，了解人体生理、病理状态下物质组成和代谢为疾病预防、诊断、治疗和预后提供依据的临床检验学科。主要包括氨

---

① 龚道元，徐克前，林发全. 医学检验导论［M］. 北京：人民卫生出版社，2016.

基酸、蛋白质、血糖、血脂、肝功能、肾功能、骨代谢、水电解质平衡、酸碱代谢失调、临床酶学等检验项目。

4. 临床免疫学检验

指用免疫学技术，对于免疫反应相关的各种免疫物质进行检测，为疾病诊断和治疗提供依据的临床检验学科。主要包括体液免疫、细胞免疫、感染免疫、肿瘤免疫、自身免疫、移植免疫和细胞因子等检验项目。

5. 临床微生物学检验

指通过对病原体及相关代谢物的检测，为感染性疾病的预防、诊断和治疗提供依据的临床检验学科。主要包括细菌感染、病毒感染、真菌感染、性传播疾病感染、寄生虫感染和医院感染等检验项目。

6. 临床分子生物学检验

又称分子生物学。指利用分子生物学的技术和方法在分子水平上进行检测，对疾病进行预测、预防、诊断和个体化治疗的临床检验学科。主要包括病原微生物核酸检测（如细菌、病毒及寄生虫等）、细菌及病毒耐药相关基因检测、个体化用药基因检测、染色体病和遗传病的基因检测、肿瘤基因检测等检验项目。

在 2001 年版《项目规范》中，医疗服务项目总数为 3966 项，其中医学检验项目 647 项，占 16.3%，一级分类名称为"检验"；在 2012 年版《项目规范》中，医疗服务项目总数为 9360 项，其中医学检验项目（实验室诊断项目）1104 项，占 11.8%，一级分类名称为"实验室诊断"。目前大部分省份执行的是 2001 年版《项目规范》（以下检验项目分类均指该规范分类），但是检验项目的数量比规范的数量增加（见表 12 - 1）。

表 12 - 1　　　　2001 年版《项目规范》与 2012 年版《项目规范》
医学检验项目分类及构成

2001 年版《项目规范》			2012 年版《项目规范》		
一级分类名称	二级分类名称	项目数量（个）	一级分类名称	二级分类名称	项目数量（个）
检验	临床检验	78	实验室诊断	临床血液学检验	210
	临床血液学检查	127		临床体液检验	90
	临床化学检查	195		临床化学检验	229
	临床免疫学检查	163		临床免疫学检验	382
	临床微生物检查	59		临床微生物与寄生虫学检验	119
	临床寄生虫学检查	10		临床分子生物学检验	74
	遗传疾病的分子生物学诊断	15			
	合计	647		合计	1104

二、医学检验项目标准成本测算状况

（一）医学检验项目成本测算研究情况

医学检验项目作为医疗服务项目的一部分，其资源消耗与其他医疗服务项目相比，既有相同性，也有差异性，二者的差异主要体现在以下几方面。

一是检验品批量操作，多人合作开展，有别于一对一的诊疗服务。

二是对耗材和仪器占比大，有别于劳动力占比大的项目，如护理等。

三是同一样本进行同一采集、运送、处理之后，可能分流用于多种不同类型检验，有别于流程相对独立的临床操作。

四是因自动化程度、批量程度、人工参与度、技术难度和风险有异，不同类检验项目难以按照相似标准进行成本核算和定价，如临床化学类项目与临床微生物学类项目对人工依赖程度差异较大。

五是不同级别、不同地区的医疗机构在仪器和实际采购成本、人员成本、承担检验数量等方面的差异，造成统一定价困难[①]。

因此，部分学者对实验室诊断项目标准成本进行了专门研究，有学者对实验室诊断项目成本进行了实证分析[②]；有学者提出了检验标本分析前质量—成本模型[③]；有学者通过建立虚拟的标准化生化实验室，对所有生化实验室开展的项目通过聚类分析的原则进行成本核算，建议采用该成本作为标准成本指导定价[④]；

这些研究成果为医学检验项目标准成本核算积累了宝贵的经验。

（二）研究启示

检验科是医院重要的医技科室，医学检验收入在医院收入中占比较大，同时检验项目也是以非人力消耗为主的技术操作。试剂耗材在医院卫生材料支出中占有较大比重，是医院成本管控的关键点。但由于检验项目的复杂性，试剂价格存在较大差异，检验科的成本管理存在较多难点和瓶颈，检验项目标准成本测算能够为医院

---

① 张晓溪，王海银，王燕芳，等. 实验室诊断类医疗服务项目定价国际经验及启示 [J]. 中国卫生政策研究，2016，9（6）：43 – 50.

② 黄文瑶. 医学检验项目成本的实证分析 [J] 中华医院管理杂志，2004，20（9）：331 – 332.

③ 尹畅，董四平，隋霞. 医院检验标本分析前质量—成本模型初步研究 [J] 中华检验医学杂志，2013，6（4）：380 – 381.

④ 邵文琦，赵瀛，王海银，等. 基于虚拟标准化临床生物化学实验室的诊断项目成本核算 [J]. 中华医院管理杂志，2021，37（9）：788 – 792.

管理者进行科学决策提供依据，也为科室内部加强管理提供支持。

同时，降低大型仪器检查、检验项目价格，提高技术劳务为主项目价格的政策要求一直存在，检验项目标准成本测算能够为精准的价格动态调整提供数据支持。

目前，医学检验项目标准成本测算尚未形成规范统一的方法，建立适合医学检验项目特点的标准成本测算模型具有重要的现实意义。鉴于估时作业成本法在测算项目标准成本方面的理论优势与现实可行性，本章详细介绍基于估时作业成本法的医学检验项目标准成本测算。

第二节　医学检验项目检验方法

一、医学检验项目检验方法概述

检验方法是保证分析结果准确性的关键因素之一，国际临床化学协会（IFCC）根据分析方法的正确度和精密度不同，将其分为决定性方法、参考方法和常规方法三级。

（一）决定性方法

决定性方法正确度最高、系统误差最小，经过研究尚未发现其不正确度或不精密度的方法，其测定结果与"真值"最为接近，具有权威性。主要有重量分析法、中子活化法、同位素稀释—质谱分析法等。由于决定性方法技术要求过高，费用过于昂贵，这类方法主要用于评价参考方法和对一级标准品进行定值，而不直接用于鉴定常规方法[①]。

（二）参考方法

参考方法是正确度与精密度已经充分证实，干扰因素少，系统误差与重复测定的随机误差相比可以忽略不计，有适当的灵敏度、特异度及较宽的分析范围的方法。一个标准的参考方法必须有确切的实验条件和实验过程，最好能直接与决定性方法做比较，证明其结果的可靠性。参考方法可以在生产厂家和临床实验室使用，由经过专业培训的技术人员操作，条件许可的实验室也可以用参考方法进行常规分

---

① 姜旭淦，鞠少卿. 临床生化检验学 ［M］. 北京：科学出版社，2020，4.

析。参考方法主要用于鉴定常规方法，评价其误差大小、干扰因素，并决定其是否可以被接受，也用于二级参考物和质控血清定值，或用于商品试剂盒的质量评价等。由于其应用范围较广，参考方法可分为三级。

A 级：已经用决定性方法和一级参考物验证的参考方法。

B 级：分析原理和实验条件满足参考方法要求，但未完全经决定性方法和一级标准品验证。

C 级：满足参考方法的分析原理和条件，但由于分析物自身成分复杂，没有相应的决定性方法能做比对验证。

（三）常规方法

常规方法指性能指标符合临床需要，有足够的精密度、正确度、特异度和适当的分析范围，经济实用的临床常规检验方法。这类方法经有关学术组织认可后可作为推荐方法。

临床实验室在选择方法时，一定要根据临床需求，结合实验室自身条件和检测要求来确定。条件好的实验室可以选择和建立参考方法，用于对常规方法的评价和参考物的定值；一般的临床实验室主要选择常规方法和使用方便的参考方法。选择常规方法时，要结合实验室仪器设备、人员技术力量、检测成本等因素，尽量选用国内外通用方法或推荐方法，便于方法的规范化和质量控制。

二、医学检验项目检验技术方法

20 世纪 50 年代起，我国医学检验得到较快发展，县级以上医院基本都设立了临床实验室，60 年代中期，国外医学检验技术方法和水平高速发展，我国与之差距拉大。进入 20 世纪 80 年代后，我国医学检验的技术和水平开始高速发展，到 20 世纪末，我国医学检验专业基本处于成熟发展阶段，医学检验技术专业高等教育逐渐成熟，医学检验人员的学历层次得到了改善和优化，医学检验技术和方法得到较快的发展。

（一）临床体液学检验

临床体液学检验主要有尿液、脑脊液、精液、前列腺液及阴道分泌物、痰液等标本的检验，20 世纪 80 年代中期以前，基本是手工操作，20 世纪 80 年代中期到 90 年代中期，尿液干化学分析仪、有形成分分析仪、精液分析仪开始逐步使用，到目前为止，发展到尿液分析流水线、粪便常规自动分析技术，脑脊液和浆膜腔积液的细胞也可以通过仪器分析。

（二） 临床血液学检验

20 世纪 50 年代初，通过血液涂片检查疟原虫、弓形虫等各类血液寄生虫或者判断贫血状态。到了 20 世纪 80 年代，自动血液细胞分类计数仪等代替了繁杂的手工操作。近 20 年来，随着医学分子生物学的进展，血液学进入分子血液学水平，PCR、核酸分子杂交、生物芯片及蛋白质组学技术等分子生物学方法在血液学检验中已广泛使用。

（三） 临床生物化学检验

20 世纪 80 年代，临床生化的发展出现新高潮，一批临床生化专家著书立说，奠定了临床生化检验的理论基础，临床生化检验技术进入全新、自动化微量分析时代。分光光度法、散射比浊法、自动电泳分析等技术不断应用，20 世纪 90 年代后，引进了自动生化分析仪，直到现在的干化学分析技术和自动生化分析仪流水线广泛运用，使临床生化检验的技术和方法得到进一步提升和改进。

（四） 临床免疫学检验

近 20 多年来，临床免疫学检验快速发展，各种免疫标记技术、方法、仪器不断应用，主要的分析技术和方法有放射免疫分析技术、酶免疫分析技术（如酶联免疫吸附试验）、免疫胶体金标记分析技术、荧光免疫分析技术、化学发光免疫分析技术等。尤其是光免疫分析技术和方法具有无辐射、标志物有效期长、敏感性及特异性、线性范围宽、操作简便、可以实现全自动化等优点，开创了临床免疫学检验技术和方法的新纪元。

（五） 临床微生物学检验

中华人民共和国成立初期，省市级医院检验科大多设有细菌室，配备有简单的显微镜和细菌培养箱，对细菌进行培养和免疫学检验。20 世纪 60 ~ 70 年代，国际上对微生物致病机制的研究从细胞水平进入分子水平，90 年代中期开始，我国引进了一批微生物学检验新仪器，如厌氧菌培养箱、全自动微生物鉴定及药敏分析系统、全自动血培养仪等，检测方法从简单的细菌培养发展到分子生物学基因分型鉴定。

（六） 临床分子生物学检验

20 世纪 90 年代后，《医学分子生物学》从《生物化学》中分离出来，作为一门课程在大学单独开设，分子生物学检验技术在科研实验室开始应用。1999 年，我国部分科学家参与了人类基因组计划中国卷的测序工作，标志着在分子生物学领域，我国进入世界先进行列。进入 21 世纪，基因芯片、DNA 测序等基因检测技术逐渐在我国部分实验室开始应用。

2020 年，河南对省管医院临床检验项目的检测方法进行了调查，调查结果如表 12 – 2 所示。

表 12 – 2　　　　　　河南省管医院临床检验项目主要检测方法统计

一级分类名称	二级分类名称	主要检测方法名称
检验	临床检验	手工法、仪器法
	临床血液学检查	手工法、仪器法
	临床化学检查	仪器湿式化学法、仪器干化学法、免疫比浊法、离子选择电极法
	临床免疫学检查	酶联免疫吸附法、发光法、免疫比浊法、金标法、免疫印迹法、荧光免疫法
	临床微生物检查	手工法、仪器法
	临床寄生虫学检查	手工法
	遗传疾病的分子生物学诊断	基因芯片法、DNA 测序法、荧光定量 PCR 法、分子杂交法

三、主要医学检验技术方法

（一）仪器湿式化学法

湿式化学法是基于朗伯—比尔定律，反应载体是水溶液，入射光被有色反应产物吸收后减弱，通过吸光度的大小来反映被测物质浓度的大小，是临床常用的分析方法。在自动生化分析仪上采用湿式化学法对样本进行分析统称为仪器湿式化学法。主要应用于临床化学检查，如蛋白质测定、糖及其代谢物测定、血脂及脂蛋白测定、肝病的实验诊断及其他血清酶类测定等检验项目中，是卫生部临检中心推荐的常规检测方法之一。

（二）仪器干化学法

干化学又称固相化学，是采用多层薄膜的固相试剂技术，将液体检测样品直接加到已固化于特殊结构的试剂载体，即干式化的试剂中，以样品中的水为溶剂，将固化在载体上的试剂溶解后，再与样品中的待测成分进行化学反应，使检测载体上信号发生改变，通过信号改变计算出待测物浓度，从而进行分析测定的技术。在自动生化分析仪上采用干化学法对样本进行分析统称为仪器干化学法。主要应用于临床化学检查，如蛋白质测定、糖及其代谢物测定、血脂及脂蛋白测定、肝病的实验诊断及其他血清酶类测定等检验项目中，是卫生部临检中心推荐的常规检测方法之一。

（三）酶联免疫吸附试验

该方法是一种酶标固相免疫测定技术。它是将抗原抗体与某种酶连接成酶标记抗原或抗体，通过抗原抗体反应来检测液体样品中可溶性抗原或抗体含量的微量分析技术。该方法可以检测抗原，也可以检测抗体，主要用于免疫功能测定、自身免疫病的实验诊断、感染免疫学检测、肿瘤相关抗原测定等临床免疫学检查，是卫生部临检中心推荐的常规检测方法之一。

（四）化学发光法

化学发光法又称化学发光免疫分析法，是将化学发光与免疫反应相结合，用于检测微量抗原或抗体的一种新型标记免疫分析技术。根据标志物的不同及反应原理的不同，大体分为三种类型：一是直接化学发光免疫分析；二是化学发光酶免疫分析；三是电化学发光免疫分析。由于化学发光法技术无放射性污染，同时能达到放射免疫测定的灵敏度，而且还具有快速、准确、特异、可自动化等特点，已广泛应用于各种激素、肿瘤标志物、药物浓度及其他微量物质的测定[①]。

（五）金标法

金标法即免疫金标记技术，是一种固相膜免疫快速检测试验，是利用金颗粒具有高电子密度的特性，在金标蛋白结合处，在显微镜下可见黑褐色颗粒，当这些标志物在相应的配体处大量聚集时，肉眼可见红色或粉红色斑点，因而用于定性或半定量的快速免疫检测。该方法分为斑点金免疫渗滤试验和斑点金免疫层析试验，前者用于检测各种传染病的抗体和肿瘤标志物等，后者主要用于检测正常体液中不存在的物质（如传染病抗原或抗体以及毒品类药物等）和正常含量极低而特殊情况下异常升高的物质（如 HCG）的检测。

---

① 2021 年全国卫生专业技术资格考试指导．临床医学检验技术（师）/全国卫生专业技术资格考试用书编写专家委员会编写［D］．北京：人民卫生出版社，2020，11．

（六）乳胶凝集法

乳胶凝集法即乳胶凝集试验。凝集试验是一种定性的检测方法，即根据凝集现象的出现与否判定结果阴性或阳性，也可以进行半定量检测，即将抗体做一系列稀释，与抗原结合产生凝集的最高稀释倍数作为其效价或滴度。乳胶凝集法是一种间接凝集反应，所用载体为聚苯乙烯乳胶，带有负电荷，可物理性吸附蛋白分子。

（七）荧光免疫法

荧光免疫法即荧光免疫技术，包括荧光抗体技术和荧光免疫测定分析技术。荧光抗体技术是以荧光素标记抗体，与切片中组织或细胞抗原反应，经洗涤分离后，在荧光显微镜下观察呈现特异性荧光的抗原抗体复合物及其部位，借此对组织细胞抗原进行定性或定位检测，或对自身抗体进行定性和滴度测定，此技术亦称荧光免疫组织化学技术。荧光免疫测定是将抗原抗体反应与荧光物质发光分析相结合，用荧光检测仪检测抗原抗体复合物中特异性荧光强度，对液体标本中微量或超微量物质进行定量测定。荧光免疫法广泛应用于激素、免疫功能测定、自身免疫病的实验诊断、感染免疫学检测及肿瘤相关抗原测定等检验项目中。

（八）DNA 测序法

DNA 测序法即核酸序列分析，指采用化学或酶促反应的方法分析核酸序列的碱基排列顺序，是解析基因功能、相关生物学现象和疾病分子发病机制的前提，也是对临床疾病进行分子诊断最为准确的判定依据。主要用于遗传疾病的分子生物学诊断[①]。

（九）荧光定量 PCR 法

PCR 即聚合酶链反应，是在体外模拟天然 DNA 复制过程实现靶核酸体外扩增的技术，荧光定量 PCR 是指在 PCR 反应体系中加入荧光基团，通过检测荧光信号实时监测整个 PCR 过程，因此也称实时 PCR。主要用于遗传疾病的分子生物学诊断。

（十）基因芯片法

基因芯片法又称 DNA 芯片，核酸芯片或 DNA 微阵列。因其具有与计算机芯片

---

① 2021 年全国卫生专业技术资格考试指导．临床医学检验技术（师）/全国卫生专业技术资格考试用书编写专家委员会编写［D］．北京：人民卫生出版社，2020，11.

类似的微型化、高通量和处理信息大的特点而得名。该技术是建立在核酸分子杂交技术基础上的高通量分析技术，其原理是利用原位合成或微量点样技术，将大量的核酸分子有序的固定排列于固相支持物表面，形成二维 DNA 探针阵列。然后将标记的样品与芯片上的 DNA 探针杂交，通过检测标记信号的强度及分布位置来分析相关基因的含量，常用于基因表达、基因突变、基因多态性分析、耐药基因检测、病原体基因检测和发现新基因等。在临床免疫学中的免疫功能测定、自身免疫病的实验诊断及感染免疫学检测项目中均有应用。

医学检验项目使用的方法很多，除了以上列出的方法外，还有离子选择电极法、放免法、免疫印迹法、免疫电泳法、免疫比浊法、流式细胞法以及传统的显微镜检法、手工法等。

第三节　医学检验项目标准成本测算

一、医学检验项目标准成本测算思路与方法

医学检验项目虽然数量众多，但是很多项目采用相同或类似的检测技术和方法，比如临床化学检测中的蛋白质测定、糖及其代谢物测定、血脂及脂蛋白测定、肝病的实验诊断及其他血清酶类测定现在主要采用仪器湿式化学法和仪器干式化学法，激素类、维生素类检验项目现在主要采用化学发光法。临床免疫学中的感染免疫学检测项目主要采用酶联免疫法，分子生物学检测中很多项目采用荧光定量 PCR 法等。

经过调查咨询，一般情况下同样的检测方法，无论检测项目是否相同，其操作流程、人力及非人力消耗、技术难度基本一致，只是不同检测项目专用的体外诊断试剂价格会有差异。将这些项目进行归并，不再单独测算项目成本，而是通过测算检测方法成本继而测算所有检验项目成本。比如，用化学发光法检测雌激素、孕激素、睾酮等项目时，从标本接收、标本处理、标本上机检测到审核发送报告，其操作流程，基本人力消耗及耗时、技术难度、使用的专用设备和低值耗材均相同，只有雌激素检测试剂盒、孕激素检测试剂盒、睾酮检测试剂盒及各自的定标品、质控品价格不同。因此，使用化学发光法的项目，没有必要逐个调查其作业流程和资源消耗，只用调查化学发光法的操作流程和资源消耗，先对化学发光法的标准成本进行测算，作为使用化学发光法进行检测的所有检验项目的技术成本，再与每个项目体外诊断试剂成本相加，即可得到每个检验项目的单位成本，这样会大大减少医学

检验项目成本测算的工作量，又不影响测算结果。当然，还有很多的检验项目，每个项目都是单独的方法学，与其他项目不同，或者仅是个别步骤相同，其他操作差异较大，如骨髓涂片细胞学检验、外周血细胞形态及性质分析、一般细菌涂片检查、尿常规自动分析、ABO 血型鉴定等项目，这些项目需要单独对其作业流程和资源消耗进行调查，无法归并方法学进行成本测算。

因为相同的检验项目，在不同地区、不同医院、不同时期，使用的检测技术方法可能不同，本书采用的是河南省 2020 年对省管医院临床检验项目的调查数据。

二、医学检验项目归并的原则与方法

2020 年，河南省组织医学检验专家对所有检验项目进行梳理，对使用的检测技术方法相同、操作流程相同、基本人力及非人力消耗相同（专用体外诊断试剂除外）、技术难度相同的检验项目作为可归并项目，按照方法学进行归并，建立可归并检验项目目录。其他不符合以上归并原则的检验项目作为不可归并项目，建立不可归并项目目录。

（一）划分项目

1. 可归并检验项目目录及所属方法学

经过专家分组讨论，现行 571 项医学检验项目符合归并条件，按照方法学进行了归并（见表 12 - 3）。

表 12 - 3　　　　　　　　　　可归并检验项目目录及所属方法学

一级分类名称	二级分类名称	三级分类名称	归并的方法学名称	项目数量（个）
检验	临床化学检查	蛋白质测定	仪器湿式化学法，仪器干化学法	22
		糖及其代谢物测定	仪器湿式化学法，仪器干化学法	12
		血脂及脂蛋白测定	仪器湿式化学法，仪器干化学法	22
		无机元素测定	主要是离子选择电极法、仪器干化学法	15
		肝病的实验诊断	仪器湿式化学法，仪器干化学法	35
		心肌疾病的实验诊断	仪器湿式化学法，仪器干化学法	18
		肾脏疾病的实验诊断	仪器湿式化学法，仪器干化学法	37
		其他血清酶类测定	仪器湿式化学法，仪器干化学法	14
		维生素、氨基酸与血药浓度测定	化学发光法，酶联免疫吸附法	15

续表

一级分类 名称	二级分类 名称	三级分类名称	归并的方法学名称	项目数量 （个）
检验	临床化学 检查	激素测定	化学发光法	72
		骨质疏松的实验诊断	化学发光法，酶联免疫吸附法	9
	临床免疫 学检查	自身免疫病的实验诊断	主要用酶免法、免疫印迹法、荧光免疫法	86
		免疫功能测定	免疫比浊法、金标法、化学发光法、 流式细胞法	44
		感染免疫学检测	酶联免疫吸附法、金标法、凝集法和 化学发光法	124
		肿瘤相关抗原测定	化学发光法，酶联免疫吸附法	37
		变应原测定	免疫印迹法、荧光免疫法	9
合计				571

2. 不可归并检验项目目录

部分检验项目，如血液一般检查，尿液一般检查，粪便检查，体液及分泌物检查、骨髓检查、溶血检查、病原微生物检查、寄生虫检查、血型与配血等，每个项目所用方法学相对独立，作为不可归并项目，共计 415 个（见表 12 - 4）。

表 12 - 4 不可归并检验项目目录

一级分类名称	二级分类名称	三级分类名称	项目数量（个）
检验	临床检验	血液一般检查	27
		尿液一般检查	41
		粪便检查	10
		体液与分泌物检查	40
	临床血液学检查	骨髓检查及常用染色技术	16
		溶血检查	44
		凝血检查	84
	临床微生物学检查	病原微生物镜检、培养与鉴定	52
		药物敏感试验	13
		其他检验试验	15
	临床寄生虫学检查	寄生虫镜检	10
		寄生虫免疫学检查	1
	遗传疾病的分子生物学诊断	遗传疾病的分子生物学诊断	30
	血型与配血	血型与配血	32
合计			415

（二） 分类建立成本测算模型

1. 可归并检验项目标准成本测算模型

对可归并项目采用估时作业成本法和标准成本法，先计算所属方法学的标准人力及非人力消耗成本，再计算每个可归并项目体外诊断试剂及定标、质控作业的标准成本，二者相加得到每个检验项目全成本。

可归并检验项目单位标准成本＝方法学单位检测标准成本＋标准间接成本＋标准体外诊断试剂成本＝方法学（产能成本率×资源标准消耗数量）＋标准不能收费卫生材料成本（不含体外诊断试剂）＋标准辅助作业分摊成本＋标准项目体外诊断试剂成本

2. 不可归并检验项目成本测算模型

对不能按方法学进行归并的检验项目采用估时作业成本法和标准成本法直接测算项目标准成本。

不可归并检验项目单位成本＝项目（产能成本率×资源标准消耗数量）＋不能收费卫生材料标准成本（不含体外诊断试剂）＋标准间接成本＋标准体外诊断试剂成本＝项目（产能成本率×资源标准消耗数量）＋标准不能收费卫生材料成本（不含体外诊断试剂）＋标准辅助作业分摊成本＋体外诊断试剂标准成本

无论按方法学还是按项目测算，都要对项目检测作业成本和辅助作业成本全面测算，二者相加作为项目全成本。

三、医学检验项目标准成本测算

医学检验项目的作业流程不同于其他医疗服务项目，很多项目既有项目检测作业又有检测辅助作业。项目检测作业指的是与标本检测直接相关的作业，如标本接收、标本处理、标本上机、报告审核发送以及标本后处理等作业，是进行项目检测必不可少的作业。检测辅助作业主要是与标本检测作业不直接相关，而是为标本检测流程或结果服务的作业，如室内质控作业、项目定标作业等，不是所有检测作业都有辅助作业。这些辅助作业是保证检测作业正常进行，检测结果准确可靠的必须作业，因此其成本是检验项目成本的一部分，属于间接成本，也应计入检验项目成本。如仪器湿式化学法、酶免法、化学发光法等，这些方法下的医学检验项目均有定标作业、质控作业等辅助作业，骨髓检测、寄生虫检测等检测项目则没有辅助作业。

以仪器湿式化学法为例，介绍可归并检验项目的标准成本测算流程。仪器湿式化学法主要应用于蛋白质、糖及其代谢物、血脂及脂蛋白、无机元素、肾脏疾病等检测项目，使用的专用设备主要是全自动生化分析仪，开展场所一般是医院的生化室。该方法检测时既有检测作业，又有检测辅助作业，两种作业独立进行，因此两种作业的成本分开测算，最后将辅助作业成本作为检测作业间接成本分配计入检测作业计算项目全成本。

仪器湿式化学法检测的项目均是临床常用项目，在可归并检验项目总量中，占比28%。因此以仪器湿式化学法为例介绍可归并项目的成本测算流程是具有代表意义的。仪器湿式化学法检测项目数量及占比如表12-5所示。

表12-5　　　　　　　　仪器湿式化学法检测项目数量及占比

一级分类名称	二级分类名称	三级分类名称	归并的方法学名称	项目数量（个）
检验	临床化学检查	蛋白质测定	仪器湿式化学法，仪器干化学法	22
		糖及其代谢物测定	仪器湿式化学法，仪器干化学法	12
		血脂及脂蛋白测定	仪器湿式化学法，仪器干化学法	22
		肝病的实验诊断	仪器湿式化学法，仪器干化学法	35
		心肌疾病的实验诊断	仪器湿式化学法，仪器干化学法	18
		肾脏疾病的实验诊断	仪器湿式化学法，仪器干化学法	37
		其他血清酶类测定	仪器湿式化学法，仪器干化学法	14
占可归并项目比例				28%

不可归并项目的成本测算相对简单，测算方法可参照第十章，有辅助作业的，辅助作业成本分摊参照可归并检验项目，因此不再单独介绍。

（一）仪器湿式化学法检测作业成本测算

1. 检测作业标准作业动因模型

通过专家咨询、现场调研及查阅相关技术规范，该方法在进行项目检测时，其检测作业的操作流程分为五步：标本接收信息录入、标本处理、上机检测、报告撰写审核发送及后处理（见表12-6）。

表12-6　　　　　　　　仪器湿式化学法检测标准作业动因模型

作业划分	作业1	作业2	作业3	作业4	作业5
作业内容	标本接收、信息录入	标本处理	上机检测	报告撰写审核发送	后处理

2. 单位检测作业标准资源动因模型

在建立单位检测作业资源动因模型之前，需要对单位作业进行界定。在仪器湿式化学法的作业动因模型中，每个作业都是基于对标本的处理，每个标本又可以同时检测多个检验项目，因此要测算单位检验项目的成本就需要将单位标本检测作业的资源消耗分割至单位检验项目检测作业，建立检验项目单位检测作业资源动因模型，以此计算单位检验项目成本。转换过程中，需要用到几个资源分割系数，如计算每个标本的标准检测项目数量，将每个标本的资源消耗分割至每个检测项目；计算生化分析仪的测试速度标准，对仪器占机时间分割至每个检测项目等。

（1）计算资源分割系数。

①每个标本的标准检测项目数量。

仪器湿式化学法开展的检测项目主要有蛋白质测定、肝功能测定、肾功能测定、血脂测定、血糖测定、电解质及无机元素测定等。经过专家咨询和调取电子检验申请单等，统计每个标本检测项目的数量。某医院生化室仪器湿式化学法每标本检测项目数量统计如表 12 - 7 所示。

表 12 - 7　　　　　　某医院生化室每标本检测项目数量及转换系数

检测项目名称	项目数量	百分比
肝功 5 项、肾功 3 项	8	60%
肝功 5 项、肾功 3 项、血脂 3 项、血糖 1 项	11	30%
心肌标志物 3 项	3	7%
其他	1	3%
资源分割系数（加权平均法）	8.31	—

根据每类检测的项目数量以及所占百分比，利用加权平均法计算该方法单位标本检测的标准项目数量为 8.31，作为资源分割系数。

②计算全自动生化免疫分析仪的检测速度标准。

机器检测速度指每小时的检测次数，一般用次/小时表示。同一生化室可能会有不同厂家、不同型号的生化分析仪，同一厂家不同型号或不同厂家的仪器检测速度可能不同。为了得到单位项目检测的占机时间标准，需要先计算生化分析仪的检测速度标准。建议使用加权平均法计算，如某医院生化室有 6 台生化仪，检测速度分别是 300 次/小时（2 台）、400 次/小时（1 台）、500 次/小时（2 台）、600 次/小时（1 台），计算加权平均数为 433.33 次/小时。将这个数值作为该生化室的全自动生化仪检测速度标准，计算单位项目检测的占机时间为 0.13 分钟。

（2）建立单位检测作业标准资源动因模型。

根据检测作业模型、资源分割系数，建立单位标本检测和单位项目检测作业的资源动因模型，如表 12-8 和表 12-9 所示。生化分析仪的耗费时间已经分割至单位检测，因此不再转换。最终根据单位项目检测作业的资源动因模型计算单位项目检测成本。

表 12-8　　　　仪器湿式化学法单位标本检测作业标准资源动因模型

（不含卫生材料）（未转换）

资源名称 作业名称	人员类别名称	人员耗费数量	人员耗费时间（分钟）	专用设备名称	专用设备耗费数量	专用设备耗费时间（分钟）
标本接收、信息录入（每标本）	技师	1	2	—	—	—
标本处理（每标本）	技师	1	0.5	离心机	1	0.87
标本上机检测（每标本）	技师	1	0.15	全自动生化分析仪（每测试）	1	0.13
报告审核发送（每标本）	技师	1	2	—	—	—
后处理（每标本）	技师	1	0.31	—	—	—

表 12-9　　　　仪器湿式化学法单位项目检测作业标准资源动因模型

（不含卫生材料）（转换后）

资源名称 作业名称	人员类别名称	人员耗费数量	人员耗费时间（分钟）	专用设备名称	专用设备耗费数量	专用设备耗费时间（分钟）
标本接收、信息录入（每检测）	技师	1	0.24	—	—	—
标本处理（每检测）	技师	1	0.06	离心机	1	0.1
标本上机检测（每检测）	技师	1	0.01	全自动生化分析仪（每检测）	1	0.13
报告审核发送（每检测）	技师	1	0.24	—	—	—
后处理（每检测）	技师	1	0.03	—	—	—

3. 仪器湿式化学法单位检测作业标准成本测算模型

仪器湿式化学法单位检测作业成本包括检测作业的标准人力成本和非人力成本。

（1）单位检测作业标准人力成本测算模型。

根据单位检测作业的资源消耗模型，仪器湿式化学法单位检测作业的基本人力消耗为 1 人，耗费时间为标本接收、信息录入 0.24 分钟，标本处理 0.06 分钟，标本上机检测 0.01 分钟，报告审核发送 0.24 分钟，后处理 0.03 分钟，根据检验科技师的标准人员工资率即可计算得到单位检测作业标准人力成本。标准人员工资率可以采用检验科各部门平均值，也可以选取绩效考核较好的部门作为样本，计算其平均的人员工资率，也可以计算过去三年的平均人员工资率作为标准人员工资率（见表 12 - 10）。

表 12 - 10　　　　　　仪器湿式化学法单位检测作业标准人力成本测算模型

方法学名称	标准人员数量消耗	标准耗时（分钟）	标准人员工资率	标准人力成本
仪器湿式化学法	1	0.58	R	$C = 1 \times 0.58 \times R$

（2）仪器湿式化学法检测作业标准非人力成本测算模型。

非人力成本包括专用设备折旧成本、一次性卫生材料成本以及房屋及建筑物、水电气暖等其他公摊成本。仪器湿式化学法检测需要用到的卫生材料主要包括试管盖、样品杯、移液器吸嘴、一次性吸管、离心管、清洗液、质控品、定标品、体外诊断试剂及消毒防护用品等，根据其资源消耗方式的不同，采用不同的方法计算。样品杯、移液器吸嘴、一次性吸管、离心管、清洗液等耗材标准成本根据该类耗材的产能成本率和专用设备的占用时间计算；消毒防护用品成本根据检验科该类耗材产能成本率和单位检测基本人力消耗及耗时计算；体外诊断试剂另外计算。

专用设备折旧成本根据专用设备产能成本率和专用设备占用时间计算得到，公摊成本如房屋、水电等成本根据检验科各个成本要素的产能成本率与单位检测基本人力消耗及耗时计算。

①试管盖、样品杯、移液器吸嘴、一次性吸管、离心管、清洗液等低值耗材标准成本。

这部分低值耗材可以通过调取采供部门的领取数量和价格，得到生化室全年的总成本，再根据生化室所有全自动生化免疫分析仪的总产能计算得到产能成本率，计算过去三年的平均值，将该值作为低值耗材价格标准，乘以单位检测占机时间得到低值耗材标准成本。

②消毒防护用品标准成本。

消毒防护用品主要是消毒剂、一次性口罩、手套、帽子等，一般由检验科专门人员统一领取，向各部门发放，因此将其成本分割至各个部门较为困难。该类耗材主要是操作人员个人防护和进行物体表面消毒使用，可将检验科工作人员的全年总产能作为分母，检验科全年消毒防护用品总成本作为分子，计算检验科消毒防护用品产能成本率，将其作为分配标准，根据单位检测作业人力消耗及耗时计算得到消毒防护用品标准成本。

非人力成本测算模型如表 12 – 11 所示。

表 12 – 11　　　　仪器湿式化学法单位检测作业标准非人力成本测算模型

（不含体外诊断试剂）

项目名称	标准人员数量消耗	标准耗时（分钟）	专用设备耗费时间（分钟）	专用设备产能成本率	专用设备成本	消毒防护用品等产能成本率	消毒防护用品等成本	试管盖、清洗液等低值耗材产能成本率	试管盖、清洗液等低值耗材成本	房屋及通用设备产能成本率	无形资产摊销产能成本率	提取医疗风险基金产能成本率	其他费用产能成本率	房屋及通用设备、无形资产、风险基金、其他费用成本	成本合计
	(1)	(2)	(3)	(4)	(5) = (3) × (4)	(6)	(7) = (6) × (1) × (2)	(8)	(9) = (8) × (3)	(10)	(11)	(12)	(13)	(14) = ((11) + (12) + (13)) × (1) × (2)	(18) = (5) + (7) + (9) + (14)
A1	B1	C1	D1	E1	F1 = D1 × E1	G1	H1 = G1 × B1 × C1	I1	J1 = I1 × F1	K1	L1	M1	N1	O1 = (L1 + M1 + N1) × B1 × C1	S1 = F1 + H1 + J1 + O1
…	…	…	…	…	…	…	…	…	…	…	…	…	…	…	…

（二）体外诊断试剂标准成本测算模型

　　仪器湿式化学法单位项目检测耗用的体外诊断试剂理论标准数量为 1 人份，但是部分标本需要复检，比如结果出现明显错误、结果超出线性范围、结果与临床矛盾、结果与历史相差悬殊以及结果出现危急值等，复检率在系统中有记录，容易得到。复检并不向病人收费，因此复检的成本应该作为间接成本加入检测成本，单位项目检测耗费的体外诊断试剂数量标准应为 1 + 复检率。

　　体外诊断试剂价格标准由单位数量标准规格购进价格除以可检测次数得到。可检测次数由试剂盒容量减去损耗量再除以单位项目检测试剂标准加样量得到。试剂盒的容量是试剂盒中试剂的体积，试剂标准加样量是仪器预先设定的单位检测加入的试剂容量。专用试剂损耗是由试剂针携带、试剂瓶死腔、试剂瓶底效应（试剂接近瓶底的地方结果不准确，会将试剂丢弃）、样本量不够、超出试剂开瓶效期等引起，损耗率通过专家咨询得到。采用仪器湿式化学法检测的项目，其体外诊断试剂加样量没有固定标准，同一检验项目在不同品牌、相同品牌不同型号的全自动生化分析仪上进行检测，加样量均会不同。如果同一生化室几台机器加样量均不同，可以采用加权平均加样量作为加样量标准（见表 12 – 12）。

单位项目检测耗用的体外诊断试剂成本=单位项目检测耗用的体外诊断试剂使用量标准×单位项目检测耗用的体外诊断试剂价格标准

单位项目检测耗用的体外诊断试剂使用量标准=1+复检率

$$单位项目检测耗用体外诊断试剂价格标准=\frac{体外诊断试剂单位数量标准规格购进价格}{可检测次数}$$

$$可检测次数=\frac{单位数量标准规格试剂容量-损耗量}{单位项目检测试剂标准加样量}$$

$$=\frac{单位数量标准规格试剂容量\times(1-损耗率)}{单位项目检测试剂标准加样量}$$

表 12-12　　　　　　　　体外诊断试剂标准成本（每人份）测算模型

项目名称	单位试剂盒中R1体积(微升)	单位试剂盒中R2体积(微升)	损耗率(百分比)	单位测试R1试剂加样量(微升)	单位测试R2试剂加样量(微升)	单位试剂盒R1测试数	单位试剂盒R2测试数	单位试剂盒测试人份数	单位数量标准规格体外诊断试剂购进价格	体外诊断试剂价格标准(每人份)(元)
	(1)	(2)	(3)	(4)	(5)	(1)×(1-(3))/(4)	(2)×(1-(3))/(5)	Min[(1)×(1-(3))/(4),(2)×(1-(3))/(5)]	(6)	(6)/Min[(1)×(1-(3))/(4),(2)×(1-(3))/(5)]
A1	B1	C1	D1	E1	F1	B1×(1-C1)/(E1)	C1×(1-D1)/F1	Min[B1×(1-D1)/E1,C1×(1-D1)/F1]	G1	G1/Min[B1×(1-D1)/E1,C1×(1-D1)/F1]
…	…	…	…	…	…	…	…	…	…	…

（三）仪器湿式化学法检测辅助作业成本测算

仪器湿式化学法的检测辅助作业主要包括质控作业和定标作业，是实验室室内质量控制的重要手段。室内质量控制是实验室工作人员对试验测定结果进行科学评估的过程[1]，旨在监测测定过程的变异、使精密度控制在一定范围内，最大限度地降低检测误差。定标是定量检测时，对检测项目测试结果的校准，找出一个参考点，确定转换曲线，将测试的吸光度转化成一个浓度或是酶的活性。质控作业和定标作业是保证检验结果准确可靠的重要作业。辅助作业的成本作为检测作业的间接成本，根据辅助作业的价格标准（产能成本率）与单位检测仪器占用时间分配计

---

[1]　陈欣. 临床检验室内质量控制方法的研究进展［J］. 继续医学教育，2017（31）：141-142.

入单位项目标准成本。

1. 质控、定标标准作业模型和资源消耗模型

（1）质控标准作业模型和资源消耗模型。

仪器湿式化学法下开展的检验项目通常要求每个项目每天 2 次质控。质控作业模型及单位质控作业资源消耗模型均指每个检验项目质控 1 次的作业流程及资源消耗。质控标准作业模型和单位质控作业标准资源消耗模型如表 12 – 13 和 12 – 14 所示。

表 12 – 13　　　　　　　　　　质控标准作业模型

作业划分	作业 1	作业 2	作业 3
作业内容	配置或分装质控品	上机检测	查看判定质控结果

表 12 – 14　　　单位质控作业标准资源消耗模型（不含卫生材料）

资源名称 作业名称	人员类别 1 名称	人员类别 1 数量	人员类别 1 耗费时间 （分钟）	专用设备 1 名称	专用设备 1 数量	专用设备 1 耗费时间 （分钟）
配置或分装质控品	技师	1	0.5	—	—	—
上机检测	—	—	—	全自动生化分析仪	1	0.13
查看判定质控结果	技师	1	0.5	—	—	—

（2）定标标准作业模型和资源消耗模型。

仪器湿式化学法检测的项目均需要单独定标，定标作业模型及定标单位作业资源消耗模型均指每个检测项目定标 1 次的作业流程和资源消耗。定标的标准作业流程如表 12 – 15 所示，定标单位作业资源消耗模型如表 12 – 16 所示。

表 12 – 15　　　　　　　　　　定标标准作业模型

作业划分	作业 1	作业 2	作业 3
作业内容	配置或分装定标品	上机检测	查看判定定标结果

表 12 – 16　　　单位定标作业标准资源消耗模型（不含卫生材料）

资源名称 作业名称	人员类别 1 名称	人员类别 1 数量	人员类别 1 耗费时间 （分钟）	专用设备 1 名称	专用设备 1 数量	专用设备 1 耗费时间 （分钟）
配置或分装定标品	技师	1	0.5	—	—	—
上机检测	—	—	—	全自动生化分析仪	1	0.13
查看判定定标结果	技师	1	0.5	—	—	—

2. 质控、定标单位作业标准成本测算模型

质控与定标作业成本包括人力消耗和非人力消耗，人力消耗的计算相对简单，非人力消耗的计算比较复杂。定标、质控作业的非人力消耗包括定标品、质控品、体外诊断试剂等一次性卫生材料，还有试管盖、清洗液、口罩、消毒用品等低值耗材，以及专用设备和水电气暖等其他消耗。根据其资源消耗特点，以仿时作业成本法为基础，分别采用不同的成本计入方式。

（1）标准人力成本测算模型。根据检验科技师标准人员工资率和定标、质控作业标准时间耗费计算。

（2）标准非人力成本测算模型。非人力成本包括专用设备折旧成本、一次性卫生材料成本以及房屋及建筑物、水电气暖等其他公摊成本。专用设备的折旧成本根据检测作业计算得到的专用设备平均产能成本率和质控、定标作业标准占机时间计算；消毒防护等耗材成本根据检测作业成本测算得到的检验科该类耗材的产能成本率和单位定标、质控作业标准人力消耗及耗时计算；试管盖、清洗液等低值耗材成本根据检测作业成本测算得到的生化室该类耗材产能成本率和质控、定标作业标准占机时间计算；其他如房屋及通用设备、水电气暖、无形资产、风险基金等公摊成本根据检测作业成本测算得到的检验科的产能成本率与单位定标、质控作业标准人力消耗及耗时计算。定标品、质控品及定标、质控作业耗费的体外诊断试剂成本测算相对复杂，需要专门建立测算模型。

①单位定标作业定标品、体外诊断试剂成本测算模型。

仪器湿式化学法开展的检测，每个项目1点、2点、5点定标点数不一样，几点定标就做几个测试，消耗几人份定标品和体外诊断试剂。每瓶定标液定标次数理论上是确定的，因为每个检验项目每次定标使用的定标液数量是确定的，只是不同的项目使用量不一样，同一项目在不同机型上也不一样。如果同一生化室同一项目在不同的机器上开展，就要在不同的机器上定标，可采用加权平均数作为定标液的使用量标准。每个项目单位定标作业定标品、体外诊断试剂标准成本测算模型，如表12-17所示。因为每个项目一般都有单独的定标品和体外诊断试剂，且价格并不相同，所以每个检测项目定标一次消耗的定标品和体外诊断试剂的成本就会不同。

②单位质控作业质控品、体外诊断试剂成本测算模型。

湿化学法下开展的检验项目，每个项目每天通常需要2次质控。质控1次一般包括2个水平，一个质控水平消耗质控品一人份，体外诊断试剂一人份。有的质控品可以对多种项目进行质控，有的质控品仅对一个项目质控。项目单次质控消耗的质控品数量是有标准的，但是每个项目可能不一样，同一项目在不同机器上也可能不一样。每个项目单位质控作业质控品、体外诊断试剂成本测算模型如表 12 – 18 所示。如果同一生化室同一项目在不同的机器上开展，就要在不同的机器上质控，则采用加权平均数作为质控品使用量标准。

表 12 – 17　　　　　单位定标作业定标品、体外诊断试剂标准成本测算模型

项目名称	几点定标	每个定标水平的测试数	每台机器定标1次测试数（即消耗的体外诊断试剂和定标品份数）	每盒定标（校准）品可用定标次数（理论平均）	专用试剂每人份价格	每盒定标（校准）品价格	每台机器定标1次消耗的体外诊断试剂成本	每台机器定标1次消耗的定标（校准）品成本	每台机器定标1次全成本
	(1)	(2)	(3) = (1) × (2)	(4)	(5)	(6)	(7) = (3) × (6)	(8) = (6)/(4)	(9) = (7) + (8)
A1	B1	C1	D1 = B1 × C1	E1	F1	G1	H1 = D1 × G1	I1 = G1/E1	J1 = H1 + I1
…	…	…	…	…	…	…	…	…	…

表 12 – 18　　　　　单位质控作业质控品、体外诊断试剂成本测算模型

项目名称	每次质控水平数	每个水平质控测试数（消耗体外诊断试剂份数）	每盒质控品可用质控次数（理论平均）	每台机器每次质控消耗体外诊断试剂数量（人份）	体外诊断试剂每人份价格	每盒质控品价格	每台机器每次质控消耗体外诊断试剂成本	每台机器每次质控消耗质控品成本	每台机器每次质控全成本
	(1)	(2)	(3)	(4) = (1) × (2)	(5)	(6)	(7) = (4) × (5)	(8) = (6)/(3)	(9) = (7) + (8)
A1	B1	C1	D1	E1 = B1 × C1	F1	G1	H1 = E1 × F1	I1 = G1/D1	J1 = H1 + I1
…	…	…	…	…	…	…	…	…	…

③质控、定标单位作业非人力成本测算模型。

根据质控、定标单位作业资源消耗模型确定的非人力消耗资源结构和数量标准以及非人力成本价格标准，质控、定标单位作业非人力消耗标准成本测算模型如表 12 – 19 和表 12 – 20 所示。

表 12 – 19

单位定标作业非人力成本测算模型

项目名称	资源名称	技师人员数量	技师耗时(分钟)	专用设备占用时间(分钟)	专用设备产能成本率	专用设备成本	消毒防护用品等产能成本率	消毒防护用品等成本	试管盖、清洗液等低值耗材产能成本率	试管盖、清洗液等低值耗材成本	房屋及通用设备产能成本率	提取医疗风险基金产能成本率	无形资产摊销产能成本率	其他费用产能成本率	房屋及通用设备、无形资产、风险基金、其他费用成本	定标品成本	体外诊断试剂成本	成本合计
A1	...	B1	C1	D1	E1	$F1 = D1 \times E1$	G1	$H1 = G1 \times B1 \times C1$	I1	$J1 = D1 \times I1$	K1	L1	M1	N1	$O1 = (K1 + L1 + M1 + N1) \times B1 \times C1$	P1	Q1	$R1 = F1 + H1 + J1 + O1 + P1 + Q1$
...		...	...	...	...	...	...	...	...	...	...	...	...	...	...	...	...	...

表 12 – 20

单位质控作业非人力成本测算模型

项目名称	资源名称	技师人员数量	技师耗时(分钟)	专用设备占用时间(分钟)	专用设备产能成本率	专用设备成本	消毒防护用品等产能成本率	消毒防护用品等成本	试管盖、清洗液等低值耗材产能成本率	试管盖、清洗液等低值耗材成本	房屋及通用设备产能成本率	提取医疗风险基金产能成本率	无形资产摊销产能成本率	其他费用产能成本率	房屋及通用设备、无形资产、风险基金、其他费用成本	质控品成本	体外诊断试剂成本	成本合计
A1	...	B1	C1	D1	E1	$F1 = D1 \times E1$	G1	$H1 = G1 \times B1 \times C1$	I1	$J1 = D1 \times I1$	K1	L1	M1	N1	$O1 = (K1 + L1 + M1 + N1) \times B1 \times C1$	P1	Q1	$R1 = F1 + H1 + J1 + O1 + P1 + Q1$
...		...	...	...	...	...	...	...	...	...	...	...	...	...	...	...	...	...

3. 计算质控、定标作业全成本及产能成本率

质控、定标作业作为项目检测作业的辅助作业，其成本作为项目检测间接成本需要分摊计入项目成本。估时作业成本法采用产能成本率将资源分配至作业或产品，因此需要计算质控、定标作业的产能成本率才能将质控、定标成本分配至单位项目检测。

因为每个项目的定标、质控作业都是独立操作，一般情况下每个项目的质控品和定标品价格也不相同，因此每个项目都有单独的定标、质控作业成本。仪器湿式生化法开展的项目检测，其主要产能为全自动生化分析仪的有效工作时间，但是每台机器可以同时检测多个项目，因此全自动生化分析仪的总产能要分配至每个检测项目，作为每个检测项目占用的机器产能。每个检测项目的定标、质控全年总成本除以每个检测项目占用的机器产能，得到每个项目质控、定标作业的产能成本率。

（1）计算全年每个项目的质控、定标总成本。计算得到单次定标、质控作业成本后，根据全年定标、质控次数计算每个检测项目定标、质控作业的全年总成本。定标周期因机器和试剂性能而异，性能稳定则定标周期稍长，性能不稳定则定标周期就会很短，同时更换试剂批号、仪器大修、质控结果不好均需要再次定标。因此，生化室通常根据机器和试剂性能制定每个项目的定标周期，将其作为定标次数标准，计算每个项目的全年定标成本。检测项目一般每天做 2 次质控，试剂批号更换或者仪器大保养都要再次质控，每个项目全年质控次数比较容易得到，进而计算每个检测项目全年质控总成本。需要注意的是，如果一个检验项目在多台机器上开展，就需要在多台机器上定标、质控，因此需要将机器台数考虑在内。

（2）计算每个检验项目占用的标准机器产能。计算每个检验项目占用的机器产能，首先要计算部门总产能，部门总产能是自动生化分析仪的台数与全年有效劳动时间的乘积。其次计算产能分配率标准。即从 HIS 系统提取仪器湿式化学法开展的所有检验项目年例数，计算每个项目的年例数占所有项目年例数的百分比，计算过去三年数据，将其平均值作为产能分配率标准把机器总产能分配至每个项目。因为每个项目单位检测占机时间相同，开展例数占比与产能占比相同。

（3）计算每个项目质控、定标作业的产能成本率。每个检验项目全年质控、定标作业总成本除以每个检验项目占用的标准机器产能，就得到每个项目质控、定标作业的产能成本率，将其作为质控、定标作业的价格标准，将质控、定标作业成本分配计入检测作业。例如，某医院生化室有一台全自动生化分析仪，采用仪器湿式化学法检测 2 个项目，A 项目和 B 项目，全年总产能为 99600 分钟。某年，A 项目全年的质控成本为 12335.5 元，定标成本为 16675.4 元；B 项目全年的质控成本为 13335.6 元，定标成本为 17675.5 元。A 项目全年占用的标准机器产能为 59760

分钟，B 项目全年占用的标准机器产能为 39840 分钟。则 A 项目某年质控作业的产能成本率为 12335.5/59760 = 0.20 元/分钟，定标作业产能成本率为 16675.4/59760 = 0.27 元/分钟；B 项目某年质控作业的产能成本率为 13335.6/39840 = 0.33 元/分钟，定标作业产能成本率为 17675.5/39840 = 0.44 元/分钟。

（四） 仪器湿式化学法单位项目成本测算模型

仪器湿式化学法的单位项目成本由单位检测作业成本、单位体外诊断试剂成本和辅助作业分摊成本组成。单位检测作业成本、单位体外诊断试剂成本已经计算得到，辅助作业分摊成本根据辅助作业即定标、质控作业产能成本率和单位项目检测标准占机时间计算得到。

1. 仪器湿式化学法单位项目检测作业分摊质控、定标作业成本测算模型

仪器湿式化学法单位项目检测作业分摊的质控、定标作业成本是根据计算得到的质控、定标作业产能成本率和单位项目检测专用设备占用时间相乘得到，测算模型如表 12 – 21 所示。

表 12 – 21　　　　　单位项目检测作业分摊质控、定标作业成本测算模型

项目名称	单位项目检测专用设备占用时间（分钟）	质控作业产能成本率	定标作业产能成本率	分配质控成本	分配定标成本	单位项目检测分配定标、质控成本合计
	(1)	(2)	(3)	(4) = (1) × (2)	(5) = (1) × (3)	(6) = (4) + (5)
A1	T1	R1	S1	T1 × R1	T1 × S1	T1 × R1 + T1 × S1
…	…	…	…	…	…	…

2. 仪器湿式化学法单位项目成本测算模型

将仪器湿式化学法检测的标准人力成本、标准非人力成本（不含体外诊断试剂）相加，再加上项目检测分摊的质控、定标成本和体外诊断试剂成本，即可得到该方法检测项目的单位项目全成本，如表 12 – 22 所示。

总之，医学检验项目数量众多，检测方法多样，标准成本测算比其他治疗、护理等项目相对复杂，相关研究较少，因此，迫切需要对各类医学检验项目的特点进行分析，建立统一、规范、科学的医学检验项目标准成本测算方法及模型。

医学检验行业涉及的医学专业较多，部分行业标准尚未规范统一，比如试剂加

样量、质控定标品的选择，质控定标周期，检测结果评价等，使部分资源消耗标准的确定主观性较强，影响了标准成本测算结果的科学性和准确性。

表 12 – 22　　　　　　　　仪器湿式化学法单位项目全成本测算模型

| 项目名称 | 单位检测作业成本 | | | | | | | | 标准体外诊断试剂成本 | 标准辅助作业分摊成本 | 成本合计 |
	标准人力成本	标准专用设备折旧成本	标准消毒防护用品等成本	标准低值耗材成本	标准房屋及通用设备折旧成本	标准无形资产摊销成本	标准提取医疗风险基金成本	标准其他费用成本			
	(1)	(2)	(3)	(4)	(5)	(6)	(7)	(8)	(9)	(10)	(11) = (1) + (2) + (3) + (4) + (5) + (6) + (7) + (8) + (9) + (10)
A1	B1	C1	D1	E1	F1	G1	H1	I1	J1	K1	L1 = SUM（B1∶K1）

鉴于医用耗材集采工作的常态化，可以考虑将医学检验项目的体外诊断试剂从医学检验项目成本中剥离，通过集采降低试剂价格，挤出多余水分，从而降低医学检验项目成本和价格，节省社会资源。

第十三章

医疗服务项目标准成本测算应用

第一节　医疗服务项目标准成本测算体系

一、政策背景及趋势

（一）改革背景

2009 年 4 月，新一轮的医药卫生体制改革提出将"人人享有基本医疗卫生服务"确立为新医改的战略目标，以有效减轻居民疾病经济负担，为居民提供安全有效、方便价廉的医疗卫生服务。公立医院作为我国医疗服务提供方和改革的主战场，当前正处于改革攻坚阶段，以最少的资源消耗满足城乡居民健康需求的医疗服务，既是符合当前新医改的战略目标，也是公立医院实现自身价值，持续健康发展的现实需要[①]。但目前公立医院改革仍面临着重大挑战，突出表现在：以法人治理结构为核心的现代医院管理制度有待建立和完善；以分级诊疗制度为抓手的有序就医秩序有待形成；以支付制度改革为突破口的公立医院综合改革急需取得实质性进展；以公益性改革为导向的医疗机构和医务人员激励约束机制亟须加强；以成本管

[①]　熊季霞，吕艳霞. 全面深化医改背景下医务人员对公立医院体制改革的认知分析［J］. 医学争鸣，2020，11（4）：72–75.

控为核心的现代医院精益化管理模式亟须改进等①。

为了突破改革瓶颈，破解以上公立医院改革难题，寻找公立医院改革的关键靶点也是当前重点任务之一。支付制度改革被认为是能撬动现代医院综合改革的有效杠杆，是决定公立医院改革能否成功的关键因素之一②。但是由于目前以支付制度改革为核心的医疗服务项目价格改革这一关键配套制度还没有建立起来，在一定程度上影响了公立医院综合改革的深入推进。医疗服务项目价格改革的关键在于项目成本的科学、合理测定，因为成本是项目价格制定的重要基础和基本遵循，同时，也是有效控制医药费用、优化收入结构和作业流程、有效调配医疗卫生资源、提升医院精益化管理水平等的重要基础和支撑③。以医院成本管理为切入点实现医院精益管理是当前提高医院现代化管理水平的重要保证，既符合当前公立医院改革，同时也是加强医院成本管理的政策要求。因此，将先进管理思想和模式应用到医院管理领域，是惠及医院、医务人员和患者三方的良策。

(二) 政策演进

2016 年 7 月，国家发展改革委、国家卫生计生委、人力资源社会保障部、财政部联合印发《关于印发推进医疗服务价格改革意见的通知》，提出了"逐步建立以成本和收入结构变化为基础的价格动态调整机制，基本理顺医疗服务比价关系的改革目标"。2019 年 12 月，国家医保局、国家卫生健康委、财政部、市场监管总局下发《关于做好当前医疗服务价格动态调整工作的意见》，明确以临床价值为导向、以成本为基础、以科学方法为依托，充分发挥医疗机构专业优势，建立和完善医疗服务价格动态调整机制的新要求。2021 年 8 月，国家医保局、国家卫生健康委、国家发展改革委、财政部、人力资源社会保障部、市场监管总局、国家中医药局、国家药监局印发《深化医疗服务价格改革试点方案》的通知，指出要规范管理医疗服务价格项目，建立符合价格规律的计价单元体系和明确医疗技术或医疗活动转化为价格项目的立项条件和管理规则，厘清价格项目与临床诊疗技术规范、医疗机构成本要素、不同应用场景加收标准等的政策边界等。

---

① 李克强. 不断深化医改推进建立符合国情惠及全民的医药卫生体制 [J]. 求是，2011，22：3 - 10.
② 赵要军，谢双保，吴建，等. 河南某县病种临床路径分组及政府购买服务的实践 [J]. 中华医院管理杂志，2013，29 (2)：84 - 87.
③ 李利平. 公立医院需引入更科学的医疗服务项目成本测算方法 [N]. 中国会计报，2016 - 10 - 28.

二、探索背景及实践

（一）研究对象

河南省有 87 家医疗机构纳入全国医疗服务价格和成本监测网络平台，并按国家要求定期上报价格和成本监测 7 张报表。包括医疗机构基本情况表、医疗服务价格项目使用频次年报表、门急诊工作量年报表、住院工作量年报表、住院病案首页年报表、医疗机构科室成本基本情况表、医疗机构医辅科室工作量年报表。为进一步推进价格和成本监测工作，并为科学监测医疗服务项目成本奠定基础，在开展专题科技攻关和研究的基础上，2020 年 6 月河南省卫生健康委《关于做好 2020 年医疗服务价格和成本监测数据填报工作的通知》，明确新增价格和成本监测补充报表 4 张，包括科室人员基本情况表、科室直接成本表、一次性材料使用年报表、医疗机构专用设备统计表。通过对 2019 年、2020 年连续两年价格与成本监测单位数据的采集、处理、成本核算等，按照属地管理的原则，河南省卫健委联合省医保局综合考虑医院财务制度、信息化水平、成本管理能力、专科类别等因素，选取委管医院中的 25%（8 家）作为样本医院开展以医疗服务项目成本为基础的价格改革探索工作，初步取得一定的研究积累和实践进展。

（二）组织管理

河南省医疗服务价格改革坚持政府主导原则，由省卫生健康委联合省医保局共同推进，制订了《省管公立医疗机构医疗服务价格调整工作方案》，明确了组织管理架构和职责任务分工。在医疗服务项目成本测算方面，成立了技术攻关和实施推进组织，下设 6 个小组（见图 13 - 1）。

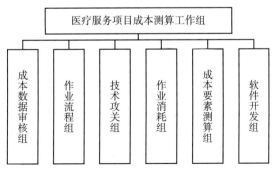

图 13 - 1　医疗服务项目成本测算组织

技术攻关组由 6 人组成，主要负责制订技术解决方案、数据采集与处理技术培训等；成本数据审核组由 12 人组成，主要负责上报数据规则制定及数据清洗、校核和补充修正等；作业流程组由 4 人组成，主要通过咨询临床专家，负责不同学科、专业标准作业流程的划分和整合；作业消耗组由 6 人组成，主要通过咨询临床专家，负责已划分作业消耗量和定额标准等任务；成本要素测算组由 3 人组成，主要负责各成本构成要素最小计价单元成本测算工作；软件开发组由 4 人组成，主要负责标准化成本测算软件开发。

三、方法学基础

（一）标准成本法

标准成本法的理论基础源于泰勒的科学管理思想，是对企业业务行为或作业规范化、标准化的经济学反映。标准成本是指在正常的生产技术水平和有效的经营管理条件下，对产品或业务活动的未来成本合理预期。标准成本法根据适用期不同分为现行标准成本和基本标准成本，相比之下现行标准成本更符合企业生产经营活动的实际，对制定企业生产预算、产品价格、成本差异分析等具有更强的指导意义。按照企业管理的动机和现实需要可将标准成本分为理想标准成本、平均标准成本和实际标准成本。一般情况下，平均标准成本介于理想标准成本和实际标准成本之间，平均标准成本是综合考虑企业经营管理的历史平均值和现有生产经营条件而制定的标准成本，对制定行业标准成本具有参考价值。医疗服务标准成本是指医疗服务成本的目标值，是指在当前的技术水平和管理条件下，通过科学合理的成本核算，对卫生服务的资源消耗进行合理匹配，在充分征求专家意见基础上，制定出相对客观、真实、合理的医疗服务项目标准成本。

（二）估时作业成本法

作业成本法在一定程度上解决了标准成本法对间接成本分配不合理而导致的成本扭曲问题，但作业成本法在实践中暴露出其自身固有的耗时费力、工作量大、维护成本高及模型调整的灵活性差等问题。2004 年开普兰和安德森首次正式提出估时作业成本法，该方法略去了人为划分作业中心这一繁复的过程，成本计算的工作量大大减轻，"时间"这一客观公平要素的引入大大提高了模型计算的准确性和灵敏度，"社会必要劳动时间"的引入为相对客观真实测算标准成本提供了可能。

四、医疗服务项目标准成本测算体系构建

通过文献研究发现，当前国内医疗服务成本和价格改革总体上呈现以下特点：一是结合 2012 年版《项目规范》探索普遍存在着单点突破和试点层面，鲜有区域层面的应用实践；二是大多数研究集中在技术劳务价值要素模型构建及其价格测算，统一、规范的理论共识尚未形成；三是大多数学者开展了以成本为基础的定价探索，但针对医疗服务项目成本构成全要素的研究相对不足；四是以估时作业成本法测算医疗服务项目成本积累了一定的经验，但大多还停留在某个专业个别项目的测算，大范围应用的理论与实践还不多见。

鉴于此，结合当前医疗服务项目成本核算方法不统一、成本要素最小计价单元缺乏测算标准、技术劳务价值体现不充分等问题，借鉴估时作业成本法、标准成本法和专家咨询法等方法，以河南省管 8 家代表性医院现行医疗服务项目为研究对象，以 2019 年、2020 年价格和成本监测数据为基础，在前期理论研究和实践探索基础上，参照全流程管理理念，以估时作业成本法为基本方法学导向，以真实世界数据采集为逻辑起点，构建了包括数据采集、数据处理、作业字典库、作业资源消耗、成本要素测算和成本测算平台等"六位一体"的医疗服务项目标准成本测算体系（见图 13 - 2），以期为推动建立以成本为基础的医疗服务价格动态调整提供参考借鉴。

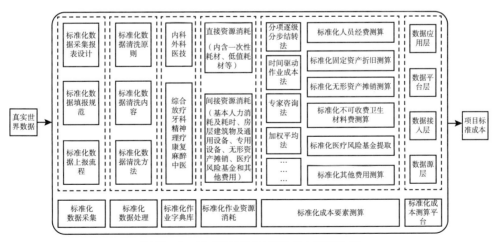

图 13 - 2 医疗服务项目标准成本测算体系

（一）标准化数据采集

标准化数据采集是指报表设计、填报规范和上报流程的标准化，相关规则由省卫生健康委组织专家统一制定。其中报表设计参照估时作业成本法的计算思路和逻辑，在专题研究基础上，组织专家共同开发河南省价格和成本监测报表 4 张，加上国家监测报表 7 张，共 11 张；填报规范包括基本填报要素指标界定、规范化填报专题培训，以确保数据填报口径一致、相互可比；上报流程明确上报的集中统一管理、时间节点要求及医院内部不同科室数据报送的具体规定，避免同一指标数据来源和口径不一致。

（二）标准化数据处理

标准化数据处理是指数据清洗原则、清洗内容和清洗方法的标准化。数据处理由省卫生健康委遴选相关专家组成专家团队，按照事先确实的规则对不同医疗机构的数据进行规范化处理。清洗原则遵循"完全合一"四字原则，包括数据的完全性、全面性、合规性和唯一性；清洗内容包括指标数据的缺失值、异常值、重复值和无效值；清洗方法是根据清洗内容不同采取不同的处理方法，如对缺失值处理采用与数据填报单位进行核实补充的方法，对异常值校核需要考虑取值错误、格式错误、逻辑错误、数据不一致等不同情况。

（三）标准化作业字典库

按照 2012 年版《项目规范》确定的 3 大系统 8 个专业在本学科或专业内对医疗服务项目进行细化归类，共划分 48 个临床专业，每个专业以学科带头人为代表，选取 3~5 个临床专家对医疗服务项目作业流程、作业名称等进行标准化，建立包含 48 个专业的医疗服务项目标准化作业字典库。

（四）标准化作业资源消耗

在科学合理划分标准作业库基础上，按照作业成本法"作业消耗资源、产品消耗作业"的原则，通过咨询不同学科临床专家意见，对各医疗服务项目作业资源消耗情况进行标准化处理。其中，对于直接资源消耗按照作业划分确定不同的消耗标准，包括内含一次性耗材和低值耗材，对于间接分摊的作业资源消耗进行标准化分摊，包括基本人力消耗及耗时、房屋建筑物及通用设备、专用设备、无形资产摊销、医疗风险基金和其他费用。

（五）标准化成本要素测算

1. 成本测算方法

在对样本医院数据标准化采集与处理基础上，根据国家卫生健康委员会、国家中医药管理局《关于印发公立医院成本核算规范的通知》文件要求，对医院科室成本核算采用直接成本直接归集，间接成本采用分项逐级分步结转法分摊，医疗服务项目成本测算采用估时作业成本法和标准成本法测算。分别计算样本医院各成本构成要素产能成本率，利用加权平均法得到各成本构成要素的平均产能成本率，再根据成本动因和作业动因逐步计算项目无形资产摊销、固定资产折旧和其他费用等成本，加上项目直接消耗的不可收费材料费、低值耗材等计算项目标准成本。医疗服务项目标准成本 = $\sum$ 平均产能成本率 × 项目标准耗时 + 不可收费材料费。

2. 成本要素测算

按照医疗服务项目成本构成要素，包括人员经费测算、固定资产折旧、无形资产摊销、不可收费卫生材料费测算、提取医疗风险金和其他费用6类医疗服务项目，分别采取不同的标准化成本测算方法对成本要素进行标准化测算。

人员经费测算按医、药、护、技等进行分类核算。考虑手术操作执业授权，对医生人力成本测算类别细分为住院医师、主治医师、副主任医师和主任医师。在测算人力成本时，综合考虑技术难度和风险程度权重，建立项目技术风险指数。以2012年版《项目规范》确定的基本人力消耗和耗时标准为基础，充分征求临床专家意见后，确定不同技术风险下的技术劳务价值标准。其中技术难度要素因与医务人员操作项目的复杂程度、技术投入程度及操作者技术要求等因素直接相关，其权重应占较大比重；风险程度是指依据综合评估操作中患者发生并发症概率及产生不良后果严重程度，确定医疗服务项目技术操作相对风险程度，可分为并发症严重程度和发生概率两个方面，结合目前国内实际，这一因素权重占比相对较低[1]。

固定资产折旧分为房屋建筑物及通用资产折旧和专用设备折旧，房屋建筑物及通用资产折旧按照政府会计制度相关规定，对样本医院各类固定资产的单位价值和折旧年限进行标准化处理，确保同类资产折旧分摊标准统一；对于专用设备折旧需对不同样本医院同一专用设备资产原值和折旧年限两项进行标准化处理，确保同一规格型号专用设备资产折旧分摊标准一致。

无形资产摊销根据样本医院实际值，按照相同摊销规则和摊销年限进行标准化

---

[1]　谭华伟，张培林，姚旭，等. 公立医院医疗项目作业成本核算方法实践研究［J］. 卫生经济研究，2018（10）：41－46.

处理，不包括医院为保障正常运行所购买的各项软件系统，该类成本纳入管理费用逐级摊销。

不可收费卫生材料包括内含一次性材料和低值耗材。内含一次性材料分内含一次性耗材1和内含一次性耗材2[①]。不可收费卫生材料费标准化核算包括消耗量标准和单价标准的测算。其中，消耗量标准测算：通过专家咨询法确定每个医疗服务项目中每类内含一次性材料或低值耗材的理想消耗量（不含合理损耗），结合各样本医院年度内消耗同类一次性材料的医疗服务项目使用频次，计算每个样本医院单个一次性材料总消耗量，用该类材料年度出库量减去理想消耗量再除以年度出库量，得到每个样本医院该类材料的损耗率，通过算术平均计算样本医院的平均损耗率，作为平均合理损耗率；按照专家咨询得到的理想消耗量乘以（1 + 合理损耗率）得到该类一次性材料的标准用量。单价标准综合考虑同类一次性材料使用频次，通过对样本医院该类材料加权平均法确定标准单价。

医疗风险基金提取按照政府会计制度确定的1‰ ~ 3‰比例提取，按照每个医疗服务项目收入占比进行标准化分摊。

其他费用根据不同资源消耗类别采用不同方法对样本医院数据进行标准化处理。如水费、取暖费、电费、物业管理费等，按照一定方法区分病房和工作区耗费，计算各自产能成本率，分别计入床位成本和医疗服务项目成本。

（六）标准化成本测算平台

在明确数据采集标准、数据处理标准、标准作业字典库、标准作业资源消耗、成本要素测算等标准化规则处理基础上，开发医疗服务项目标准化成本测算平台。测算平台包括数据源层、数据接入层、数据平台层和应用层。其中，数据源层主要完成对医疗服务项目成本测算数据的自动化采集工作；数据接入层主要完成对数据传输和预处理，通过数据清洗提高数据质量；数据平台层是对数据进行整合，为上层数据应用提供支撑。数据应用层实现对医疗服务项目标准成本的产出、分析和报告产出等[②]。

"六位一体"医疗服务项目标准化测算体系的构建，进一步厘清明确了医疗服务项目标准成本的标准化测算步骤、流程和基本规范，并对各个标准化测算体系中涉及的关键环节和内容等进行了重点分析说明，有助于推动建立医疗服务项目标准

---

① 张振忠，陈增辉，李敬伟.2012年版《全国医疗服务价格项目规范》修订原则及思路［J］.中国卫生经济，2013，32（2）：5 – 7.

② 石金铭，赵杰，卢耀恩，等.基于远程医疗的精准医疗大数据服务平台构建研究［J］.中国卫生事业管理，2020，37（7）：484 – 486，548.

成本测算体系的制度化建设。

五、医疗服务项目标准成本测算模型设计与价值

(一) 医疗服务项目标准成本测算要点

一是加强真实世界数据采集与处理的管理。需要事先制定数据采集与处理的组织管理、宣传培训、工作标准、流程及数据反馈修正等规则；二是特别重视医疗服务项目各成本构成要素最小计价单元的标准化工作。各成本构成要素的最小计价单元是测算医疗服务项目成本的基本组成部分，也是反映价格作为导向和杠杆作用的关键环节，标准化过程、技术和方法要体现科学性和导向性，同时要确保不同样本医院最小成本计价单元构成要素数据标准统一、相互可比；三是医疗服务项目标准成本测算平台建设要同步跟进，河南省管医院现行常用医疗服务项目有 3824 项，数据采集、处理、成本测算等工作量非常大，人工处理难免存在偏差、遗漏，需要开发专业的信息化平台进行项目标准成本的测算、分析，同时也为建立价格和成本监测大数据库提供基础。

(二) 医疗服务项目标准成本测算体系特点

1. 统一了各类成本要素的测算口径

采用社会必要劳动时间对各类资源的产能成本率计算后，就可以同时对已开展项目和未开展项目进行同一口径的计算，提高了新老项目的成本可比性，避免了传统作业成本法中由于作业流程改变或新业务、新技术的引入所导致的重复计算问题，大大减少了工作量，降低了模型维护成本，提高了工作效率和模型的实践应用价值。

2. 方便了标准成本与实际成本的比较分析

估时作业成本法下可测算其标准成本法和实际成本法，对于建立医疗服务项目成本标准，计算分析成本差异和成本收益率，寻找科室成本控制重点及采取有效措施应对等都将发挥重要的作用。尤其是还可以为医院人力资源配置、预算管理和绩效管理等提供重要的循证数据支撑和决策参考，对提高医院整体运营管理水平具有重要的意义。

3. 提供了医疗服务价格谈判和动态调整的循证依据

利用该方法测算的标准成本可以为医院与主管部门开展医疗服务项目价格谈判提供重要的循证依据。该模型中社会必要劳动时间这一基准变量的引入为不同医疗

机构测算医疗服务项目成本提供了统一的时间标准，极大地提高了医疗机构内部及不同医疗机构同一医疗项目服务成本的可比性。

当前，国家医疗服务价格动态调整政策及国内研究者均已达成以成本为基础进行医疗服务价格项目动态调整的共识。但在理论研究和现实执行层面还缺乏区域性核算项目标准成本的探索和实践。本书以河南省管 8 家代表性的医院近两年价格与成本监测数据为基础，以估时作业成本法为基本导向进行了理论研究和实践探索，在总结实践经验基础上，建立了医疗服务项目标准成本核算体系，将标准成本的理念落实到医疗服务项目全成本构成要素的最小计价核算单元，建立了现行医疗服务项目标准成本数据库，并据此开发了标准化成本核算平台。下一步将以此为基础，重点分析价格偏离价值较大的医疗服务项目，在综合考虑经济发展水平、患者疾病经济负担、医保基金承受能力、财政补偿水平等影响因素的情况下，科学评估调价空间，实施相对精准的医疗服务项目价格调整。

4. 满足了加强医院精细化运营管理的新要求

"十四五"时期国家对促进医院高质量发展提出了明确的要求，将实现"三个转变、三个提高"作为推动公立医院高质量发展的核心任务。公立医院加强质量管理、强化成本管控已成必然趋势，以成本管控为抓手推动医院精益化运营管理的时代已经来临。但当前公立医院成本管理的方法和手段还很欠缺，特别是针对特定的核算对象还没有建立成本管控的标准。以河南省管医院探索的医疗服务项目标准成本测算体系和方法，可指导各公立医院建立现行医疗服务项目的标准成本数据库，实现标准成本与实际成本的差异分析，寻求提质增效和降本增效的有效措施和方法，对于改善作业流程、优化资源配置、改善患者体验及提升医院的核心竞争力等具有重要的现实意义。

第二节　大型医用设备检查项目标准成本核算与调价策略

大型医用设备因其具有购置维修成本高、检查治疗项目收费水平高、对提升临床疾病诊断和治疗技术作用明显等特点，致使医疗机构近年来对购置大型医用设备的热情不断高涨，在一定程度上带来了医疗资源浪费、诱导需求和患者疾病负担加重等问题。国家自 2009 年新医改以来，陆续下发了一系列价格改革的政策文件，明确要求降低大型医用设备检查和治疗项目价格。历经 10 余年的医疗服务价格改革探索，2021 年 8 月，国家医保局等 8 部委联合下发《深化医疗服务价格改革试点方案》，提出要"建立健全调价综合评估指标体系"的要求，这表明未来对大型医用设备检查项目价格由原来的一味要求降价改为经综合评估指标考核评估后再统筹进行调整。这一政策表述的重大调整，一方面说明价格改革的系统性和复杂性，另一方面说明持续要求降价不符合政府主导下的市场化价格形成规律，需要综合评估医疗服务项目的成本效益和价值形成规律后再作权衡。

近年来，国内外研究者与实践者陆续开展了一系列项目成本核算的探索和实践。如提出建立标准化价值模型[①]、建立以资源相对价值比率基础的医生劳动价值测算模型和价格动态调整模型[②]、建立权数计算模型[③]、以作业成本法核算项目成本，以及借鉴估时作业成本法开展供应链和医疗项目成本核算等研究探索[④]，但针对大型医用设备开展检查项目标准成本核算的研究还很缺乏。鉴于此，通过对河南省管 8 家有代表性的三级甲等医院（占省管医院的 25%）作为样本医院，借鉴估时作业成本法、标准成本法和专家咨询法等方法，遵循价值决定价格和价格制定主要依据成本变动为基础的原则，开展大型医用设备检查项目标准成本测算探索，以期为合理评估大型医用设备检查项目调价空间和应对策略，以及建立综合评估指标体系等提供参考借鉴。

一、资料与方法

（一）资料来源

综合考虑财务制度健全程度、规范化和信息化水平、成本管理能力、专科类别、区域分布等相关因素的基础上，结合 2019 年、2020 年医疗机构价格和成本监测数据审核评估情况，选取了省管 8 家有代表性的三级甲等医院（占省管医院的 25%）作为样本医院进行标准成本核算，大型医用设备选取 CT、MRI 和 PET 三类使用频率较高的 32 个项目进行成本核算评估，其中 CT 检查项目 10 个，MRI 检查项目 14 个，PET 检查项目 8 个。

[①]　金春林，王惟，龚莉，等．我国医疗服务项目价格调整进展及改革策略［J］．中国卫生资源，2016，19（2）：83 – 86.

[②]　邹俐爱，许崇伟，龙钊，等．医疗服务项目定价模型研究［J］．中国卫生经济，2013，32（1）：74 – 75.

[③]　鲁献忠，许梦雅，谭琳琳．2012 年版医疗服务价格项目构成因素权数计算方法研究［J］．中国卫生经济，2013，32（9）：42 – 44.

[④]　李利平，张永庆，吴振献，等．估时作业成本法在医疗服务项目成本测算中的应用［J］．卫生经济研究，2016（8）：36 – 38.

（二）研究思路

按照成本核算全流程管理的理念，以估时作业成本法为基本方法学导向，以真实世界数据采集为逻辑起点，从标准化数据采集、标准化数据处理、标准化作业字典库、标准化作业资源消耗、标准化成本要素核算等方面建立医疗服务项目标准成本核算体系。主要解决当前医疗服务项目成本核算数据采集和处理不规范、方法不统一、成本要素最小计价单元缺乏核算标准等问题。将标准成本核算结果作为综合考量和评估大型医用设备检查项目调价的重要参考依据。

（三）研究方法

1. 核算方法

本研究主要采用估时作业成本法、标准成本法核算 CT、MRI、PET 等大型医用设备项目标准成本；采用专家咨询法梳理各类作业流程和资源消耗标准。

2. 政策研究

通过分析 2009～2021 年国家出台重要价格改革政策文件中关于大型医用设备相关政策和文件，探讨新医改以来我国关于大型医用设备检查项目的政策导向演化。

3. 统计学方法

采用 Microsoft Excel 2016 建立数据库，录入数据并对数据进行数理统计分析。

4. 核算原理

在对样本医院数据标准化采集与处理基础上，根据国家卫生健康委员会、国家中医药管理局《关于印发公立医院成本核算规范的通知》要求，对医院科室成本核算采用直接成本直接归集，间接成本采用分项逐级分步结转法分摊，医疗服务项目成本核算采用估时作业成本法和标准成本法核算。分别计算样本医院各成本构成要素产能成本率，利用加权平均法得到各成本构成要素的平均产能成本率，再根据成本动因和作业动因逐步计算项目无形资产摊销、固定资产折旧和其他费用等成本，加上项目直接消耗的不可收费材料费、低值耗材等计算项目标准成本。医疗服务项目标准成本 = 平均产能成本率 × 项目标准耗时 + 不可收费材料费。

医疗服务项目成本构成要素包括人员经费核算、固定资产折旧、无形资产摊销、不可收费卫生材料费核算、提取医疗风险金和其他费用 6 类，分别采取不同的标准化成本核算方法对成本要素进行标准化核算。其中人员经费综合考虑技术难度和风险程度权重，建立项目技术风险指数后，按医、药、护、技等进行分类核算；固定资产折旧中专用设备折旧需对不同样本医院同一专用设备资产原值和折旧年限两项进行标准化处理，确保同一规格型号专用设备资产折旧分摊标准一致；无形资产摊销根据样本医院实际值，按照相同摊销规则和摊销年限进行标准化处理；不可收费卫生材料通过专家咨询法确定每个医疗服务项目中每类内含一次性材料或低值耗材的理想消耗量（不含合理损耗）后确定相应标准；医疗风险基金提取按照政府会计制度确定的1‰~3‰比例提取，按照每个医疗服务项目收入占比进行标准化分摊；其他费用根据不同资源消耗类别采用不同方法对样本医院数据进行标准化核算。

二、结果分析

（一）大型医用设备检查项目价格政策演进

通过分析新医改以来国家有关医疗服务价格改革6个重要的政策文件，梳理了历次医疗服务价格改革中关于大型医用设备检查项目价格调整的基本原则和要求，2021年之前国家明确要求要降低大型医用设备检查项目价格，各地在执行中也基本参照这一原则贯彻落实。但一味要求降的底线在哪里，启动约束条件和制约评估机制是什么，直至2021年8月，国家医保局等8部委联合下发的《深化医疗服务价格改革试点方案》才首次提及要通过建立健全调价综合评估指标体系的要求，一改之前要求降低大型医用设备检查项目价格的政策要求，将"大型设备收入占比"作为一个考量评判指标进行综合评估考量，这也为推动建立科学合理的价格形成机制指明了方向、奠定了政策基础（见表13-1）。

表13-1　　2009~2021年国家出台重要价格改革文件中关于大型医用设备调价的相关表述

政策文件	大型医用设备调价相关内容表述
2009年11月，国家发展改革委员会、卫生部、人力资源和社会保障部《关于印发改革药品和医疗服务价格形成机制的意见的通知》	适当提高临床诊疗、护理、手术及其他体现医务人员技术劳务价值的医疗服务价格，同时降低大型医用设备检查和治疗价格
2012年9月，国家发展改革委员会、卫生部、人力资源和社会保障部《关于推进县级公立医院医药价格改革工作的通知》	要切实提高体现医务人员技术劳务价值的诊疗、手术、护理及中医特色服务等医疗服务项目价格，对确实偏低的床位费可做适当调整；同时降低大型医用设备检查治疗和检验类价格
2014年3月，国家卫生计生委、财政部、中央编办、国家发展改革委员会、人力资源和社会保障部《关于印发推进县级公立医院综合改革意见的通知》	提高诊疗、手术、护理、床位和中医服务等项目价格。降低药品和高值医用耗材价格，降低大型医用设备检查、治疗价格
2016年7月，国家发展改革委、国家卫生计生委、人力资源社会保障部、财政部《关于印发推进医疗服务价格改革意见的通知》	重点提高诊疗、手术、康复、护理、中医等体现医务人员技术劳务价值的医疗服务价格，降低大型医用设备检查治疗和检验等价格

续表

政策文件	大型医用设备调价相关内容表述
2019 年 12 月，国家医保局、国家卫生健康委、财政部、市场监管总局《关于做好当前医疗服务价格动态调整工作的意见》	重点提高体现技术劳务价值的医疗服务价格，降低设备物耗占比高的检查检验和大型设备治疗价格
2021 年 8 月，国家医保局、国家卫生健康委、国家发展改革委、财政部、人力资源社会保障部、市场监管总局、国家中医药局、国家药监局《关于印发〈深化医疗服务价格改革试点方案〉的通知》	建立健全调价综合评估指标体系，将医药卫生费用增长、医疗服务收入结构、要素成本变化、药品和医用耗材费用占比、大型设备收入占比、医务人员平均薪酬水平、医保基金收支结余、患者自付水平、居民消费价格指数等指标列入评估范围，明确动态调整的触发标准和限制标准。定期开展调价评估，符合标准时集中启动和受理公立医疗机构提出的价格建议

（二）大型医用设备检查项目标准成本核算结果

河南省管医院现行常用医疗服务项目 3824 项，分专业纳入医疗服务项目标准成本测算 3016 项，实际完成测算 2894 项，总体测算完成率 96%。研究团体重点对外科手术、诊查、护理及综合、大型医用设备检查治疗类和监测类项目等 5 大类按照学科、专业特点进行归并测算。本研究重点选取河南省管 8 家有代表性的三级甲等医院使用频率较高的 32 个大型医用设备检查项目进行标准成本核算和调价评估，其中 CT 类中 64 层以下 5 个项目平均成本补偿率最低，为 65.50%，高于平均成本补偿率 34.30%，PET 类中 8 个项目平均成本补偿率最高，为 302.88%。从已测算 8 家医院 2153 个项目平均成本补偿率来看，大型医用设备仍有降价空间，但从成本效益原则来看，除 PET 和 3.0T 以下项目外，其余项目价格均不能弥补项目成本（见表 13 - 2 和表 13 - 3）。

表 13 - 2　　河南省管 8 家医院大型医用设备检查项目标准成本构成

编码	项目类别	人力成本及构成（%）		房屋及建筑物折旧及构成（%）		专用设备折旧及构成（%）		无形资产及其他费用及构成（%）		标准成本合计
		标准成本	构成	标准成本	构成	标准成本	构成	标准成本	构成	
2102	64 层以下	350	64.22	13	2.39	118	21.65	64	11.74	545
2102	64 层及以上	350	63.06	13	2.34	128	23.06	64	11.53	555
2103	3.0T 以下	130	31.18	5	1.20	248	59.47	34	8.15	417
2103	3.0T 及以上	130	17.50	5	0.67	572	76.99	36	4.85	743
2304	PET	359	27.18	13	0.98	899	68.05	50	3.79	1321

表 13 - 3　　　　河南省管 8 家医院大型医用设备检查项目标准成本核算结果

编码	大型设备	项目类别	标准成本测算个数	省管三甲医院平均价格（元）	省管三甲医院平均标准成本（元）	省管三甲医院平均成本补偿率（%）	备注
2102	CT	64 层以下	5	337	545	65.50	专用设备成本取最低值
2102	CT	64 层及以上	5	528	555	95.14	
2103	MRI	3.0T 以下	8	557	410	135.85	
2103	MRI	3.0T 及以上	6	653	743	87.89	
2304	PET	PET	8	4001	1321	302.88	

（三）大型医用设备检查项目标准成本构成

结合大型医用设备检查项目标准成本核算特点，将其成本构成要素主要归结为人力成本、房屋及建筑物折旧、专用设备折旧和无形资产及其他费用等四大部分进行测算分析。其中人力成本和专用设备折旧两项合计占比均在 85% 以上（专用设备由于国产、进口设备采购价格差异较大，统一选取 8 家医院中设备采购价格最低的进行标准成本核算）。大型高端医用设备因其购置价格高而导致专用设备折旧在项目标准成本构成中的占比较大，如 MRI 和 PET 设备，因此，在满足基本诊疗需求的情况下，不建议医疗机构盲目追求购置高端进口设备，而要结合自身功能定位在满足基本诊疗需求的情况下选择合适的大型医用设备。

（四）大型医用设备检查项目收入及医保报销情况

2021 年 8 月新的价格改革文件中要求要建立健全调价综合评估指标体系，在对大型医用设备检查项目标准成本核算的基础上，还要综合考虑医疗机构和医务人员的接受度、医保基金的承受水平和患者的负担水平等综合因素后研判是否需要降低大型医用设备项目价格及降价空间有多大等问题。由于 PET 类项目为全自费项目，对医保基金没有影响，未在表 13 - 4 中罗列。就 CT 和 MRI 两大类项目来看，

表 13 - 4　　　　河南省管 8 家医院大型医用设备收入及医保报销比例　　　　单位：%

编码	项目类别	收入占比	医保基金占比	医保实际补偿比	患者自付比
2102	64 层以下	3.18	3.05	54.04	45.96
2102	64 层及以上	6.24	5.31	48.03	51.97
2103	3.0T 以下	0.79	0.75	54.04	45.96
2103	3.0T 及以上	3.71	3.55	54.04	45.96

由于其收入占比、医保基金占比、医保实际补偿比和患者自付比存在差异，在制定价格调整方案时应统筹进行考虑，合理控制调价空间，确保价格调整后主要利益相关方应能达到相对平衡的关系，如医疗、医保和患者各自利益要得到保障。

三、讨论

（一）医疗服务项目标准成本核算规范和应用指南有待建立

从医疗服务项目标准成本核算的实践来看，以下工作需要加强。夯实医疗服务项目标准成本核算工作基础。一要加强真实世界数据采集与处理的管理。需要事先制定数据采集与处理的组织管理、宣传培训、工作标准、流程及数据反馈修正等规则；二要重视医疗服务项目各成本构成要素最小计价单元的标准化工作。各成本构成要素的最小计价单元是核算医疗服务项目成本的基本组成部分，也是反映价格作为导向和杠杆作用的关键环节，标准化过程、技术和方法要体现科学性和导向性，同时要确保不同样本医院最小成本计价单元构成要素数据标准统一、相互可比；三要同步建立医疗服务项目标准成本核算平台建设。河南省管医院现行医疗服务项目有5690项，数据采集、处理、成本核算等工作量非常大，人工处理难免存在偏差、遗漏，需要开发专业的信息化平台进行项目标准成本的核算、分析，同时也为建立价格和成本监测大数据库提供基础。

构建区域性医疗服务项目标准成本核算规范。当前，国家医疗服务价格动态调整政策及国内研究者均已达成以成本为基础进行医疗服务价格项目动态调整的共识。但在理论研究和现实执行层面还缺乏区域性核算项目标准成本的探索和实践。研究小组以河南省管8家代表性的医院近两年价格与成本监测数据为基础，以估时作业成本法为基本导向进行了理论研究和实践探索，在总结实践经验基础上，建立了医疗服务项目标准成本核算体系，将标准成本的理念落实到医疗服务项目全成本构成要素的最小计价核算单元，建立了现行医疗服务项目标准成本数据库，并据此开发了标准化成本核算平台，为科学评估和精准调整医疗服务价格奠定了数据基础。大型医用设备平均成本补偿率高于其他项目成本补偿率，在选择调整大型医用设备检查项目价格时，优先调整成本补偿率高的检查项目，以逐步理顺比价关系。

（二）以项目标准成本为基础的医疗服务价格动态调整策略有待优化

建议逐步建立以成本数据为基础，综合考虑医保、医疗和患者等主要利益相关方，以价格弥补成本相对比率为基础的医疗服务价格结构性调整推进策略，优先考虑价格弥补成本相对比率高与相对比率低的项目类别进行调整,在综合考虑医疗收入、医保基金补偿水平和患者自付水平关系的基础上进行分类、分步匹配调整。在当前医疗服务项目普遍不能弥补成本的前提下,建议对拟调整的项目类别按照项目成本补偿比率实施精准调整。不搞一刀切,按照拟调整项目类别的控制比例和测算总量,对项目类别内拟调整的医疗服务项目按照价格弥补成本相对比率实施有升有降的结构精准调整,如可优先降低3.0T、PET项目价格,逐步理顺医疗服务项目比价关系。要通盘考虑各学科/专业医疗服务项目价格弥补成本的比例关系,优先调高价格偏离成本大的学科/专业,在学科/专业内再考量每个项目弥补成本的比例关系后进行精准调价。如大型医用设备检查项目,总体上价格弥补成本水平相对较好,可适当对大型高端设备检查治疗项目进行适当调低,鼓励通过购买使用国产设备、实行集中招标采购、争取财政资金支持等措施,以降低专用设备折旧在项目成本构成中的比例。

(三) 调整物化劳动资料占比较高的医疗服务项目时须综合评估后科学研判

建议优先调整技术劳务价值占比高的医疗服务项目,并合理设定物化劳动资料占比高的医疗服务项目调整下限,如大型医用设备检查项目要在标准成本核算的基础上,在综合考量医疗服务收入结构、要素成本变化、药品和医用耗材费用占比、大型设备收入占比、医务人员平均薪酬水平、医保基金收支结余和患者自付水平等指标的基础上,体现政策的引导性,不能盲目要求降低大型医用设备检查项目价格,合理设定物化劳动资料占比较高的医疗服务项目降价空间,并设定调整下限,为鼓励科技创新和优化供应链产业健康发展预留发展空间。

附录　公立医院成本与医疗服务价格制度摘编

一、公立医院成本核算制度摘编

（一）《关于印发公立医院成本核算规范的通知》

第一章　总　则

第一条　为健全现代医院管理制度，优化资源配置，规范公立医院成本核算工作，发挥成本核算在医疗服务定价、公立医院成本控制和绩效评价中的作用，提升单位内部管理水平和运营效率，推进公立医院高质量发展，根据财政部公布的政府会计准则制度、《事业单位成本核算基本指引》、《关于医院执行政府会计制度——行政事业单位会计科目和报表的补充规定》、《医院财务制度》等规章制度，制定本规范。

第二条　本规范适用于全国各级卫生健康行政部门、中医药主管部门举办的各级各类公立医院（以下简称医院）。其他部门举办的医院参照执行。

第三条　医院成本是指医院特定的成本核算对象所发生的资源耗费，包括人力资源耗费，房屋及建筑物、设备、材料、产品等有形资产耗费，知识产权等无形资产耗费，以及其他耗费。

第四条　医院成本核算是指医院对其业务活动中实际发生的各种耗费，按照确定的成本核算对象和成本项目进行归集、分配，计算确定各成本核算对象的总成本、单位成本等，并向有关使用者提供成本信息的活动。

第五条　医院进行成本核算应当遵循以下原则：

1. 相关性原则。医院选择成本核算对象、归集分配成本、提供成本信息等应当与满足成本信息需求相关，有助于使用者依据成本信息作出评价或决策。

2. 真实性原则。医院应当以实际发生经济业务或事项为依据进行成本核算，确保成本信息真实可靠、内容完整。

3. 适应性原则。医院进行成本核算应当与卫生健康行业特点、特定的成本信息需求相适应。

4. 及时性原则。医院应当及时收集、处理、传递和报告成本信息，便于信息使用者及时作出评价或决策。

5. 可比性原则。相同行政区域内不同医院，或者同一医院不同时期，对相同或相似的成本核算对象进行成本核算所采用的方法和依据等应当保持连续性和一致性，确保成本信息相互可比。

6. 重要性原则。医院选择成本核算对象、开展成本核算应当区分重要程度，对于重要的成本核算对象和成本项目应当力求成本信息精确，对于非重要的成本核算对象和成本项目可以适当简化核算。

第六条　医院进行成本核算应当满足内部管理和外部管理的需求，包括但不限于以下方面：

1. 成本控制。医院应当完整、准确核算特定成本核算对象的成本，揭示成本的发生和形成过程，以便对影响成本的各种因素、条件施加影响或管控，将实际成本控制在预期目标内。

2. 医疗服务定价。医院应当在统一核算原则和方法的基础上准确核算医疗服务成本，为政府有关部门制订医疗服务相关价格或收费标准提供依据和参考。

3. 绩效评价。医院应当设置与成本相关的绩效指标，衡量医院整体和内部各部门的运行效率、核心业务实施效果、政策项目资金实施效益。

第七条　医院可根据相关部门对成本信息的需求以及成本管理的要求确定成本核算周期，并根据工作需要定期编制成本报告，全面反映医院成本核算情况。原则上，成本核算周期应当与会计核算周期保持一致。

第八条　医院应当以权责发生制为基础，以财务会计数据为准进行成本核算，财务会计有关明细科目设置和辅助核算应当满足成本核算需要。

第九条　医院应当确保成本数据原始记录真实完整，加强收集、记录、传递、整理和汇总等工作，为成本核算提供必要的数据基础。

第二章　组织机构与职责

第十条　为保证医院成本核算工作正常有序开展，医院应当成立成本核算工作领导小组，明确承担成本核算工作的职能部门。

第十一条　成本核算工作领导小组应当由医院主要负责人担任组长，总会计师或分管财务的副院长担任副组长，成员包括财务、医保、物价、运营管理、医务、药剂、护理、信息、人事、后勤、设备、资产、病案统计等相关职能部门负责人以及部分临床科室负责人。成本核算工作领导小组主要负责审议医院成本核算工作方案及相关制度，明确各部门职责，协调解决成本核算相关问题，组织开展成本核算，加强成本管控，制订相匹配的绩效考核方案，提升运营效率。

第十二条　承担成本核算的职能部门（以下简称"成本核算部门"）是开展成本核算工作的日常机构。医院根据规模和业务量大小设置成本核算岗位。成本核算部门主要职责是：制订医院成本核算工作方案及相关工作制度等；确定成本核算对象和方法，开展成本核算；按照相关政府主管部门的规定定期编制、报送成本报表；开展成本分析，提出成本控制建议，为医院决策与运营管理提供支持和参考。

第十三条　医院各部门均应当设立兼职成本核算员，按照成本核算要求，及时、完整报送本部门成本核算相关数据，并确保数据的真实性和准确性，做好本部门成本管理和控制。

第十四条　医院各部门在成本核算过程中应当提供的数据信息资料主要包括：

1. 财务部门：各部门应发工资总额，邮电费、差旅费等在财务部门直接报销并应当计入各部门的费用；门诊和住院医疗收入明细数据。

2. 人事薪酬部门：各部门人员信息、待遇标准（包括职工薪酬、社会保障等）、考勤和人员变动情况。

3. 医保部门：与医保相关的工作量和费用。

4. 后勤部门：各部门水、电、气等能源耗用量及费用；相关部门物业、保安、保洁、配送、维修、食堂、洗衣、污水处理等工作量和服务费用。

5. 资产管理部门：各部门固定资产和无形资产数量、使用分布与变动情况，设备折旧和维修保养、内部服务工作量和费用。

6. 物资管理部门：各部门卫生材料、低值易耗品等用量、存量和费用。

7. 药剂部门：各部门药品用量、存量和费用。

8. 供应室、血库、氧气站等部门：各部门实际领用或发生费用及内部服务工作量。

9. 病案统计部门：门诊、住院工作量，病案首页及成本核算相关数据。

10. 信息部门：负责医院成本核算系统的开发与完善，并确保其与相关信息系统之间信息的统一与衔接，协助提供其他成本相关数据。

11. 其他部门：其他与成本核算有关的数据。

医院应当根据自身实际情况确定提供成本核算数据的部门。

第三章　成本项目、范围和分类

第十五条　按照成本核算的不同对象，可分为科室成本、诊次成本、床日成本、医疗服务项目成本、病种成本、按疾病诊断相关分组（Diagnosis Related Groups，DRG）成本。

第十六条　医院应当根据国家规定的成本核算口径设置成本项目，并对每个成本核算对象按照成本项目进行数据归集。成本项目是指将归集到成本核算对象的按照一定标准划分的反映成本构成的具体项目。医院成本项目包括人员经费、卫生材料费、药品费、固定资产折旧费、无形资产摊销费、提取医疗风险基金、其他运行费用等 7 大类。

第十七条　成本项目核算数据应当与政府会计准则制度中"业务活动费用""单位管理费用"等科目的有关明细科目数据保持衔接，并确保与财务报表数据的同源性和一致性。

第十八条　不属于成本核算对象的耗费，不计入成本核算对象的成本。主要包括：

1. 不属于医院成本核算范围的其他核算主体及经济活动发生的费用；

2. 在各类基金中列支的费用；

3. 国家规定不得列入成本的费用。

第十九条　按照医院管理的不同需求，对成本进行分类：

1. 按照计入成本核算对象的方式分为直接成本和间接成本。

（1）直接成本：是指确定由某一成本核算对象负担的费用，包括直接计入和计算计入的成本。

（2）间接成本：是指不能直接计入成本核算对象的费用，应当由医院根据医疗服务业务特点，选择合理的分配标准或方法分配计入各个成本核算对象。

间接成本分配标准或方法一般遵循因果关系和受益原则，将资源耗费根据动因（工作量占比、耗用资源占比、收入占比等）分项目追溯或分配至相关的成本核算对象。

同一成本核算对象的间接成本分配标准或方法一旦确定，在各核算期间应当保持一致，不得随意变动。

2. 按照成本属性分为固定成本和变动成本。

（1）固定成本：是指在一定期间和一定业务范围内，成本总额相对固定，不受业务量变化影响的成本。

（2）变动成本：是指成本总额随着业务量的变动而成相应比例变化的成本。

3. 按照资本流动性分为资本性成本和非资本性成本。

（1）资本性成本：是指医院长期使用的，其经济寿命将经历多个会计年度的固定资产和无形资产的成本，包括固定资产折旧和无形资产摊销费用。

（2）非资本性成本：是指某一会计年度内医院运营中发生的人员经费、卫生材料费、药品费、提取医疗风险基金和其他运行费用。

第二十条　按照成本核算的不同目的，医院的成本可分为医疗业务成本、医疗成本、医疗全成本和医院全成本。

1. 医疗业务成本是指医院业务科室开展医疗服务业务活动发生的各种耗费，不包括医院行政后勤类科室的耗费及财政项目拨款经费、非同级财政拨款项目经费和科教经费形成的各项费用。

医疗业务成本＝临床服务类科室直接成本＋医疗技术类科室直接成本＋

医疗辅助类科室直接成本

2. 医疗成本是指为开展医疗服务业务活动，医院各业务科室、行政后勤类科室发生的各种耗费，不包括财政项目拨款经费、非同级财政拨款项目经费和科教经费形成的各项费用。

医疗成本＝医疗业务成本＋行政后勤类科室成本

3. 医疗全成本是指为开展医疗服务业务活动，医院各部门发生的各种耗费，以及财政项目拨款经费、非同级财政拨款项目经费形成的各项费用。

4. 医院全成本是指医疗全成本的各种耗费，以及科教经费形成的各项费用、资产处置费用、上缴上级费用、对附属单位补助费用、其他费用等各项费用。

第二十一条　医院成本核算单元应当按照科室单元和服务单元进行设置。成本核算单元是成本核算的基础，根据不同的核算目的和服务性质进行归集和分类。

科室单元是指根据医院管理和学科建设的需要而设置的成本核算单元。例如消化病房、呼吸门诊、手术室、检验科、供应室、医务处等。主要用于科室成本核算、医疗服务项目成本核算、诊次成本核算、床日成本核算等。

服务单元是指以医院为患者提供的医疗服务内容类别为基础而设置的成本核算单元，例如重症监护、手术、药品、耗材等服务单元。服务单元根据功能可细化为病房服务单元、病理服务单元、检验服务单元、影像服务单元、诊断服务单元、治疗服务单元、麻醉服务单元、手术服务单元、药品供应服务单元、耗材供应服务单元等。主要用于病种成本核算、DRG 成本核算等。

第四章　科室成本核算

第二十二条　科室成本核算是指以科室为核算对象，按照一定流程和方法归集相关费用、计算科室成本的过程。科室成本核算的对象是按照医院管理需要设置的各类科室单元。

第二十三条　医院应当按照服务性质将科室划分为临床服务类、医疗技术类、医疗辅助类、行政后勤类。

1. 临床服务类科室是指直接为患者提供医疗服务，并能体现最终医疗结果、完整反映医疗成本的科室。

2. 医疗技术类科室是指为临床服务类科室及患者提供医疗技术服务的科室。

3. 医疗辅助类科室是指服务于临床服务类和医疗技术类科室，为其提供动力、生产、加工、消毒等辅助服务的科室。

4. 行政后勤类科室是指除临床服务类、医疗技术类和医疗辅助类科室之外，从事行政管理和后勤保障工作科室。

第二十四条　医院原则上应当按照《科室单元分类名称及编码》（附件1）设置科室单元。

1. 临床服务类科室设置的专业实验室或检查室，其发生的人员经费、房屋水电费等耗费若由所属临床科室承担，则该实验室或检查室的收入和成本计入所属临床科室。

2. 各临床服务类、医疗技术类、医疗辅助类科室下设的办公室，其成本计入所属科室。

第二十五条　医院开展科室核算时，应当将提供医疗服务所发生的全部费用，按照成本项目归集到科室单元。通过"业务活动费用""单位管理费用"等会计科目，按照成本项目归集实际发生的各种费用，据此计算确定各科室的成本，包括直接成本和间接成本。

第二十六条　科室直接成本分为直接计入成本与计算计入成本。

1. 直接计入成本是指在会计核算中能够直接计入科室单元的费用。包括人员经费、卫生材料费、药品费、固定资产折旧费、无形资产摊销费，以及其他运行费用中可以直接计入的费用。

2. 计算计入成本是指由于受计量条件所限无法直接计入科室单元的费用。医院应当根据重要性和可操作性等原则，将需要计算计入的科室直接成本按照确定的标准进行分配，计算计入到相关科室单元。对于耗费较多的科室，医院可先行计算其成本，其余的耗费再采用人员、面积比例等作为分配参数，计算计入其他科室。

第二十七条　科室间接成本应当本着相关性、成本效益关系及重要性等原则，采用阶梯分摊法，按照分项逐级分步结转的方式进行三级分摊，最终将所有科室间接成本分摊到临床服务类科室。

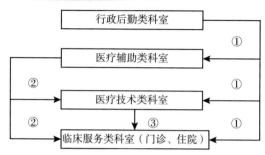

注：①一级分摊；②二级分摊；③三级分摊

具体步骤为：

1. 一级分摊：行政后勤类科室费用分摊。

将行政后勤类科室费用采用人员比例、工作量比重等分摊参数向临床服务类、医疗技术类和医疗辅助类科室分摊，并实行分项结转。

2. 二级分摊：医疗辅助类科室费用分摊。

将医疗辅助类科室费用采用收入比重、工作量比重、占用面积比重等分摊参数向临床服务类和医疗技术类科室分摊，并实行分项结转。

3. 三级分摊：医疗技术类科室费用分摊。

将医疗技术类科室费用采用收入比重等分摊参数向临床服务类科室分摊，分摊后形成门诊、住院临床服务类科室的成本。

第五章　诊次成本核算

第二十八条　诊次成本核算是指以诊次为核算对象，将科室成本进一步分摊到门急诊人次中，计算出诊次成本的过程。采用三级分摊后的临床门急诊科室总成本，计算出诊次成本。

$$全院平均诊次成本 = \frac{\sum 全院各门急诊科室成本}{全院总门急诊人次}$$

$$某临床科室诊次成本 = \frac{某临床科室门急诊成本}{该临床科室门急诊人次}$$

第六章　床日成本核算

第二十九条　床日成本核算是指以床日为核算对象，将科室成本进一步分摊到住院床日中，计算出床日成本的过程。采用三级分摊后的临床住院科室总成本，计算出床日成本。

$$全院平均实际占用床日成本 = \frac{\sum 全院各住院科室成本}{全院实际占用总床日数}$$

$$某临床科室实际占用床日成本 = \frac{某临床住院科室成本}{该临床住院科室实际占用床日数}$$

第七章　医疗服务项目成本核算

第三十条　医疗服务项目成本核算是指以各科室开展的医疗服务项目为对象，

归集和分配各项费用，计算出各项目单位成本的过程。医疗服务项目成本核算对象是指各地医疗服务价格主管部门和卫生健康行政部门、中医药主管部门印发的医疗服务收费项目，不包括药品和可以单独收费的卫生材料。医疗服务项目应当执行国家规范的医疗服务项目名称和编码。

第三十一条　医疗服务项目成本核算分两步开展：首先确定医疗服务项目总成本，其次计算单个医疗服务项目成本。应当以临床服务类和医疗技术类科室二级分摊后成本剔除药品成本、单独收费的卫生材料成本作为医疗服务项目总成本，采用作业成本法、成本当量法、成本比例系数法等方法计算单个医疗服务项目成本。

医院可结合实际探索适当的计算方法。

第三十二条　作业成本法是指通过对某医疗服务项目所有作业活动的追踪和记录，计量作业业绩和资源利用情况的一种成本计算方法。该方法以作业为中心，以成本动因为分配要素，体现"服务消耗作业，作业消耗资源"的原则。提供某医疗服务项目过程中的各道工序或环节均可视为一项作业。成本动因分为资源动因和作业动因，主要包括人员数量、房屋面积、工作量、工时、医疗服务项目技术难度等参数。

作业成本法按照以下步骤开展核算：

1. 划分作业。在梳理医院临床服务类科室和医疗技术类科室医疗业务流程基础上，将医疗服务过程划分为若干作业。各作业应当相对独立、不得重复，形成医院统一、规范的作业库。

2. 直接成本归集。将能够直接计入或者计算计入某医疗服务项目的成本直接归集到医疗服务项目。

3. 间接成本分摊。将无法直接计入或者计算计入某医疗服务项目的成本，首先按照资源动因将其分配至受益的作业，再按照医疗服务项目消耗作业的原则，采用作业动因将作业成本分配至受益的医疗服务项目。

第三十三条　成本当量法是指在确定的核算期内，以科室单元为核算基础，遴选典型的医疗服务项目作为代表项目，其成本当量数为"1"，作为标准当量，其他项目与代表项目进行比较，进而得到其他项目各自的成本当量值，再计算出各项目成本的方法。

成本当量法按照以下步骤开展核算：

1. 选取代表项目。确定各科室单元典型项目作为代表项目，将其成本当量数设为"1"。

2. 计算科室单元的总当量值。

（1）以代表项目单次操作的资源耗费为标准，将该科室单元当期完成的所有医疗服务项目单次操作的资源耗费分别与代表项目相比，得出每个项目的成本当量值。

（2）每个项目的成本当量值乘以其操作数量，得出该项目的总成本当量值。

（3）各项目总成本当量值累加得到该科室单元的成本当量总值。

3. 计算当量系数的单位成本。

$$\text{当量系数的单位成本} = \frac{\text{该科室单元当期总成本} - \text{药品成本} - \text{单独收费的卫生材料成本}}{\text{该科室单元的成本当量总值}}$$

4. 计算项目单位成本。

$$\text{项目单位成本} = \text{当量系数的单位成本} \times \text{该项目的成本当量值}$$

第三十四条　成本比例系数法是指将归集到各科室单元的成本，通过设定某一种分配参数，将科室单元的成本最终分配到医疗服务项目的计算方法。核算方法主要有收入分配系数法、操作时间分配系数法、工作量分配系数法。

1. 收入分配系数法。将各医疗服务项目收入占科室单元总收入（不含药品收入和单独收费卫生材料收入）的比例作为分配成本的比例。

2. 操作时间分配系数法。将各医疗服务项目操作时间占科室单元总操作时间的比例作为分配成本的比例。

3. 工作量分配系数法。将各医疗服务项目工作量占科室单元总工作量的比例作为分配成本的比例。

第三十五条　不同科室单元开展的同一个医疗服务项目成本的确定方法：将各科室单元该医疗服务项目的核算成本通过加权平均法形成该医疗服务项目院内的平均成本。

1. 计算各个科室单元该医疗服务项目总成本。用该科室单元医疗服务项目的核算成本乘以其操作数量，得出该科室单元医疗服务项目总成本。

2. 计算医院内该医疗服务项目的成本。将各个科室单元该医疗服务项目总成本除以当期内该医疗服务项目操作总数，得到项目成本。

第八章　病种成本核算

第三十六条　病种成本核算是指以病种为核算对象，按照一定流程和方法归集相关费用，计算病种成本的过程。医院开展的病种可参照临床路径和国家推荐病种的有关规定执行。

第三十七条　病种成本核算方法主要有自上而下法（Top – Down Costing）、自下而上法（Bottom – Up Costing）和成本收入比法（Cost – to – Charge Ratio，CCR）。

1. 自上而下法。自上而下法以成本核算单元成本为基础计算病种成本。按照以下步骤开展核算：

（1）统计每名患者的药品和单独收费的卫生材料费用，形成每名患者的药耗成本。

（2）将成本核算单元的成本剔除所有计入患者的药品和单独收费的卫生材料费用后，采用住院天数、诊疗时间等作为分配参数分摊到每名患者。

（3）将步骤（1）和步骤（2）成本累加形成每名患者的病种成本。

（4）将同病种患者归为一组，然后将组内每名患者的成本累加形成病种总成本，采用平均数等方法计算病种单位成本。

$$病种总成本 = \sum 该病种每名患者成本$$

$$某病种单位成本 = \frac{该病种总成本}{该病种出院患者总数}$$

2. 自下而上法。自下而上法以医疗服务项目成本为基础计算病种成本。按照以下步骤开展核算：

（1）将医疗服务项目成本、药品成本、单独收费的卫生材料成本对应到每名患者后，形成每名患者的病种成本。

$$某患者病种成本 = \sum \left(\begin{matrix} 该患者核算期间内 \\ 某医疗服务项目工作量 \end{matrix} \times \begin{matrix} 该医疗服务 \\ 项目单位成本 \end{matrix} \right) +$$

$$\sum 药品成本 + \sum 单独收费的卫生材料成本$$

（2）将同病种患者归为一组，然后将组内每名患者的成本累加形成病种总成本，采用平均数等方法计算病种单位成本。

$$病种总成本 = \sum 该病种每名患者成本$$

$$某病种单位成本 = \frac{该病种总成本}{该病种出院患者总数}$$

3. 成本收入比法。成本收入比法以服务单元的收入和成本为基础计算病种成本，通过计算医院为患者提供的各服务单元的成本收入比值，利用该比值将患者层面的收入转换为成本。按照以下步骤开展核算：

（1）计算各服务单元的成本收入比值。

$$某服务单元成本收入比 = \frac{该服务单元成本}{该服务单元收入}$$

（2）计算患者病种成本。

$$某患者病种成本 = \sum 该患者某服务单元收入 \times 该服务单元成本收入比$$

（3）将同病种患者归为一组，然后将组内每名患者的成本累加形成病种总成本，采用平均数等方法计算病种单位成本。

$$病种总成本 = \sum 该病种每名患者成本$$

$$某病种单位成本 = \frac{该病种总成本}{该病种出院患者总数}$$

第九章　DRG 成本核算

第三十八条　DRG 成本核算是指以 DRG 组为核算对象，按照一定流程和方法归集相关费用计算 DRG 组成本的过程。

第三十九条　DRG 成本核算方法主要有自上而下法、自下而上法和成本收入比法。

1. 自上而下法。自上而下法以成本核算单元成本为基础计算 DRG 组成本。按照以下步骤开展核算：

（1）统计每名患者的药品和单独收费的卫生材料费用，形成每名患者的药耗成本。

（2）将成本核算单元的成本剔除所有计入患者的药品和单独收费的卫生材料费用后，采用住院天数、诊疗时间等作为分配参数分摊到每名患者。

（3）将步骤（1）和步骤（2）成本累加形成每名患者的成本。

（4）将每名患者归入到相应的 DRG 组，然后将组内每名患者的成本累加形成该 DRG 组总成本，采用平均数等方法计算该 DRG 组单位成本。

$$DRG 组总成本 = \sum 该 DRG 组每名患者成本$$

$$某 DRG 组单位成本 = \frac{该 DRG 组总成本}{该 DRG 组出院患者总数}$$

2. 自下而上法。自下而上法以医疗服务项目成本基础计算 DRG 组成本。按照以下步骤开展核算：

（1）将医疗服务项目成本、药品成本、单独收费的卫生材料成本对应到每名患者后，形成每名患者的成本。

$$某患者成本 = \sum \left(\begin{matrix} 患者核算期间内 \\ 某医疗服务项目工作量 \end{matrix} \times \begin{matrix} 该医疗服务 \\ 项目单位成本 \end{matrix} \right)$$
$$+ \sum 药品成本 + \sum 单独收费的卫生材料成本$$

（2）将每名患者归入到相应的 DRG 组，然后将组内每名患者的成本累加形成该 DRG 组总成本，采用平均数等方法计算该 DRG 组单位成本。

$$DRG 组总成本 = \sum 该 DRG 组每名患者成本$$

$$某 DRG 组单位成本 = \frac{该 DRG 组总成本}{该 DRG 组出院患者总数}$$

3. 成本收入比法。成本收入比法以服务单元的收入和成本为基础计算 DRG 组成本，通过计算医院为患者提供的各服务单元的成本收入比值，利用该比值将患者层面的收入转换为成本。按照以下步骤开展核算：

（1）计算各服务单元的成本收入比值。

$$某服务单元成本收入比 = \frac{该服务单元成本}{该服务单元收入}$$

（2）计算患者成本。

$$某患者成本 = \sum 该患者某服务单元收入 \times 该服务单元成本收入比$$

（3）将每名患者归入到相应的 DRG 组，然后将组内每名患者的成本累加形成该 DRG 组总成本，采用平均数等方法计算该 DRG 组单位成本。

$$DRG 组总成本 = \sum 该 DRG 组每名患者成本$$

$$某 DRG 组单位成本 = \frac{该 DRG 组总成本}{该 DRG 组出院患者总数}$$

第十章　成　本　报　表

第四十条　为保证成本信息质量，开展成本核算的医院应当按照要求定期形成成本报表和成本核算报告，并对成本核算结果和成本控制情况作出详细说明。医院应当按照月度或年度编制报表，也可以按照季度编制。成本报表数据应当真实、准确。医院应当至少每年产出年度成本核算报告。

第四十一条　成本报表按照不同的管理需要进行分类。

1. 按照使用者不同可分为对内报表和对外报表。对内报表指医院为满足内部管理需要而编制的成本报表；对外报表指医院按照相关政府主管部门要求报送的成本报表。

2. 按照核算对象不同分为科室成本报表、诊次成本报表、床日成本报表、医疗服务项目成本报表、病种成本报表、DRG 成本报表。科室成本报表主要包括直接成本表、全成本表、成本分摊汇总表等；诊次成本报表主要包括院级诊次成本构成表、科室诊次成本表等；床日成本报表主要包括院级床日成本构成表、科室床日成本表等；医疗服务项目成本报表主要包括项目成本汇总表、项目成本明细表等；病种成本报表主要包括病种成本明细表、病种成本构成明细表等；DRG 成本报表主要包括 DRG 成本明细表、DRG 成本构成明细表等。

第十一章　成　本　分　析

第四十二条　医院要结合经济运行等相关信息，开展成本核算结果分析，重点分析成本构成、成本变动的影响因素，制订成本控制措施，提出改进建议。

第四十三条 医院开展成本分析主要方法包括：

1. 按照分析目的和要求不同，可分为全面分析、局部分析、专题分析等。

2. 按照指标比较方法不同，可分为比较分析法、结构分析法、趋势分析法、因素分析法等。

3. 本量利分析：医院通过对保本点的研究分析，确定医疗服务正常开展所达到的保本点业务量和保本收入总额，反映出业务量与成本之间的变动关系。

第四十四条 各级卫生健康行政部门、中医药主管部门应当加强地区间、医院间成本数据的分析比较，服务于政策的制订和完善，优化卫生资源配置，提高资源利用效率。医院应当加强成本数据和分析结果的应用，促进业务管理与经济管理相融合，提升运营管理水平，推进医院高质量发展。

第十二章 附 则

第四十五条 本规范由国家卫生健康委、国家中医药管理局负责解释。

第四十六条 本规范自印发之日起施行。《县级公立医院成本核算操作办法》（国卫办财务发〔2015〕39号）同时废止。

（二）《事业单位成本核算基本指引》

第一章 总 则

第一条 为促进事业单位加强成本核算工作，提升单位内部管理水平和运行效率，夯实绩效管理基础，根据《中华人民共和国会计法》以及政府会计准则制度等，制定本指引。

第二条 本指引适用于执行政府会计准则制度且开展成本核算工作的事业单位（以下简称单位）。

第三条 本指引所称成本，是指单位特定的成本核算对象所发生的资源耗费，包括人力资源耗费，房屋及建筑物、设备、材料、产品等有形资产的耗费，知识产权等无形资产的耗费，以及其他耗费。

第四条 本指引所称成本核算，是指单位对实现其职能目标过程中实际发生的各种耗费按照确定的成本核算对象和成本项目进行归集、分配，计算确定各成本核算对象的总成本、单位成本等，并向有关使用者提供成本信息的活动。

第五条 单位进行成本核算应当满足内部管理和外部管理的特定成本信息需求。单位的成本信息需求包括但不限于以下方面：

1. 成本控制。为满足该需求，单位应当完整、准确核算特定成本核算对象的成本，揭示成本发生和形成过程，以便对影响成本的各种因素、条件施加影响或管控，将实际成本控制在预期目标内。

2. 公共服务或产品定价。为满足该需求，单位应当准确核算公共服务或产品的成本，以便为政府定价机构、有关单位制定相关价格或收费标准提供依据和参考。

3. 绩效评价。为满足该需求，单位应当设置与成本相关的绩效指标并加以准确核算，以便衡量单位整体和内部组织部门运行效率、核心业务实施效果、政策和项目资金使用效果。

第六条　单位应当以权责发生制财务会计数据为基础进行成本核算，财务会计有关明细科目设置和辅助核算应当满足成本核算的需要。

第七条　单位应当建立健全成本费用相关原始记录，充分利用现代信息技术，加强和完善成本数据的收集、记录、传递、汇总和整理等基础工作，为成本核算提供必要的数据基础。

第八条　单位进行成本核算，应当遵循以下原则：

1. 相关性原则。单位选择成本核算对象、归集分配成本、提供成本信息应当与满足成本信息需求相关，有助于成本信息使用者依据成本信息作出评价或决策。

2. 可靠性原则。单位应当以实际发生的经济业务或事项为依据进行成本核算，保证成本信息真实可靠、内容完整。

3. 适应性原则。单位进行成本核算，应当与单位行业特点、特定的成本信息需求相适应。

4. 及时性原则。单位应当及时收集、传递、处理、报告成本信息，便于信息使用者及时作出评价或决策。

5. 可比性原则。同一单位不同期间、相同行业不同单位，对相同或相似的成本核算对象进行成本核算所采用的方法和依据等应当保持一致，确保成本信息相互可比。

6. 重要性原则。单位选择成本核算对象、进行成本核算应当区分重要程度，对于重要的成本核算对象和成本项目应当力求成本信息的精确，对于非重要的成本核算对象和成本项目可以适当简化核算。

第九条　单位可以根据成本信息需求、成本核算对象等确定成本核算周期，并按照成本核算周期等编制成本报告，全面反映单位成本核算情况。

第二章　成本核算对象

第十条　单位应当根据其职能目标、所处行业特点，以及不同的成本信息需求等确定成本核算对象。

第十一条　单位可以多维度、多层次地确定成本核算对象。

第十二条　单位按照维度确定的成本核算对象主要包括：

1. 按业务活动类型确定的成本核算对象。

2. 按政策、项目确定的成本核算对象。

3. 按提供的公共服务或产品确定的成本核算对象。

第十三条　单位按照层次确定的成本核算对象主要包括：

1. 以单位整体作为成本核算对象。

2. 按内部组织部门确定的成本核算对象。

3. 按业务团队确定的成本核算对象。

第十四条　单位为满足成本控制需求，可以以业务活动类型、项目、内部组织部门等作为成本核算对象；为满足公共服务或产品定价需求，可以以公共服务或产品作为成本核算对象；为满足内部绩效评价需求，可以以项目、内部组织部门、业务团队等作为成本核算对象；为满足外部绩效评价需求，可以以政策和项目、单位整体等作为成本核算对象。

第三章　成本项目和范围

第十五条　单位应当根据成本信息需求设置成本项目，并对每个成本核算对象按照其成本项目进行数据归集。

成本项目是指将归集到成本核算对象的成本按照一定标准划分的反映成本构成的具体项目。

单位可以根据具体成本信息需求，按照成本经济用途、成本要素等设置成本项目。

第十六条　单位成本项目的设置，应当与政府会计准则制度中"加工物品""业务活动费用""单位管理费用"等科目的明细科目保持协调。

单位可以根据需要在本条前款规定的成本项目下设置进一步的明细项目或进行辅助核算。

第十七条　不属于成本核算对象的耗费，不计入该成本核算对象的成本。

成本核算对象为业务活动类型的，与单位开展业务活动耗费无关的费用，如资产处置费用、上缴上级费用、对附属单位补助费用等，一般不计入成本。

成本核算对象为单位整体的，单位负有管理维护职责但并非为满足其自身开展业务活动需要所控制资产的折旧（摊销）费用，如公共基础设施折旧（摊销）费、保障性住房折旧费等，一般不计入成本。

第十八条 为满足公共服务或产品定价需求开展的成本核算，应当在对相关成本进行完整核算的基础上，按规定对成本范围予以调整，如按规定调减不符合有关法律法规规定的费用、有财政资金补偿的费用等。

第四章 成本归集和分配

第十九条 单位一般通过"业务活动费用""单位管理费用"等会计科目，按照成本项目归集实际发生的各种费用，据此计算确定各成本核算对象的成本。

当成本核算对象为自制或委托外单位加工的各种物品、建设工程项目、自行研究开发项目时，应当按照政府会计准则制度等规定分别通过"加工物品""在建工程""研发支出"等会计科目，按照成本项目归集并结转实际发生的各种费用。

第二十条 单位应当根据成本信息需求，对具体的成本核算对象分别选择完全成本法或制造成本法进行成本核算。

完全成本法，是指将单位所发生的全部耗费按照成本核算对象进行归集和分配，计算出总成本和单位成本的方法。成本核算对象为单位整体、主要业务活动的，可以采用完全成本法。

制造成本法，是指只将与产品制造或业务活动有联系的费用计入成本核算对象，不将单位管理费用等向成本核算对象分配的方法。成本核算对象为公共服务或产品、项目、内部组织部门、业务团队的，可以采用制造成本法。

第二十一条 单位所发生的费用，按照计入成本核算对象的方式不同，分为直接费用和间接费用。

直接费用是指能确定由某一成本核算对象负担的费用，应当按照所对应的成本项目类别，直接计入成本核算对象。

间接费用是指不能直接计入成本核算对象的费用，应当选择合理的分配标准或方法分配计入各个成本核算对象。

第二十二条 单位应当根据业务特点，按照资源耗费方式确定合理的间接费用分配标准或方法。

间接费用分配标准或方法一般遵循因果关系和受益原则，将资源耗费根据资源耗费动因分项目追溯或分配至相关的成本核算对象，如根据工作量占比、耗用资源占比、收入占比等。

同一成本核算对象的间接费用分配标准或方法一旦确定，各期间应当保持一致，不得随意变动。

第二十三条 单位应当根据其职能目标确定主要的专业业务活动，作为基本的成本归集和分配的对象。

第二十四条 单位内直接开展专业业务活动的业务部门所发生的业务活动费用，如直接开展专业业务活动人员的工资福利费用、开展专业业务活动领用的库存物品成本、业务部门所使用资产的折旧（摊销）费用等，应当区分直接费用和间接费用，归集、分配计入各类业务活动等成本核算对象。

第二十五条 单位内为业务部门提供服务或产品的辅助部门所发生的业务活动费用，应当采用合理的标准或方法分配计入各类业务活动等成本核算对象。

辅助部门之间互相提供的服务、产品成本，应当采用合理的方法，进行交互分配。互相提供服务、产品的成本较少的，可以不进行交互分配，直接分配计入各类业务活动等成本核算对象。

第二十六条 单位本级行政及后勤管理部门开展管理活动发生的单位管理费用，如单位行政及后勤管理部门发生的人员经费、公用经费、资产折旧（摊销）等费用，以及由单位统一负担的费用，可以根据成本信息需求，采用合理的标准或方法分配计入相关成本核算对象。

第二十七条 成本核算对象为公共服务或产品的，可以合理选择品种法、分批法、分步法等方法进行成本核算。

第五章 附 则

第二十八条 行业事业单位（如医院、高等学校、科学事业单位）的成本核算具体指引等，应当由财政部遵循本指引制定。

第二十九条 行政单位、参照执行政府会计准则制度的非行政事业单位主体开展成本核算工作，可以参照执行本指引。

第三十条 本指引由财政部负责解释。

第三十一条 本指引自 2021 年 1 月 1 日起施行。

（三）事业单位成本核算具体指引——公立医院

第一章 总 则

第一条 为推动公立医院（以下简称医院）高质量发展，健全现代医院管理制度，规范医院成本核算工作，提升医院内部管理水平和运营效率，根据《中华人民共和国会计法》、政府会计准则制度、《事业单位成本核算基本指引》（财会〔2019〕25 号）等规定，制定本指引。

第二条 本指引适用于中华人民共和国境内各级各类执行政府会计准则制度且开展成本核算工作的医院，含综合医院、中医院、中西医结合医院、民族医院、专科医院、门诊部（所）、疗养院等，不包括城市社区卫生服务中心（站）、乡镇卫生院等基层医疗卫生机构。

第三条　医院进行成本核算应当满足内部管理和外部管理的特定成本信息需求。医院的成本信息需求包括但不限于以下方面：

（一）成本控制。加强运营管理，促使医院合理控制成本、优化资源配置、提升管理水平。

（二）医疗服务价格监管。提供医院财务成本状况，为政府有关部门监管医疗服务价格、完善医保支付政策等提供数据支持。

（三）绩效评价。夯实绩效管理基础，为衡量医院整体和内部各部门的运行效率、核心业务实施效果、政策项目预算资金使用效果等提供成本信息。

第四条　医院成本核算的基本步骤包括：

（一）明确成本核算部门和成本核算相关部门的职责，分别核算费用、收入，采集人员数量、工作量、房屋面积等成本相关基础数据。

（二）结合业务活动特点和管理需要，合理确定成本核算对象。

（三）根据成本信息需求确定成本核算对象的成本项目和范围。

（四）将直接费用归集至成本核算对象；选择科学、合理的成本动因或分配基础，将间接费用分配至成本核算对象；计算确定各成本核算对象的成本。

（五）根据成本核算结果编制成本报告。

第五条　医院开展成本核算的过程中，对医院成本及成本核算的定义、成本核算的会计数据基础、成本数据记录要求、成本核算原则和成本核算周期等内容，应当遵循《事业单位成本核算基本指引》的相关规定。

第二章　成本核算对象

第六条　医院可以根据成本信息需求，多维度、多层次地确定成本核算对象。

第七条　本指引主要规范医院专业业务活动（以下简称业务活动）相关成本核算对象的成本核算。医院的业务活动根据其职能目标确定，一般包括医疗、教学、科研、预防活动。

第八条　医院应当将业务活动中的医疗活动作为基本的成本核算对象，具备条件的医院可以核算教学、科研、预防活动（以下称非医疗活动）的成本。

第九条　医疗活动成本按照不同的标准，可以进一步划分为以下成本核算对象：

（一）科室成本。按照科室划分，以各科室为成本核算对象，并进一步计算科室门急诊成本、住院成本的单位成本，即诊次成本、床日成本。

（二）医疗服务项目成本。按照各省级医疗服务价格主管部门制定的医疗服务价格项目（不包括药品和可以单独收费的卫生材料）划分，以各医疗服务价格项目为成本核算对象，并进一步计算其单位成本，即医疗服务项目成本。

（三）病种成本。按照病种划分，以各病种为成本核算对象，并进一步计算其单位成本，即病种成本。

（四）疾病诊断相关分组（Diagnosis Related Groups，DRG）成本。按照 DRG 组划分，以各 DRG 组为成本核算对象，并进一步计算其单位成本，即 DRG 成本。

医院应当核算科室、诊次、床日成本，具备条件的医院可以核算医疗服务项目、病种、DRG 等成本。

第三章 成本项目和范围

第十条 医院应当根据成本信息需求，按照成本经济用途、成本要素等设置成本项目，并对每个成本核算对象按照其成本项目进行数据归集。

成本项目是指将归集到成本核算对象的成本按照一定标准划分的反映成本构成的具体项目。

第十一条 医院成本项目的设置，应当与成本核算对象所对应财务会计科目的明细科目或辅助核算项目保持协调，确保成本数据与财务会计数据的同源性和一致性。

第十二条 医院医疗活动的成本项目应当包括：人员经费、卫生材料费、药品费、固定资产折旧费、无形资产摊销费、提取医疗风险基金和其他医疗费用。医院应当根据"业务活动费用""单位管理费用"会计科目下的相关明细科目归集获取各成本项目的费用。

医院可以根据需要在上述成本项目下设置明细项目或进行辅助核算。

第十三条 医院成本范围的界定应当与成本核算对象相适应。

（一）当成本核算对象为医院整体时，其成本范围即医院全成本，包括医院发生的全部费用：业务活动费用、单位管理费用、经营费用、资产处置费用、上缴上级费用、对附属单位补助费用、所得税费用、其他费用。

（二）当成本核算对象为业务活动时，其成本范围包括业务活动费用、单位管理费用。

（三）当成本核算对象为医疗活动时，其成本范围即医疗全成本，包括业务活动成本中与开展医疗活动相关的全部耗费。

医院成本范围可以根据成本信息需求进行调整。例如，为满足医疗服务价格监管、制定医保支付标准等需求，应当在医疗全成本基础上，按规定调减不符合有关法律法规规定的费用、有财政资金补偿的费用等。财政资金补偿的费用一般包括

"业务活动费用""单位管理费用"会计科目下通过"财政基本拨款经费""财政项目拨款经费"进行明细核算的费用。

第四章 业务活动成本归集和分配

第一节 业务活动成本归集和分配的一般要求

第十四条 医院应当根据成本信息需求，对业务活动相关成本核算对象选择完全成本法或制造成本法进行核算。

完全成本法下应当将业务活动费用、单位管理费用均归集、分配至成本核算对象。

制造成本法下应当只将业务活动费用归集、分配至成本核算对象。

第十五条 医院业务活动成本归集和分配的一般流程如图附1所示：

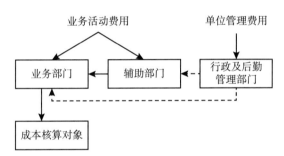

图附1 医院业务活动成本归集和分配的一般流程

（一）将"业务活动费用"会计科目的本期发生额按照活动类型、成本项目，分别归集到直接开展业务活动的业务部门、为业务部门提供服务或产品的辅助部门；将"单位管理费用"会计科目的本期发生额按照成本项目，归集到开展行政管理和后勤保障等管理活动的行政及后勤管理部门。

（二）将行政及后勤管理部门归集的单位管理费用（仅限完全成本法）、辅助部门归集的业务活动费用分配至业务部门。其中，单位管理费用可以先分配至业务部门和辅助部门，再随辅助部门的费用分配至业务部门；也可以直接全部分配至业务部门。

（三）将业务部门归集的费用采用合理的分配方法分配至成本核算对象。

第十六条 医院应当将业务活动费用在医疗活动和非医疗活动之间进行划分。例如，通过"科教经费"进行明细核算的费用应当计入教学、科研活动成本。难以确定所属活动类型的业务活动费用应当计入医疗活动。

在完全成本法下，医院应当将单位管理费用分配至医疗活动和非医疗活动成本。非医疗活动成本占业务活动总成本比例不高的医院，可以按照重要性原则将单位管理费用分配至医疗活动成本。

第二节　按科室归集和分配医疗活动费用

第十七条　医院应当区分业务部门、辅助部门、行政及后勤管理部门，将开展医疗活动的科室划分为以下几类：

（一）直接开展医疗活动的临床服务类科室。

（二）既直接开展医疗活动，同时也为临床服务类科室提供服务或产品的医疗技术类科室。

（三）为临床服务类和医疗技术类科室提供服务或产品的医疗辅助类科室。

（四）开展行政管理和后勤保障等管理活动的行政后勤类科室。

医院应当根据成本核算对象，按照直接开展医疗活动、为业务部门提供服务或产品的标准，确定医疗技术类科室属于业务部门还是辅助部门。例如，计算诊次、床日成本时，医疗技术类科室为开展门急诊、住院活动的临床服务类科室提供医疗技术服务，属于辅助部门；计算医疗服务项目成本时，医疗技术类科室直接为患者提供医疗服务项目，属于业务部门。

第十八条　医院应当在科室分类的基础上，将业务活动费用归集和分配至各临床服务类、医疗技术类、医疗辅助类科室，将单位管理费用归集和分配至各行政后勤类科室。

按照费用计入科室方式的不同，分为科室直接费用和科室间接费用。

科室直接费用是指能确定由某科室负担的费用，包括人员经费、卫生材料费、药品费、固定资产折旧费、无形资产摊销费、提取医疗风险基金和其他医疗费用中可以直接计入科室的费用。

科室间接费用是指不能直接计入某科室的费用。医院应当根据业务特点、重要性、可操作性等因素，选择合理的分配方法将科室间接费用分配至相关科室。

间接费用分配方法一般遵循因果关系和受益原则，将资源耗费根据资源耗费动因进行分配。

第十九条　在完全成本法下，医院应当选择合理的分配方法将行政及后勤管理部门归集的费用分配至辅助部门和业务部门，或直接分配至业务部门。行政及后勤管理部门归集的费用一般采用参数分配法进行分配，参数可以选择人员数量、工作量、房屋面积等。

分配率＝行政及后勤管理部门费用总额÷各科室分配参数之和

（例如人员总数、工作量总数、房屋总面积）

某科室应分配的行政及后勤管理部门费用＝该科室分配参数×分配率

第二十条　医院应当选择合理的分配方法将辅助部门归集的费用分配至业务部门。辅助部门的费用一般采用参数分配法进行分配，参数可以选择工作量、收入、房屋面积等。

医院辅助部门之间互相提供服务、产品的，可以根据相互提供服务或产品的金额、差异程度以及医院实际核算条件选择直接分配法、顺序分配法、交互分配法等分配费用。在实际成本核算过程中一般采用顺序分配法，即按照受益多少的顺序分配费用，受益少的科室先分配，受益多的科室后分配，先分配的科室不负担后分配的科室的费用。当医疗辅助类、医疗技术类科室均为辅助部门时，应当先分配医疗辅助类科室的费用，后分配医疗技术类科室的费用。

第二十一条　医院按照第十八条至第二十条规定将业务活动费用、单位管理费用归集和分配至业务部门各科室后，即为业务部门各科室成本。

医院可以选择合理的分配方法，将业务部门各科室成本分配至诊次、床日、医疗服务项目、病种、DRG 等成本核算对象。

第三节　诊次、床日成本核算

第二十二条　医院应当将临床服务类科室成本进一步分为门急诊成本、住院成本。临床服务类科室成本能够直接计入门急诊成本、住院成本的应当直接计入，不能直接计入的应当选择合理的分配方法分配至门急诊成本、住院成本，一般采用参数分配法进行分配，参数可以选择工时、工作量、收入等。

第二十三条　以某临床科室门急诊成本，按该科室门急诊人次求平均，即为该科室诊次成本。以全院临床科室门急诊成本，按全院总门急诊人次求平均，即为全院平均诊次成本。

某临床科室诊次成本＝某临床科室门急诊成本÷该临床科室门急诊人次

全院平均诊次成本 ＝（$\sum$ 全院各科室门急诊成本）÷全院总门急诊人次

第二十四条　以某临床科室住院成本，按该科室实际占用床日数求平均，即为该科室实际占用床日成本。以全院临床科室住院成本，按全院实际占用总床日数求平均，即为全院平均实际占用床日成本。

$$某临床科室实际占用床日成本 = \frac{某临床科室住院成本}{该临床科室实际占用床日数}$$

$$全院平均实际占用床日成本 = \frac{\sum 全院各科室住院成本}{全院实际占用总床日数}$$

第四节 医疗服务项目成本核算

第二十五条 医院应当以某临床服务类或医疗技术类科室成本剔除药品费、单独收费的卫生材料费后作为该科室医疗服务项目总成本，采用合理的分配方法分配至该科室各医疗服务项目，计算该科室单个医疗服务项目成本。

$$\text{某科室医疗服务项目总成本} = \text{该科室总成本} - \text{药品成本} - \text{单独收费的卫生材料成本}$$

对于多个科室开展的同一类医疗服务项目，应将各科室该医疗服务项目成本按其操作数量进行加权平均，得出该医疗服务项目的院内平均成本。

第二十六条 将科室医疗服务项目总成本分配至各医疗服务项目，应当根据医院实际核算条件选择适宜的分配方法，包括但不限于以下方法：

（一）作业成本法。使用该方法时，直接费用直接计入医疗服务项目，间接费用应首先根据资源动因分配至有关作业计算出作业成本，然后再将作业成本根据作业动因分配至医疗服务项目成本。

作业是指基于特定目的重复执行的任务或活动，是连接资源和成本核算对象的桥梁。医院应当在梳理医疗业务流程基础上划分作业，可以是提供某医疗服务项目过程中的各道工序或环节，例如诊断、治疗、检查、手术、护理等行为。

资源动因计量某项作业所耗用的资源数量，是将各项资源费用归集到不同作业的依据。作业动因计量某个成本对象所耗用的作业量，是将不同作业中归集的成本分配至医疗服务项目的依据。间接费用一般采用参数分配法进行分配，资源动因、作业动因参数可以选择工时、工作量、人员数量、房屋面积等。

（二）当量系数法。使用该方法时，应遴选典型的医疗服务项目作为代表项目，将其成本当量系数定为"1"作为标准当量。其他项目与代表项目进行单次操作资源耗费的比较，进而确定每个项目的成本当量值。再根据各项目成本当量总值计算出各项目成本。

$$\text{某医疗服务项目成本当量总值} = \text{该医疗服务项目成本当量值} \times \text{该项目操作数量}$$

$$\text{当量系数的单位成本} = \frac{\text{某科室医疗服务项目总成本}}{\text{该科室医疗服务项目的成本当量总值}}$$

$$\text{某医疗服务项目单位成本} = \text{当量系数的单位成本} \times \text{该医疗服务项目的成本当量值}$$

（三）参数分配法。使用该方法时，将医疗服务项目总成本根据参数分配至各医疗服务项目，参数可以选择医疗服务项目的操作时间、工作量、收入等。

$$\text{分配率} = \text{某科室医疗服务项目总成本} \div \text{该科室医疗服务项目分配参数之和}$$

（例如操作时间总数、工作量总数、收入总数）

某医疗服务项目的总成本 = 该医疗服务项目分配参数 × 分配率

第五节　病种、DRG 成本核算

第二十七条　病种成本核算的基本步骤包括：

（一）将业务部门各科室成本采用合理的分配方法分配至患者，计算每名出院患者的成本。

（二）将患者按照有关标准归入相应的病种。

（三）将某病种出院患者的成本进行加总，得出该病种总成本。

$$某病种总成本 = \sum 该病种每名患者成本$$

（四）对各病种患者总成本求平均，即为各病种单位成本。

$$某病种单位成本 = 该病种总成本 \div 该病种出院患者总数$$

第二十八条　DRG 成本核算的基本步骤包括：

（一）将业务部门各科室成本采用合理的分配方法分配至患者，计算每名出院患者的成本。

（二）将患者按照疾病诊断相关分组归入相应的 DRG 组。

（三）将某 DRG 组出院患者的成本进行加总，得出该 DRG 组总成本。

$$某 DRG 组总成本 = \sum 该 DRG 组每名患者成本$$

（四）对各 DRG 组患者总成本求平均，即为各 DRG 组单位成本。

$$某 DRG 组单位成本 = 该 DRG 组总成本 \div 该 DRG 组出院患者总数$$

第二十九条　在核算病种、DRG 成本的步骤中，将业务部门归集的费用分配至各患者，应当根据医院实际核算条件选择适宜的分配方法，包括但不限于以下方法：

（一）项目叠加法。使用该方法时，应当根据出院患者的收费明细，将其实际耗用的医疗服务项目成本、药品成本、单独收费的卫生材料成本进行加总，得出该患者的成本。

$$某患者成本 = \sum（该患者某医疗服务项目工作量 × 该医疗服务项目单位$$
$$成本）+ \sum 药品成本 + \sum 单独收费的卫生材料成本$$

（二）服务单元叠加法。医院在不具备核算医疗服务项目成本条件时，可以采用服务单元叠加法。使用该方法时，医院应当按照为患者提供的医疗服务内容类别设置服务单元，先将业务部门归集的费用归集至服务单元，再将费用从服务单元分配至患者，具体步骤如下：

1. 将业务部门归集的费用分配至各服务单元，服务单元一般包括病房、病理、检验、影像、诊断、治疗、麻醉、手术等，服务单元的划分取决于核算的精细程度。分配方法可参照医疗服务项目成本核算相关方法。

2. 将服务单元成本分配至出院患者，一般采用从患者取得的收入作为分配参数进行分配。

$$某患者应分配的某服务单元成本 = 该服务单元从该患者取得的收入 \times 分配率$$
$$分配率 = 服务单元成本总额 \div 服务单元收入总额$$

3. 将出院患者相关服务单元的成本、药品成本、单独收费的卫生材料成本进行加总，得出该患者的成本。

$$某患者成本 = \sum 该患者某服务单元成本 + \sum 药品成本 +$$
$$\sum 单独收费的卫生材料成本$$

（三）参数分配法。使用该方法时，将出院患者实际耗用的药品成本、单独收费的卫生材料成本直接计入该患者成本，将除此以外的科室或服务单元的成本采用参数分配法分配至患者成本，参数可以选择患者的住院天数、诊疗时间等。

第五章 成 本 报 告

第三十条 医院成本报告是指反映医院一定时期成本状况的总结性书面文件，是医院成本核算成果的重要表现形式，旨在为报告使用者提供医院成本信息。

第三十一条 医院成本报告按使用者不同可以分为对内报告和对外报告。对内报告指医院为满足单位内部运营管理需要而编制的报告，对外报告指医院按相关政府主管部门等外部部门单位要求报送和公开的报告。

第三十二条 医院成本报告应包括成本报表和成本分析报告。

成本报表是用以反映医院成本构成及其变动情况，考核评价医院运营状况的各种报表及重要事项的说明。对外成本报表的内容至少应当包括：医院各科室的医疗活动费用及其各成本项目金额，医院各临床服务类科室的医疗全成本及其各成本项目金额等。

成本分析报告为对医院运营现状和未来发展趋势进行分析预测、提出改进建议等的文字报告。

第三十三条 医院对外成本报告应当至少按年度编制，由单位负责人和主管会计工作的负责人、会计机构负责人（会计主管人员）签名或盖章并加盖单位公章，按规定要求报送相关政府主管部门或公开。

第六章　附　　则

第三十四条　卫生健康行政部门等有关部门和医院应当遵循本指引的相关规定指导或开展成本核算工作。

卫生健康行政部门可以结合对医院行政管理的实际需要，制定具体成本核算规范、对外成本报表格式等。

医院可以结合本单位实际制定具体成本核算管理办法、对内成本报表格式等。

第三十五条　服务于财务报表编制的自制或委托外单位加工物品、建设工程项目、自行研究开发项目等资产成本的核算应当遵循政府会计准则制度的规定。

医院确需对非医疗活动进行成本核算的，可以参照本指引中医疗活动成本核算相关规定。财政部对医院非医疗活动成本核算作出专门规定的，应当从其规定。

第三十六条　本指引由财政部负责解释。

第三十七条　本指引自 2022 年 1 月 1 日起施行。

（四）管理会计应用指引第 301 号——目标成本法

第一章　总　　则

第一条　目标成本法，是指企业以市场为导向，以目标售价和目标利润为基础确定产品的目标成本，从产品设计阶段开始，通过各部门、各环节乃至与供应商的通力合作，共同实现目标成本的成本管理方法。

第二条　目标成本法一般适用于制造业企业成本管理，也可在物流、建筑、服务等行业应用。

第二章　应用环境

第三条　企业应用目标成本法，应遵循《管理会计应用指引第 300 号——成本管理》中对应用环境的一般要求。

第四条　企业应用目标成本法，要求处于比较成熟的买方市场环境，且产品的设计、性能、质量、价值等呈现出较为明显的多样化特征。

第五条　企业应以创造和提升客户价值为前提，以成本降低或成本优化为主要手段，谋求竞争中的成本优势，保证目标利润的实现。

第六条　企业应成立由研究与开发、工程、供应、生产、营销、财务、信息等有关部门组成的跨部门团队，负责目标成本的制定、计划、分解、下达与考核，并建立相应的工作机制，有效协调有关部门之间的分工与合作。

第七条　企业能及时、准确取得目标成本计算所需的产品售价、成本、利润以及性能、质量、工艺、流程、技术等方面各类财务和非财务信息。

第三章　应　用　程　序

第八条　应用目标成本法一般需经过目标成本的设定、分解、达成到再设定、再分解、再达成多重循环，以持续改进产品方案。

企业应用目标成本法，一般按照确定应用对象、成立跨部门团队、收集相关信息、计算市场容许成本、设定目标成本、分解可实现目标成本、落实目标成本责任、考核成本管理业绩以及持续改善等程序进行。

第九条　企业应根据目标成本法的应用目标及其应用环境和条件，综合考虑产品的产销量和盈利能力等因素，确定应用对象。

企业一般应将拟开发的新产品作为目标成本法的应用对象，或选择那些功能与设计存在较大的弹性空间、产销量较大且处于亏损状态或盈利水平较低、对企业经营业绩具有重大影响的老产品作为目标成本法的应用对象。

第十条　企业负责目标成本管理的跨部门团队之下，可以建立成本规划、成本设计、成本确认、成本实施等小组，各小组根据管理层授权协同合作完成相关工作。

成本规划小组由业务及财务人员组成，负责设定目标利润，制定新产品开发或老产品改进方针，考虑目标成本等。该小组的职责主要是收集相关信息、计算市场驱动产品成本等。

成本设计小组由技术及财务人员组成，负责确定产品的技术性能、规格，负责对比各种成本因素，考虑价值工程，进行设计图上成本降低或成本优化的预演等。该小组的职责主要是可实现目标成本的设定和分解等。

成本确认小组由有关部门负责人、技术及财务人员组成，负责分析设计方案或试制品评价的结果，确认目标成本，进行生产准备、设备投资等。该小组的职责主要是可实现目标成本设定与分解的评价和确认等。

成本实施小组由有关部门负责人及财务人员组成，负责确认实现成本策划的各种措施，分析成本控制中出现的差异，并提出对策，对整个生产过程进行分析、评价等。该小组的职责主要是落实目标成本责任、考核成本管理业绩等。

第十一条　目标成本法的应用需要企业研究与开发、工程、供应、生产、营销、财务和信息等部门收集与应用对象相关的信息；这些信息一般包括：

1. 产品成本构成及料、工、费等财务和非财务信息；
2. 产品功能及其设计、生产流程与工艺等技术信息；

3. 材料的主要供应商、供求状况、市场价格及其变动趋势等信息;

4. 产品的主要消费者群体、分销方式和渠道、市场价格及其变动趋势等信息;

5. 本企业及同行业标杆企业产品盈利水平等信息;

6. 其他相关信息。

第十二条 市场容许成本,是指目标售价减去目标利润之后的余额。

目标售价的设定应综合考虑客户感知的产品价值、竞争产品的预期相对功能和售价,以及企业针对该产品的战略目标等因素。

目标利润的设定应综合考虑利润预期、历史数据、竞争地位分析等因素。

第十三条 企业应将容许成本与新产品设计成本或老产品当前成本进行比较,确定差异及成因,设定可实现的目标成本。

企业一般采取价值工程、拆装分析、流程再造、全面质量管理、供应链全程成本管理等措施和手段,寻求消除当前成本或设计成本偏离容许成本差异的措施,使容许成本转化为可实现的目标成本。

第十四条 企业应按主要功能对可实现的目标成本进行分解,确定产品所包含的每一零部件的目标成本。在分解时,首先应确定主要功能的目标成本,然后寻求实现这种功能的方法,并把主要功能和主要功能级的目标成本分配给零部件,形成零部件级目标成本。同时,企业应将零部件级目标成本转化为供应商的目标售价。

第十五条 企业应将设定的可实现目标成本、功能级目标成本、零部件级目标成本和供应商目标售价进一步量化为可控的财务和非财务指标,落实到各责任中心,形成各责任中心的责任成本和成本控制标准,并辅之以相应的权限,将达成的可实现目标成本落到实处。

第十六条 企业应依据各责任中心的责任成本和成本控制标准,按照业绩考核制度和办法,定期进行成本管理业绩的考核与评价,为各责任中心和人员的激励奠定基础。

第十七条 企业应定期将产品实际成本与设定的可实现目标成本进行对比,确定其差异及其性质,分析差异的成因,提出消除各种重要不利差异的可行途径和措施,进行可实现目标成本的重新设定、再达成,推动成本管理的持续优化。

第四章 工具方法评价

第十八条 目标成本法的主要优点是:

一是突出从原材料到产品出货全过程成本管理,有助于提高成本管理的效率和效果;

二是强调产品寿命周期成本的全过程和全员管理,有助于提高客户价值和产品

市场竞争力;

三是谋求成本规划与利润规划活动的有机统一,有助于提升产品的综合竞争力。

第十九条 目标成本法的主要缺点是:其应用不仅要求企业具有各类所需要的人才,更需要各有关部门和人员的通力合作,管理水平要求较高。

第五章 附 则

第二十条 本指引由财政部负责解释。

(五) 管理会计应用指引第302号——标准成本法

第一章 总 则

第一条 标准成本法,是指企业以预先制定的标准成本为基础,通过比较标准成本与实际成本,计算和分析成本差异、揭示成本差异动因,进而实施成本控制、评价经营业绩的一种成本管理方法。

标准成本,是指在正常的生产技术水平和有效的经营管理条件下,企业经过努力应达到的产品成本水平。

成本差异,是指实际成本与相应标准成本之间的差额。当实际成本高于标准成本时,形成超支差异;当实际成本低于标准成本时,形成节约差异。

第二条 企业应用标准成本法的主要目标,是通过标准成本与实际成本的比较,揭示与分析标准成本与实际成本之间的差异,并按照例外管理的原则,对不利差异予以纠正,以提高工作效率,不断改善产品成本。

第三条 标准成本法一般适用于产品及其生产条件相对稳定,或生产流程与工艺标准化程度较高的企业。

第二章 应用环境

第四条 企业应用标准成本法,应遵循《管理会计应用指引第300号——成本管理》中对应用环境的一般要求。

第五条 企业应用标准成本法,要求处于较稳定的外部市场经营环境,且市场对产品的需求相对平稳。

第六条 企业应成立由采购、生产、技术、营销、财务、人力资源、信息等有关部门组成的跨部门团队,负责标准成本的制定、分解、下达、分析等。

第七条 企业能够及时、准确地取得标准成本制定所需要的各种财务和非财务信息。

第三章 应 用 程 序

第八条 企业应用标准成本法，一般按照确定应用对象、制定标准成本、实施过程控制、成本差异计算与动因分析，以及修订与改进标准成本等程序进行。

第九条 为了实现成本的精细化管理，企业应根据标准成本法的应用环境，结合内部管理要求，确定应用对象。标准成本法的成本对象可以是不同种类、不同批次或不同步骤的产品。

第十条 企业制定标准成本，可由跨部门团队采用"上下结合"的模式进行，经企业管理层批准后实施。

第十一条 在制定标准成本时，企业一般应结合经验数据、行业标杆或实地测算的结果，运用统计分析、工程试验等方法，按照以下程序进行：

1. 就不同的成本或费用项目，分别确定消耗量标准和价格标准；

2. 确定每一成本或费用项目的标准成本；

3. 汇总不同成本项目的标准成本，确定产品的标准成本。

第十二条 产品标准成本通常由直接材料标准成本、直接人工标准成本和制造费用标准成本构成。每一成本项目的标准成本应分为用量标准（包括单位产品消耗量、单位产品人工小时等）和价格标准（包括原材料单价、小时工资率、小时制造费用分配率等）。

第十三条 直接材料成本标准，是指直接用于产品生产的材料成本标准，包括标准用量和标准单价两方面。

制定直接材料的标准用量，一般由生产部门负责，会同技术、财务、信息等部门，按照以下程序进行：

1. 根据产品的图纸等技术文件进行产品研究，列出所需的各种材料以及可能的替代材料，并说明这些材料的种类、质量以及库存情况；

2. 在对过去用料经验记录进行分析的基础上，采用过去用料的平均值、最高与最低值的平均数、最节省数量、实际测定数据或技术分析数据等，科学地制定标准用量。

制定直接材料的标准单价，一般由采购部门负责，会同财务、生产、信息等部门，在考虑市场环境及其变化趋势、订货价格以及最佳采购批量等因素的基础上综合确定。

直接材料标准成本的计算公式如下：

直接材料标准成本＝单位产品的标准用量×材料的标准单价材料按计划成本核算的企业，材料的标准单价可以采用材料计划单价。

第十四条　直接人工成本标准，是指直接用于产品生产的人工成本标准，包括标准工时和标准工资率。

制定直接人工的标准工时，一般由生产部门负责，会同技术、财务、信息等部门，在对产品生产所需作业、工序、流程工时进行技术测定的基础上，考虑正常的工作间隙，并适当考虑生产条件的变化，生产工序、操作技术的改善，以及相关工作人员主观能动性的充分发挥等因素，合理确定单位产品的工时标准。

制定直接人工的标准工资率，一般由人力资源部门负责，根据企业薪酬制度等制定。

直接人工标准成本的计算公式如下：

直接人工标准成本＝单位产品的标准工时 × 小时标准工资率

第十五条　制造费用成本标准应区分变动制造费用项目和固定制造费用项目分别确定。

第十六条　变动制造费用，是指通常随产量变化而成正比例变化的制造费用。

变动制造费用项目的标准成本根据标准用量和标准价格确定。

变动制造费用的标准用量可以是单位产量的燃料、动力、辅助材料等标准用量，也可以是产品的直接人工标准工时，或者是单位产品的标准机器工时。标准用量的选择需考虑用量与成本的相关性，制定方法与直接材料的标准用量以及直接人工的标准工时类似。

变动制造费用的标准价格可以是燃料、动力、辅助材料等标准价格，也可以是小时标准工资率等。制定方法与直接材料的价格标准以及直接人工的标准工资率类似。

变动制造费用的计算公式如下：

$$变动制造费用项目标准成本＝\frac{变动制造费用}{项目的标准用量} × \frac{变动制造费用}{项目的标准价格}$$

第十七条　固定制造费用，是指在一定产量范围内，其费用总额不会随产量变化而变化，始终保持固定不变的制造费用。固定制造费用一般按照费用的构成项目实行总量控制；也可以根据需要，通过计算标准分配率，将固定制造费用分配至单位产品，形成固定制造费用的标准成本。

制定固定费用标准，一般由财务部门负责，会同采购、生产、技术、营销、财务、人事、信息等有关部门，按照以下程序进行：

1. 依据固定制造费用的不同构成项目的特性，充分考虑产品的现有生产能力、管理部门的决策以及费用预算等，测算确定各固定制造费用构成项目的标准成本；

2. 通过汇总各固定制造费用项目的标准成本，得到固定制造费用的标准总成本；

3. 确定固定制造费用的标准分配率，标准分配率可根据产品的单位工时与预算总工时的比率确定。

其中，预算总工时，是指由预算产量和单位工时标准确定的总工时。单位工时标准可以依据相关性原则在直接人工工时或者机器工时之间做出选择。

固定制造费用标准成本的计算顺序及公式如下：

固定制造费用标准成本由固定制造费用项目预算确定；

$$固定制造费用总成本 = \sum 固定制造费用项目标准成本$$

$$固定制造费用标准分配率 = 单位产品的标准工时 \div 预算总工时$$

$$固定制造费用标准成本 = 固定制造费用总成本 \times 固定制造费用标准分配率$$

第十八条　企业应在制定标准成本的基础上，将产品成本及其各成本或费用项目的标准用量和标准价格层层分解，落实到部门及相关责任人，形成成本控制标准。

各归口管理部门（或成本中心）应根据相关成本控制标准，控制费用开支与资源消耗，监督、控制成本的形成过程，及时分析偏离标准的差异并分析其成因，并及时采取措施加以改进。

第十九条　在标准成本法的实施过程中，各相关部门（或成本中心）应对其所管理的项目进行跟踪分析。

生产部门一般应根据标准用量、标准工时等，实时跟踪和分析各项耗用差异，从操作人员、机器设备、原料质量、标准制定等方面寻找差异原因，采取应对措施，控制现场成本，并及时反馈给人力资源、技术、采购、财务等相关部门，共同实施事中控制。

采购部门一般应根据标准价格，按照各项目采购批次，揭示和反馈价格差异形成的原因，控制和降低总采购成本。

第二十条　企业应定期将实际成本与标准成本进行比较和分析，确定差异数额及性质，揭示差异形成的动因，落实责任中心，寻求可行的改进途径和措施。

第二十一条　成本差异的计算与分析一般按成本或费用项目进行。

第二十二条　直接材料成本差异，是指直接材料实际成本与标准成本之间的差额，该项差异可分解为直接材料价格差异和直接材料数量差异。

直接材料价格差异，是指在采购过程中，直接材料实际价格偏离标准价格所形成的差异；直接材料数量差异，是指在产品生产过程中，直接材料实际消耗量偏离标准消耗量所形成的差异。有关计算公式如下：

$$直接材料成本差异 = 实际成本 - 标准成本 = 实际耗用量 \times 实际单价 -$$
$$标准耗用量 \times 标准单价$$

$$直接材料成本差异 = 直接材料价格差异 + 直接材料数量差异$$

$$直接材料价格差异 = 实际耗用量 \times (实际单价 - 标准单价)$$

$$直接材料数量差异 = (实际耗用量 - 标准耗用量) \times 标准单价$$

第二十三条　直接人工成本差异，是指直接人工实际成本与标准成本之间的差额，该差异可分解为工资率差异和人工效率差异。

工资率差异，是指实际工资率偏离标准工资率形成的差异，按实际工时计算确定；人工效率差异，是指实际工时偏离标准工时形成的差异，按标准工资率计算确定。有关计算公式如下：

$$直接人工成本差异 = 实际成本 - 标准成本 = 实际工时 \times$$

$$实际工资率 - 标准工时 \times 标准工资率$$

$$直接人工成本差异 = 直接人工工资率差异 + 直接人工效率差异$$

$$直接人工工资率差异 = 实际工时 \times (实际工资率 - 标准工资率)$$

$$直接人工效率差异 = (实际工时 - 标准工时) \times 标准工资率$$

第二十四条　变动制造费用项目的差异，是指变动制造费用项目的实际发生额与变动制造费用项目的标准成本之间的差额，该差异可分解为变动制造费用项目的价格差异和数量差异。

变动制造费用项目的价格差异，是指燃料、动力、辅助材料等变动制造费用项目的实际价格偏离标准价格的差异；变动制造费用项目的数量差异，是指燃料、动力、辅助材料等变动制造费用项目的实际消耗量偏离标准用量的差异。变动制造费用项目成本差异的计算和分析原理与直接材料和直接人工成本差异的计算和分析相同。

第二十五条　固定制造费用项目成本差异，是指固定制造费用项目实际成本与标准成本之间的差额。其计算公式如下：

$$固定制造费用项目成本差异 = \frac{固定制造费用}{项目实际成本} - \frac{固定制造费用}{项目标准成本}$$

企业应根据固定制造费用项目的性质，分析差异的形成原因，并将之追溯至相关责任中心。

第二十六条　在成本差异的分析过程中，企业应关注各项成本差异的规模、趋势及其可控性。对于反复发生的大额差异，企业应进行重点分析与处理。

企业可将生成的成本差异信息汇总，定期形成标准成本差异分析报告，并针对性地提出成本改进措施。

第二十七条　为保证标准成本的科学性、合理性与可行性，企业应定期或不定期对标准成本进行修订与改进。

第二十八条　一般情况下，标准成本的修订工作由标准成本的制定机构负责。企业应至少每年对标准成本进行测试，通过编制成本差异分析表，确认是否存在因标准成本不准确而形成的成本差异。当该类差异较大时，企业应按照标准成本的制定程序，对标准成本进行调整。

除定期测试外，当外部市场、组织机构、技术水平、生产工艺、产品品种等内外部环境发生较大变化时，企业也应及时对标准成本进行调整。

第四章　工具方法评价

第二十九条　标准成本法的主要优点是：

一是能及时反馈各成本项目不同性质的差异，有利于考核相关部门及人员的业绩；

二是标准成本的制定及其差异和动因的信息可以使企业预算的编制更为科学和可行，有助于企业的经营决策。

第三十条　标准成本法的主要缺点是：

一是要求企业产品的成本标准比较准确、稳定，在使用条件上存在一定的局限性；

二是对标准管理水平较高，系统维护成本较高；

三是标准成本需要根据市场价格波动频繁更新，导致成本差异可能缺乏可靠性，降低成本控制效果。

第五章　附　　则

第三十一条　本指引由财政部负责解释。

（六）管理会计应用指引第 303 号——可变成本法

第一章　总　　则

第一条　变动成本法，是指企业以成本性态分析为前提条件，仅将生产过程中消耗的变动生产成本作为产品成本的构成内容，而将固定生产成本和非生产成本作为期间成本，直接由当期收益予以补偿的一种成本管理方法。

成本性态，是指成本与业务量之间的相互依存关系。按照成本性态，成本可划分为固定成本、变动成本和混合成本。

固定成本，是指在一定范围内，其总额不随业务量变动而增减变动，但单位成本随业务量增加而相对减少的成本。

变动成本，是指在一定范围内，其总额随业务量变动发生相应的正比例变动，而单位成本保持不变的成本。

混合成本，是指总额随业务量变动但不成正比例变动的成本。

第二条　变动成本法通常用于分析各种产品的盈利能力，为正确制定经营决策、科学进行成本计划、成本控制和成本评价与考核等工作提供有用信息。

第三条　变动成本法一般适用于同时具备以下特征的企业：

1. 企业固定成本比重较大，当产品更新换代的速度较快时，分摊计入产品成本中的固定成本比重大，采用变动成本法可以正确反映产品盈利状况；

2. 企业规模大，产品或服务的种类多，固定成本分摊存在较大困难；

3. 企业作业保持相对稳定。

第二章　应 用 环 境

第四条　企业应用变动成本法，应遵循《管理会计应用指引第 300 号——成本管理》中对应用环境的一般要求。

第五条　企业应用目标成本法所处的外部环境，一般应具备以下特点：

1. 市场竞争环境激烈，需要频繁进行短期经营决策。

2. 市场相对稳定，产品差异化程度不大，以利于企业进行价格等短期决策。

第六条　企业应保证成本基础信息记录完整，财务会计核算基础工作完善。

第七条　企业应建立较好的成本性态分析基础，具有划分固定成本与变动成本的科学标准，以及划分标准的使用流程与规范。

第八条　企业能够及时、全面、准确地收集与提供有关产量、成本、利润以及成本性态等方面的信息。

第三章　应 用 程 序

第九条　企业应用变动成本法，一般按照成本性态分析、变动成本计算、损益计算等程序进行。

第十条　成本性态分析，是指企业基于成本与业务量之间的关系，运用技术方法，将业务范围内发生的成本分解为固定成本和变动成本的过程。

第十一条　混合成本的分解方法主要包括：高低点法、回归分析法、账户分析法（也称会计分析法）、技术测定法（也称工业工程法）、合同确认法，前两种方法需要借助数学方法进行分解，后三种方法可通过直接分析认定。

1. 高低点法：企业以过去某一会计期间的总成本和业务量资料为依据，从中选取业务量最高点和业务量最低点，将总成本进行分解，得出成本模型。计算公式如下：

$$单位变动成本 = \frac{最高点业务量 - 最低点业务量}{最高点业务量的成本 - 最低点业务量的成本}$$

$$固定成本总额 = 最高点业务量的成本 - 单位变动成本 \times 最高点业务量$$

$$或： = 最低点业务量的成本 - 单位变动成本 \times 最低点业务量$$

高低点法计算较为简单，但结果代表性较差。

2. 回归分析法：企业根据过去一定期间的业务量和混合成本的历史资料，应用最小二乘法原理，计算最能代表业务量与混合成本关系的回归直线，借以确定混合成本中固定成本和变动成本的方法。回归分析法的结果较为精确，但计算较为复杂。

计算公式如下：

假设混合成本符合总成本模型，即：$Y = a + bX$ 式中：a 为固定成本部分；b 为单位变动成本。

$$b = \frac{n\sum x_i y_i - \sum x_i \sum y_i}{n\sum x_i^2 - (\sum x_i)^2}$$

$$a = \frac{\sum y_i - b\sum x_i}{n}$$

3. 账户分析法：企业根据有关成本账户及其明细账的内容，结合其与产量的依存关系，判断其比较接近的成本类别，将其视为该类成本。账户分析法较为简便易行，但比较粗糙且带有主观判断。

4. 技术测定法：企业根据生产过程中各种材料和人工成本消耗量的技术测定来划分固定成本和变动成本。

技术测定法仅适用于投入成本和产出数量之间有规律性联系的成本分解。

5. 合同确认法：企业根据订立的经济合同或协议中关于支付费用的规定，来确认并估算哪些项目属于变动成本，哪些项目属于固定成本。

合同确认法一般要配合账户分析法使用。

第十二条 在变动成本法下，为加强短期经营决策，按照成本性态，企业的生产成本分为变动生产成本和固定生产成本，非生产成本分为变动非生产成本和固定非生产成本。其中，只有变动生产成本才构成产品成本，其随产品实体的流动而流动，随产量变动而变动。

第十三条 在变动成本法下，利润的计算通常采用贡献式损益表。

该表一般应包括营业收入、变动成本、边际贡献、固定成本、利润等项目。其中，变动成本包括变动生产成本和变动非生产成本两部分，固定成本包括固定生产成本和固定非生产成本两部分。贡献式损益表中损益计算包括以下两个步骤：

1. 计算边际贡献总额：

$$边际贡献总额=营业收入总额-变动成本总额$$

$$=销售单价×销售量-单位变动成本×销售量$$

$$=（销售单价-单位变动成本）×销售量$$

$$=单位边际贡献×销售量$$

2. 计算当期利润。

$$利润=边际贡献总额-固定成本总额$$

第四章 工具方法评价

第十四条 变动成本法的主要优点是：一是区分固定成本与变动成本，有利于明确企业产品盈利能力和划分成本责任；二是保持利润与销售量增减相一致，促进以销定产；三是揭示了销售量、成本和利润之间的依存关系，使当期利润真正反映企业经营状况，有利于企业经营预测和决策。

第十五条 变动成本法的主要缺点是：一是计算的单位成本并不是完全成本，不能反映产品生产过程中发生的全部耗费；二是不能适应长期决策的需要。

第五章 附 则

第十六条 本指引由财政部负责解释。

（七）管理会计应用指引第304号——作业成本法

第一章 总 则

第一条 作业成本法，是指以"作业消耗资源、产出消耗作业"为原则，按照资源动因将资源费用追溯或分配至各项作业，计算出作业成本，然后再根据作业动因，将作业成本追溯或分配至各成本对象，最终完成成本计算的成本管理方法。

资源费用，是指企业在一定期间内开展经济活动所发生的各项资源耗费。资源费用既包括房屋及建筑物、设备、材料、商品等有形资源的耗费，也包括信息、知识产权、土地使用权等各种无形资源的耗费，还包括人力资源耗费以及其他各种税费支出等。

作业，是指企业基于特定目的重复执行的任务或活动，是连接资源和成本对象的桥梁。一项作业既可以是一项非常具体的任务或活动，也可以泛指一类任务或活动。

按消耗对象不同，作业可分为主要作业和次要作业。主要作业是被产品、服务或客户等最终成本对象消耗的作业。次要作业是被原材料、主要作业等介于中间地位的成本对象消耗的作业。

成本对象，是指企业追溯或分配资源费用、计算成本的对象物。成本对象可以是工艺、流程、零部件、产品、服务、分销渠道、客户、作业、作业链等需要计量和分配成本的项目。

成本动因，是指诱导成本发生的原因，是成本对象与其直接关联的作业和最终关联的资源之间的中介。按其在资源流动中所处的位置和作用，成本动因可分为资源动因和作业动因。

第二条　作业成本法的应用目标包括：

1. 通过追踪所有资源费用到作业，然后再到流程、产品、分销渠道或客户等成本对象，提供全口径、多维度的更加准确的成本信息；

2. 通过作业认定、成本动因分析以及对作业效率、质量和时间的计量，更真实地揭示资源、作业和成本之间的联动关系，为资源的合理配置以及作业、流程和作业链（或价值链）的持续优化提供依据；

3. 通过作业成本法提供的信息及其分析，为企业更有效地开展规划、决策、控制、评价等各种管理活动奠定坚实基础。

第三条　作业成本法一般适用于具备以下特征的企业：作业类型较多且作业链较长；同一生产线生产多种产品；企业规模较大且管理层对产品成本准确性要求较高；产品、客户和生产过程多样化程度较高；间接或辅助资源费用所占比重较大等。

第二章　应 用 环 境

第四条　企业应用作业成本法，应遵循《管理会计应用指引第 300 号——成本管理》中对应用环境的一般要求。

第五条　企业应用作业成本法所处的外部环境，一般应具备以下特点之一：一是客户个性化需求较高，市场竞争激烈；二是产品的需求弹性较大，价格敏感度高。

第六条　企业应用作业成本法应基于作业观，即企业作为一个为最终满足客户需要而设计的一系列作业的集合体，进行业务组织和管理。

第七条　企业应成立由生产、技术、销售、财务、信息等部门的相关人员构成的设计和实施小组，负责作业成本系统的开发设计与组织实施工作。

第八条　企业应能够清晰地识别作业、作业链、资源动因和成本动因，为资源费用以及作业成本的追溯或分配提供合理的依据。

第九条　企业应拥有先进的计算机及网络技术，配备完善的信息系统，能够及时、准确提供各项资源、作业、成本动因等方面的信息。

第三章　应 用 程 序

第十条　企业应用作业成本法，一般按照资源识别及资源费用的确认与计量、成本对象选择、作业认定、作业中心设计、资源动因选择与计量、作业成本汇集、作业动因选择与计量、作业成本分配、作业成本信息报告等程序进行。

第十一条　资源识别及资源费用的确认与计量，是指识别出由企业拥有或控制的所有资源，遵循国家统一的会计制度，合理选择会计政策，确认和计量全部资源费用，编制资源费用清单，为资源费用的追溯或分配奠定基础。

资源费用清单一般应分部门列示当期发生的所有资源费用，其内容要素一般包括发生部门、费用性质、所属类别、受益对象等。

第十二条　资源识别及资源费用的确认与计量应由企业的财务部门负责，在基础设施管理、人力资源管理、研究与开发、采购、生产、技术、营销、服务、信息等部门的配合下完成。

第十三条　在作业成本法下，企业应将当期所有的资源费用，遵循因果关系和受益原则，根据资源动因和作业动因，分项目经由作业追溯或分配至相关的成本对象，确定成本对象的成本。

企业应根据国家统一的会计制度，并考虑预算控制、成本管理、营运管理、业绩评价以及经济决策等方面的要求确定成本对象。

第十四条　作业认定，是指企业识别由间接或辅助资源执行的作业集，确认每一项作业完成的工作以及执行该作业所耗费的资源费用，并据以编制作业清单的过程。

第十五条　作业认定的内容主要包括对企业每项消耗资源的作业进行识别、定义和划分，确定每项作业在生产经营活动中的作用、同其他作业的区别以及每项作业与耗用资源之间的关系。

第十六条　作业认定一般包括以下两种形式：

1. 根据企业生产流程，自上而下进行分解。

2. 通过与企业每一部门负责人和一般员工进行交流，自下而上确定他们所做的工作，并逐一认定各项作业。

企业一般应将两种方式相结合，以保证全面、准确认定作业。

第十七条　作业认定的具体方法一般包括调查表法和座谈法。

调查表法，是指通过向企业全体员工发放调查表，并通过分析调查表来认定作业的方法。

座谈法，是指通过与企业员工的面对面交谈，来认定作业的方法。企业一般应将两种方法相结合，以保证全面、准确认定全部作业。

第十八条　企业对认定的作业应加以分析和归类，按顺序列出作业清单或编制出作业字典。作业清单或作业字典一般应当包括作业名称、作业内容、作业类别、所属作业中心等内容。

第十九条　作业中心设计，是指企业将认定的所有作业按照一定的标准进行分类，形成不同的作业中心，作为资源费用追溯或分配对象的过程。作业中心可以是某一项具体的作业，也可以是由若干个相互联系的能够实现某种特定功能的作业的集合。

第二十条　企业可按照受益对象、层次和重要性，将作业分为以下五类，并分别设计相应的作业中心：

1. 产量级作业，是指明确地为个别产品（或服务）实施的、使单个产品（或服务）受益的作业。

该类作业的数量与产品（或服务）的数量呈正比例变动。包括产品加工、检验等。

2. 批别级作业，是指为一组（或一批）产品（或服务）实施的、使该组（或批）产品（或服务）受益的作业。

该类作业的发生是由生产的批量数而不是单个产品（或服务）引起的，其数量与产品（或服务）的批量数成正比变动。包括设备调试、生产准备等。

3. 品种级作业，是指为生产和销售某种产品（或服务）实施的、使该种产品（或服务）的每个单位都受益的作业。

该类作业用于产品（或服务）的生产或销售，但独立于实际产量或批量，其数量与品种的多少呈正比例变动。包括新产品设计、现有产品质量与功能改进、生产流程监控、工艺变换需要的流程设计、产品广告等。

4. 客户级作业，是指为服务特定客户所实施的作业。该类作业保证企业将产品（或服务）销售给个别客户，但作业本身与产品（或服务）数量独立。包括向个别客户提供的技术支持活动、咨询活动、独特包装等。

5. 设施级作业，是指为提供生产产品（或服务）的基本能力而实施的作业。

该类作业是开展业务的基本条件，其使所有产品（或服务）都受益，但与产量或销量无关。包括管理作业、针对企业整体的广告活动等。

第二十一条　资源动因是引起资源耗用的成本动因，它反映了资源耗用与作业量之间的因果关系。资源动因选择与计量为将各项资源费用归集到作业中心提供了依据。

第二十二条 企业应识别当期发生的每一项资源消耗，分析资源耗用与作业中心作业量之间的因果关系，选择并计量资源动因。

企业一般应选择那些与资源费用总额呈正比例关系变动的资源动因作为资源费用分配的依据。

第二十三条 作业成本归集，是指企业根据资源耗用与作业之间的因果关系，将所有的资源成本直接追溯或按资源动因分配至各作业中心，计算各作业总成本的过程。

第二十四条 作业成本汇集应遵循以下基本原则：

1. 对于为执行某种作业直接消耗的资源，应直接追溯至该作业中心；

2. 对于为执行两种或两种以上作业共同消耗的资源，应按照各作业中心的资源动因量比例分配至各作业中心。

第二十五条 为便于将资源费用直接追溯或分配至各作业中心，企业还可以按照资源与不同层次作业的关系，将资源分为如下五类：

1. 产量级资源。包括为单个产品（或服务）所取得的原材料、零部件、人工、能源等。

2. 批别级资源。包括用于生产准备、机器调试的人工等。

3. 品种级资源。包括为生产某一种产品（或服务）所需要的专用化设备、软件或人力等。

4. 顾客级资源。包括为服务特定客户所需要的专门化设备、软件和人力等。

5. 设施级资源。包括土地使用权、房屋及建筑物，以及所保持的不受产量、批别、产品、服务和客户变化影响的人力资源等。

对产量级资源费用，应直接追溯至各作业中心的产品等成本对象。对于其他级别的资源费用，应选择合理的资源动因，按照各作业中心的资源动因量比例，分配至各作业中心。企业为执行每一种作业所消耗的资源费用的总和，构成该种作业的总成本。

第二十六条 作业动因是引起作业耗用的成本动因，反映了作业耗用与最终产出的因果关系，是将作业成本分配到流程、产品、分销渠道、客户等成本对象的依据。

第二十七条 当作业中心仅包含一种作业的情况下，所选择的作业动因应该是引起该作业耗用的成本动因；当作业中心由若干个作业集合而成的情况下，企业可采用回归分析法或分析判断法，分析比较各具体作业动因与该作业中心成本之间的相关关系，选择相关性最大的作业动因，即代表性作业动因，作为作业成本分配的基础。

第二十八条　作业动因需要在交易动因、持续时间动因和强度动因间进行选择。其中，交易动因，是指用执行频率或次数计量的成本动因，包括接受或发出订单数、处理收据数等；持续时间动因，是指用执行时间计量的成本动因，包括产品安装时间、检查小时等；强度动因，是指不易按照频率、次数或执行时间进行分配而需要直接衡量每次执行所需资源的成本动因，包括特别复杂产品的安装、质量检验等。

企业如果每次执行所需要的资源数量相同或接近，应选择交易动因；如果每次执行所需要的时间存在显著的不同，应选择持续时间动因；如果作业的执行比较特殊或复杂，应选择强度动因。

对于选择的作业动因，企业应采用相应的方法和手段进行计量，以取得作业动因量的可靠数据。

第二十九条　作业成本分配，是指企业将各作业中心的作业成本按作业动因分配至产品等成本对象，并结合直接追溯的资源费用，计算出各成本对象的总成本和单位成本的过程。

第三十条　作业成本分配一般按照以下两个程序进行：

1. 分配次要作业成本至主要作业，计算主要作业的总成本和单位成本。企业应按照各主要作业耗用每一次要作业的作业动因量，将次要作业的总成本分配至各主要作业，并结合直接追溯至次要作业的资源费用，计算各主要作业的总成本和单位成本。有关计算公式如下：

$$\text{次要作业成本分配率} = \text{次要作业总成本} \div \text{该作业动因总量某主要作业分配的次要作业成本}$$

$$= \text{该主要作业耗用的次要作业动因量} \times \text{该次要作业成本分配率}$$

$$\text{主要作业总成本} = \text{直接追溯至该作业的资源费用} + \text{分配至该主要作业的次要作业成本之和}$$

$$\text{主要作业单位成本} = \text{主要作业总成本} \div \text{该主要作业动因总量}$$

2. 分配主要作业成本至成本对象，计算各成本对象的总成本和单位成本。企业应按照各主要作业耗用每一次要作业的作业动因量，将次要作业成本分配至各主要作业，并结合直接追溯至成本对象的单位水平资源费用，计算各成本对象的总成本和单位成本。有关计算公式如下：

$$\text{某成本对象分配的主要作业成本} = \text{该成本对象耗用的主要作业成本动因量} \times \text{主要作业单位成本}$$

$$某成本对象总成本 = 直接追溯至该成本对象的资源费用 + 分配至该成本对象的主要作业成本之和$$

$$某成本对象单位成本 = 该成本对象总成本 \div 该成本对象的产出量$$

第三十一条 作业成本信息报告的目的，是通过设计、编制和报送具有特定内容和格式要求的作业成本报表，向企业内部各有关部门和人员提供其所需要的作业成本及其他相关信息。

第三十二条 作业成本报表的内容和格式应根据企业内部管理需要确定。作业成本报表提供的信息一般应包括以下内容：

1. 企业拥有的资源及其分布以及当期发生的资源费用总额及其具体构成的信息；

2. 每一成本对象总成本、单位成本及其消耗的作业类型、数量及单位作业成本的信息，以及产品盈利性分析的信息；

3. 每一作业或作业中心的资源消耗及其数量、成本以及作业总成本与单位成本的信息；

4. 与资源成本分配所依据的资源动因以及作业成本分配所依据的作业动因相关的信息；

5. 资源费用、作业成本以及成本对象成本预算完成情况及其原因分析的信息；

6. 有助于作业、流程、作业链（或价值链）持续优化的作业效率、时间和质量等方面非财务信息；

7. 有助于促进客户价值创造的有关增值作业与非增值作业的成本信息及其他信息；

8. 有助于业绩评价与考核的作业成本信息及其他相关信息；

9. 上述各类信息的历史或同行业比较信息。

第四章 工具方法评价

第三十三条 作业成本法的主要优点是：一是能够提供更加准确的各维度成本信息，有助于企业提高产品定价、作业与流程改进、客户服务等决策的准确性；二是改善和强化成本控制，促进绩效管理的改进和完善；三是推进作业基础预算，提高作业、流程、作业链（或价值链）管理的能力。

第三十四条 作业成本法的主要缺点是：部分作业的识别、划分、合并与认定，成本动因的选择以及成本动因计量方法的选择等均存在较大的主观性，操作较为复杂，开发和维护费用较高。

第五章　附　　则

第三十五条　本指引由财政部负责解释。

二、医疗服务价格改革制度摘编

《深化医疗服务价格改革试点方案》（医保发〔2021〕41 号）

深化医疗服务价格改革是推进医疗保障和医疗服务高质量协同发展的重要举措。按照党中央、国务院关于深化医疗保障制度改革任务部署，为加快建立科学确定、动态调整的医疗服务价格形成机制，持续优化医疗服务价格结构，现制定本方案。

一、总体要求

（一）指导思想。以习近平新时代中国特色社会主义思想为指导，深入贯彻党的十九大和十九届二中、三中、四中、五中全会精神，坚持以人民健康为中心、以临床价值为导向、以医疗事业发展规律为遵循，建立健全适应经济社会发展、更好发挥政府作用、医疗机构充分参与、体现技术劳务价值的医疗服务价格形成机制，坚持公立医疗机构公益属性，建立合理补偿机制，调动医务人员积极性，促进医疗服务创新发展，提高医疗卫生为人民服务的质量和水平，控制人民群众医药费用负担，保障人民群众获得高质量、有效率、能负担的医疗卫生服务。

（二）总体思路。规范管理医疗服务价格项目，建立符合价格规律的计价单元体系。统筹兼顾医疗事业发展需要和各方承受能力，调控医疗服务价格总体水平。探索政府指导和公立医疗机构参与相结合的价格形成机制，充分发挥公立医疗机构专业优势，合理确定医疗服务价格。建立灵敏有度的价格动态调整机制，明确调价的启动条件和约束条件，发挥价格合理补偿功能，稳定调价预期、理顺比价关系，确保群众负担总体稳定、医保基金可承受、公立医疗机构健康发展可持续。强化大数据和信息化支撑作用，加强公立医疗机构价格监测评估考核，确保价格机制稳定运行。坚持系统观念，统筹推进公立医院补偿机制、分级诊疗、医疗控费、医保支付等相关改革，完善激励约束机制，增强改革的系统性、整体性、协同性，形成综合效应。

（三）改革目标。通过 3 ~ 5 年的试点，探索形成可复制可推广的医疗服务价格改革经验。到 2025 年，深化医疗服务价格改革试点经验向全国推广，分类管理、医院参与、科学确定、动态调整的医疗服务价格机制成熟定型，价格杠杆功能得到充分发挥。

二、建立目标导向的价格项目管理机制

（四）制定价格项目编制规范。按照服务产出为导向、医疗人力资源消耗为基础、技术劳务与物耗分开的原则，制定国家价格项目编制规范。明确医疗技术或医疗活动转化为价格项目的立项条件和管理规则，厘清价格项目与临床诊疗技术规范、医疗机构成本要素、不同应用场景加收标准等的政策边界。构建内含边界清晰、适应临床诊疗、便于评价监管的价格项目体系。

（五）完善全国价格项目规范。在充分听取临床专家等意见基础上，分类整合现行价格项目，完善全国医疗服务价格项目规范，统一价格项目编码，逐步消除地区间差异。实现价格项目与操作步骤、诊疗部位等技术细节脱钩，增强现行价格项目对医疗技术和医疗活动改良创新的兼容性，合理压减项目数量。医用耗材从价格项目中逐步分离，发挥市场机制作用，实行集中采购、"零差率"销售。

（六）优化新增价格项目管理。简化新增价格项目申报流程，加快受理审核进度，促进医疗技术创新发展和临床应用。对资源消耗大、价格预期高的新增价格项目，开展创新性、经济性评价。对优化重大疾病诊疗方案或填补诊疗空白的重大创新项目，开辟绿色通道，保障患者及时获得更具有临床价值和成本效益的医疗服务。

三、建立更可持续的价格管理总量调控机制

（七）加强医疗服务价格宏观管理。根据经济发展水平、医疗技术进步和各方承受能力，对公立医疗机构医疗服务价格调整总量实行宏观管理，控制医药费用过快增长，提升价格管理的社会效益。在价格调整总量范围内突出重点、有升有降调整医疗服务价格，发挥价格工具的杠杆作用。

（八）合理确定价格调整总量。建立健全价格调整总量的确定规则和指标体系。以区域内公立医疗机构医疗服务总费用为基数，综合考虑地区经济发展水平、医药总费用规模和结构、医保基金筹资运行、公立医疗机构运行成本和管理绩效、患者跨区域流动、新业态发展等因素，确定一定时期内公立医疗机构医疗服务价格调整的总金额。

（九）统筹平衡总量分配。地区间价格调整总量增速要快慢结合，促进增加医疗资源有效供给，提高均等化水平。医疗费用增速过快的地区要严格控制增长。公立医疗机构间价格调整总量有保有压，体现合理回报、激励先进，反映各级各类公立医疗机构功能定位、服务特点，支持薄弱学科、基层医疗机构和中医医疗服务发展，促进分级诊疗。

四、建立规范有序的价格分类形成机制

（十）通用型医疗服务的政府指导价围绕统一基准浮动。医疗机构普遍开展服务均质化程度高的诊察、护理、床位、部分中医服务等列入通用型医疗服务目录清

单。基于服务要素成本大数据分析，结合宏观指数和服务层级等因素，制定通用型医疗服务政府指导价的统一基准，不同区域、不同层级的公立医疗机构可在一定范围内浮动实施，促进通用型医疗服务规范化标准化和成本回收率均等化。

（十一）复杂型医疗服务的政府指导价引入公立医疗机构参与形成。未列入通用型医疗服务目录清单的复杂型医疗服务，构建政府主导、医院参与的价格形成机制，尊重医院和医生的专业性意见建议。公立医疗机构在成本核算基础上按规则提出价格建议。各地集中受理，在价格调整总量和规则范围内形成价格，严格控制偏离合理价格区间的过高价格，统一公布政府指导价。建立薄弱学科的调查监测和政策指引机制，允许历史价格偏低、医疗供给不足的薄弱学科项目价格优先调整，推动理顺比价关系。充分考虑中医医疗服务特点，支持中医传承创新发展。支持技术难度大、风险程度高、确有必要开展的医疗服务适当体现价格差异。引导公立医疗机构加强成本管理和精算平衡、统筹把握调价项目数量和幅度，指导公立医疗机构采取下调偏高价格等方式扩大价格调整总量。

（十二）特需服务和试行期内新增项目实行市场调节价。公立医疗机构确定特需服务和试行期内新增项目（试行期1～2年）的价格，并报医疗服务价格主管部门备案。定价要遵守政府制定的价格规则，与医院等级、专业地位、功能定位相匹配，定价增加的医疗服务费用占用价格调整总量。严格控制公立医疗机构实行市场调节价的收费项目和费用所占比例，不超过全部医疗服务的10%。新增项目试行期满后，按通用型或复杂型项目进行管理。

五、建立灵敏有度的价格动态调整机制

（十三）通用型医疗服务项目价格参照收入和价格指数动态调整。通用型医疗服务项目基准价格参照城镇单位就业人员平均工资、居民消费价格指数变化进行定期评估、动态调整。城镇单位就业人员平均工资累计增幅达到触发标准、居民消费价格指数低于一定水平的，按规则调整基准价格。

（十四）复杂型医疗服务项目价格经评估达标定期调整。建立健全调价综合评估指标体系，将医药卫生费用增长、医疗服务收入结构、要素成本变化、药品和医用耗材费用占比、大型设备收入占比、医务人员平均薪酬水平、医保基金收支结余、患者自付水平、居民消费价格指数等指标列入评估范围，明确动态调整的触发标准和限制标准。定期开展调价评估，符合标准时集中启动和受理公立医疗机构提出的价格建议。

（十五）建立医疗服务价格专项调整制度。为落实药品和医用耗材集中带量采购等重大改革任务、应对突发重大公共卫生事件、疏导医疗服务价格突出矛盾、缓解重点专科医疗供给失衡等，根据实际需要启动医疗服务价格专项调整工作，灵活选择调价窗口期，根据公立医疗机构收入、成本等因素科学测算、合理确定价格调整总量和项目范围，有升有降调整价格。

六、建立严密高效的价格监测考核机制

（十六）加强公立医疗机构价格和成本监测。监测公立医疗机构重要项目价格变化。实行医疗服务价格公示、披露制度，编制并定期发布医疗服务价格指数。对监测发现医疗服务价格异常、新增项目定价偏高的，必要时组织开展成本调查或监审、成本回收率评价、卫生技术评估或价格听证，防止项目价格畸高畸低。

（十七）做好医疗服务价格改革评估。密切跟踪医疗服务价格项目管理机制改革进展，定期评估新增项目执行效果。全面掌握医疗服务价格总量调控和动态调整执行情况，定期评估调价对公立医疗机构运行、患者和医保基金负担等的影响。密切跟踪价格分类形成机制落实情况，定期评估区域间、学科间比价关系。科学运用评估成果，与制定和调整医疗服务价格挂钩，支撑医疗服务价格新机制稳定高效运行。

（十八）实行公立医疗机构价格责任考核制度。制定公立医疗机构医疗服务价格主体责任考核办法。稽查公立医疗机构内部价格管理和定价的真实性、合规性，检查公立医疗机构医疗服务价格执行情况，考核公立医疗机构落实改革任务、遵守价格政策、加强经营管理、优化收入结构、规范服务行为等情况。稽查、检查和考核结果与公立医疗机构价格挂钩。

七、完善价格管理的支撑体系

（十九）优化医疗服务价格管理权限配置。医疗服务价格项目实行国家和省两级管理。医疗服务价格水平以设区的市属地化管理为基础，国家和省级医疗保障部门可根据功能定位、成本结构、医疗技术复杂程度等，对部分医疗服务的价格进行政策指导。

（二十）完善制定和调整医疗服务价格的规则程序。周密设计各类医疗服务价格制定和调整的规则，减少和规范行政部门自由裁量权，确保医疗服务价格形成程序规范、科学合理。建立调价公示制度。加强事前的调价影响分析和社会风险评估，重点关注特殊困难群体，主动防范和控制风险。依法依规改革完善优化医疗服务定调价程序，采取多种形式听取意见。

（二十一）加强医疗服务价格管理能力建设。健全联动反应和应急处置机制，加强上下衔接、区域联动、信息共享。畅通信息报送渠道，为价格调整提供良好信息支撑。提升医疗服务价格管理信息化水平，加强医疗服务价格管理队伍建设。

八、统筹推进配套改革

（二十二）深化公立医院综合改革。完善区域公立医院医疗设备配置管理，引导合理配置，严控超常超量配备。加强公立医疗机构内部专业化、精细化管理。规范公立医疗机构和医务人员诊疗行为。合理确定公立医院薪酬水平，改革完善考核评价机制，实现医务人员薪酬阳光透明，严禁下达创收指标，不得将医务人员薪酬与科室、个人业务收入直接挂钩。

（二十三）改进医疗行业综合监管。加强医疗机构医疗服务价格监督检查，以及部门间信息共享、配合执法。研究制定医疗服务价格行为指南。依法严肃查处不执行政府指导价、不按规定明码标价等各类价格违法行为，以及违规使用医保资金行为。

（二十四）完善公立医疗机构政府投入机制。落实对符合区域卫生规划的公立医疗机构基本建设和设备购置、重点学科发展等政府投入。落实对中医（民族医）医院和传染病、精神病、职业病防治、妇产和儿童等专科医疗机构的投入倾斜政策。

（二十五）规范非公立医疗机构价格。非公立医疗机构提供的医疗服务，落实市场调节价政策，按照公平合法、诚实信用、质价相符的原则合理定价，纳入医保基金支付的按医保协议管理。加强非公立医疗机构价格事中事后监管，做好价格监测和信息披露，必要时采取价格调查、函询约谈、公开曝光等措施，维护良好价格秩序。

（二十六）衔接医疗保障制度改革。做好医疗服务价格和支付政策协同，价格管理总量调控和医保总额预算管理、区域点数法协同。探索制定医保支付标准。建立健全医保医用耗材目录管理制度。深化以按病种、按疾病诊断相关分组付费为主的多元复合式医保支付方式改革。探索对紧密型医疗联合体实行医保总额付费，加强监督，在考核基础上结余留用、合理超支分担。推进医用耗材全部挂网采购，扩大高值医用耗材集中带量采购范围。强化公立医疗机构定点协议管理。

九、组织开展试点

（二十七）加强组织领导。开展试点的地区要充分认识深化医疗服务价格改革的重要性、复杂性和艰巨性，把改革试点作为深化医疗保障制度改革的重要工作任务，把党的领导贯彻到试点全过程，建立试点工作领导机构，健全工作机制，加强组织领导，严格按照统一部署开展试点工作。

（二十八）稳妥有序试点。国家医保局会同相关部门，初期在科学评估基础上遴选5个城市，重点围绕总量调控、价格分类形成和动态调整、监测考核等机制开展试点，并加强直接联系指导。有条件的省（自治区、直辖市）可组织设区的市参与试点。试点城市要因地制宜制定试点实施方案，稳妥有序推进，形成可复制、可推广的改革经验。

（二十九）精心组织实施。试点实施方案要聚焦突出问题和关键环节，深入探索体制机制创新，力求有所突破，取得实效。试点实施方案由省级人民政府审核后组织实施，并报国家医保局备案。试点中遇到重大情况，及时向国家医保局和省级人民政府报告。非试点地区要按照国家医保局等 4 部门印发的《关于做好当前医疗服务价格动态调整工作的意见》（医保发〔2019〕79 号）要求，做好相关工作，持续理顺医疗服务比价关系。

（三十）做好宣传引导。各地区、各有关部门要主动做好深化医疗服务价格改革政策解读，及时回应群众关切，合理引导社会预期。充分调动各方支持配合改革的积极性和主动性，广泛听取意见，凝聚社会共识，提前做好风险评估，努力营造良好改革氛围。

《关于做好当前医疗服务价格动态调整工作的意见》（医保发〔2019〕79 号）

为贯彻落实党中央、国务院关于深化医药卫生体制改革和治理高值医用耗材的改革部署，在总体不增加患者负担前提下，稳妥有序试点探索医疗服务价格优化，现就做好当前公立医疗机构医疗服务价格动态调整工作，全面取消公立医疗机构医用耗材加成等提出以下意见。

一、总体要求

以习近平新时代中国特色社会主义思想为指导，以人民健康为中心，持续完善医疗服务价格管理体系。坚持以临床价值为导向、以成本为基础、以科学方法为依托，按照"总量控制、结构调整、有升有降、逐步到位"的原则，与财政补助衔接，强化上下联动和共建共治，加强部门协同，充分发挥医疗机构专业优势，建立和完善医疗服务价格动态调整机制，稳妥有序试点探索医疗服务价格优化。通过动态调整医疗服务价格，逐步理顺医疗服务比价关系，支持医疗技术进步，支持体现技术劳务价值，支持为人民群众提供更有价值、更高效率的医疗服务，促进医疗资源优化配置、促进医疗机构主动规范服务行为、促进医疗行业高质量发展。

二、建立和完善医疗服务价格动态调整机制

（一）规范基本路径。医疗服务价格动态调整机制是当前各地调整医疗服务价格的重要方式。各省（区、市）按照"设置启动条件、评估触发实施、有升有降调价、医保支付衔接、跟踪监测考核"的基本路径，整体设计本省份动态调整机制。各地在定价权限范围内，按照机制实施调价。

（二）综合设置启动条件。设置启动条件的因素可以包括但不限于以下内容：一是医药卫生费用、医疗服务收入（不含药品、耗材、检查、化验收入，下同）

占比、医疗成本变化、人力成本占比等反映医疗机构运行状况的指标；二是医保基金可支付月数或患者个人自付水平等反映社会承受能力的指标；三是居民消费价格指数或地区生产总值等反映经济发展的指标；四是社会平均工资等影响医疗服务要素成本变化的指标等。具体启动条件，以及相应的触发标准、约束标准，应结合当地实际确定并向社会公布。

（三）定期开展调价评估。医疗保障部门会同相关部门对本地区上一年度的相关指标进行量化评估，符合触发标准的，按程序启动调价工作；超过约束标准的，本年度原则上不安排价格动态调整。配套医改重点任务实施的专项调整，以及对新增项目、价格矛盾突出项目进行的个别调整除外。2020－2022年，各地要抓住药品耗材集中采购、取消医用耗材加成等降低药品耗材费用的窗口期，每年进行调价评估，达到启动条件的要稳妥有序调整价格，加大医疗服务价格动态调整力度，与"三医"联动改革紧密衔接。

（四）合理测算调价空间。调价空间主要按照"历史基数"加"合理增长"的方式确定，即以每次调价前医药费用总量为基数，选择反映控费效果、经济发展、医保筹资、物价水平或居民收入变化的相关指标综合确定合理的调整幅度。为落实重大医改任务，配套实施专项调整时，可根据医改任务对公立医疗机构收入和成本的实际影响分类测算调价空间，兼顾医院、患者和医保三者平衡。

（五）优化选择调价项目。一是优先将技术劳务占比高、成本和价格严重偏离的医疗服务项目纳入调价范围。二是关注不同类型、不同等级医疗机构的功能定位、服务能力和运行特点，兼顾收入结构特殊的专科医疗机构和基层医疗机构。三是平衡好调价节奏和项目选择，防止出现部分应调整的项目长期得不到调整、部分项目过度调整的情况。

（六）科学制定调价方案。动态调整医疗服务价格的方法主要是将调价空间向调价项目进行合理分配，具体应符合以下要求：一是调价预计增收的总金额与既定的调价空间基本吻合，注意医院间、学科间均衡。二是重点提高体现技术劳务价值的医疗服务价格，降低设备物耗占比高的检查检验和大型设备治疗价格，支持儿科等薄弱学科发展，支持中医传承创新发展，支持公立医疗机构提高医疗服务收入占比。三是区域内实行分级定价，考虑医疗机构等级和功能定位、医师级别、市场需求、资源配置方向等因素，合理调节价格差距。四是区域间应加强沟通协调，促使经济发展水平相近、医疗发展水平相当、地理区域相邻省份的价格水平保持合理衔接。

三、落实取消医用耗材加成专项改革任务

各地要认真落实中央要求，于 2019 年底前全面取消各级各类公立医疗机构医用耗材加成。减少的合理收入主要通过调整医疗服务价格、财政适当补助、做好同医保支付衔接等方式妥善解决。公立医疗机构要通过分类集中采购、加强成本核算、规范合理使用等方式降低成本，实现良性平稳运行。

调价项目和调价水平要结合医用耗材使用规律，重点关注补偿合理空间、匹配耗材使用结构、有利于理顺比价关系等。调价项目属于医保支付范围的，按规定给予报销，各统筹地区不应取消医用耗材加成调减医疗机构医保总额控制指标。财政适当补助是指，改革过渡期间同级财政部门对受政策影响较大的公立医疗机构，可以根据执行取消医用耗材加成改革绩效考评情况和实际运行情况，予以适当奖补。

四、完善配套措施

（一）改革优化调价规则和程序。医疗服务定调价的程序，一般包括价格成本调查、专家论证、风险评估、听取意见、集体审议等环节。各地要依法依规改革优化医疗服务定调价程序，采取简明易行的方式开展成本调查、广泛听取意见。做好调价风险评估，重点研判影响范围广或涉及特殊困难群体的调价项目，防范个性问题扩大成为系统性风险。

（二）做好跟踪监测和绩效评价。监测公立医疗机构医疗服务价格、成本、费用、收入分配及改革运行情况等，作为实施医疗服务价格动态调整的基础。做好医疗服务价格动态调整机制实施情况的绩效评价工作，及时完善政策。部门间加强互联互通、信息共享。

（三）保障患者合法价格权益。公立医疗机构提供医疗服务，收费应以合法合规为前提，遵循公平、合法和诚实信用的原则，在政策允许的范围内，合理制定和调整价格，并以明确清晰的方式公示，不得强制服务并收费，不得采取分解收费项目、重复收费、扩大收费等方式变相提高收费标准。

（四）提升公立医疗机构管理和服务水平。公立医疗机构应主动适应改革，完善自我管理；规范医疗服务行为，控制药品耗材不合理使用；提升医疗服务质量、优化医疗服务流程、改善就医体验；改革完善内部分配机制，实现良性平稳运行。

五、做好组织实施

（一）提高思想认识。各地要充分认识做好当前医疗服务价格动态调整工作的重要性和复杂性，加强领导，落实责任，精心组织实施，落实好本年度取消医用耗材加成和价格专项调整工作，借鉴前期取消药品加成，以及已取消医用耗材加成省份的相关经验，确保按时完成医改重点任务。

（二）加强部门协同。医疗保障部门会同有关部门统筹研究制定医疗服务价格改革政策。卫生健康行政部门会同有关部门做好全国医疗服务项目技术规范制定工作，加强对公立医疗机构的指导。财政部门按要求落实对公立医疗机构的补助政策。市场监管部门要加强对各类医疗机构的监督检查，严肃查处各类价格违法违规行为。各有关部门根据日常管理和监督检查实际，提供改进价格政策的意见建议。

（三）鼓励探索创新。各地要根据本地区实际条件，探索创新完善医疗服务价格动态调整机制、全面取消公立医疗机构医用耗材加成的具体方式方法；不具备全面建立价格动态调整机制条件的地区，2020 年底前，可选择部分地市开展试点。

（四）做好舆论引导。各地要解读好价格动态调整机制的主要做法，宣传稳妥有序试点探索医疗服务价格优化、做好当前医疗服务价格动态调整，以及取消公立医疗机构医用耗材加成等工作的必要性和重要意义，引导各方形成合理预期，引导公立医疗机构主动转变发展方式，通过完善自我管理，强化降本增效，减少资源浪费。要密切关注舆情动态，及时妥善应对负面舆情。

《关于印发推进医疗服务价格改革意见的通知》（发改价格〔2016〕1431 号

推进医疗服务价格改革，是价格机制改革和深化医药卫生体制改革的重要任务，对推动医疗机构建立科学合理补偿机制，促进医药卫生事业健康发展具有重要作用。近年来，各地结合实际规范医疗服务价格管理，调整医疗服务价格，取得了积极成效。但医疗服务价格尚未理顺，管理方式仍需改进，价格行为有待进一步规范。为深入推进医疗服务价格改革，经国务院同意，现提出以下意见。

一、指导思想、基本原则和主要目标

（一）指导思想。全面贯彻党的十八大和十八届三中、四中、五中全会精神，按照党中央、国务院的决策部署，牢固树立并切实贯彻创新、协调、绿色、开放、共享的发展理念，紧紧围绕深化医药卫生体制改革目标，按照"总量控制、结构调整、有升有降、逐步到位"要求，积极稳妥推进医疗服务价格改革，合理调整医疗服务价格，同步强化价格与医疗、医保、医药等相关政策衔接联动，逐步建立分类管理、动态调整、多方参与的价格形成机制，确保医疗机构良性运行、医保基金可承受、群众负担总体不增加。

（二）基本原则

坚持调放结合。按照公立医院综合改革要求，科学核算医疗服务成本，控制医药费用总量，优化医药费用结构，逐步理顺医疗服务比价关系，体现医务人员技术劳务价值。合理确定医疗服务政府定价范围，充分发挥行业监管、医保控费和市场机制作用，引导价格合理形成。坚持协同配套。与公立医院补偿机制、公立医疗机构薪酬制度、药品流通体制、医保支付、分级诊疗、医疗行为监管等改革协同推进、衔接配套，增强改革的整体性、系统性和协同性，形成政策合力。坚持统筹兼顾。落实政府投入责任，正确处理好完善公立医院补偿机制、保障医保基金运行安全、提高群众受益水平的关系，统筹考虑各方面利益，切实保障困难群众的基本医疗需求。坚持稳步推进。加强整体谋划，把握好时机、节奏和力度，分步实施，有序推进，及时完善政策，确保改革平稳实施，防止价格异常波动、诱发社会不稳定因素。

（三）主要目标

到 2017 年，逐步缩小政府定价范围，改革医疗服务项目管理，改进价格管理方式，结合公立医院综合改革同步调整医疗服务价格。到 2020 年，逐步建立以成本和收入结构变化为基础的价格动态调整机制，基本理顺医疗服务比价关系。积极探索建立通过制定医保支付标准引导价格合理形成的机制。

二、主要任务

（一）推进医疗服务价格分类管理

1. 公立医疗机构提供的基本医疗服务实行政府指导价。对人力消耗占主要成本，体现医务人员技术劳务价值、技术难度和风险程度的医疗服务，公立医院综合改革试点地区可探索由政府主导、利益相关方谈判形成价格的机制。

2. 公立医疗机构提供的特需医疗服务及其他市场竞争比较充分、个性化需求比较强的医疗服务，实行市场调节价。严格控制特需医疗服务规模，提供特需医疗服务的比例不超过全部医疗服务的 10%。公立医疗机构实行市场调节价的具体医疗服务项目，由省级价格主管部门会同卫生计生、人力资源社会保障、中医药部门，根据本地区医疗市场发展状况、医疗保障水平等因素确定，并在 2016 年底前向社会公布。

3. 非公立医疗机构提供的医疗服务，落实市场调节价政策。基本医保基金支付的实行市场调节价的医疗服务，由医保经办机构综合考虑医疗服务成本以及社会各方面承受能力等因素，与医疗机构谈判合理确定医保支付标准，引导价格合理形成。

（二）逐步理顺医疗服务比价关系

围绕公立医院综合改革，统筹考虑取消药品加成及当地政府补偿政策，按照总量控制、结构调整的原则，同步调整医疗服务价格，重点提高诊疗、手术、康复、护理、中医等体现医务人员技术劳务价值的医疗服务价格，降低大型医用设备检查治疗和检验等价格。在此基础上，通过规范诊疗行为，降低药品、耗材等费用腾出空间，动态调整医疗服务价格。实行分级定价，根据医疗机构等级、医师级别和市场需求等因素，对医疗服务制定不同价格，拉开价格差距，引导患者合理就医。做好与医保支付、医疗控费等政策相互衔接，保证患者基本医疗费用负担总体不增加。

（三）改革医疗服务价格项目管理

国家负责制定全国医疗服务项目技术规范，统一项目名称和服务内容，指导医疗机构规范开展服务，并作为确定医疗机构收费项目的依据。各地依据全国医疗服务项目技术规范，确定本地区医疗机构服务收费的具体项目。2020 年前，形成全国统一的医疗服务项目技术规范，并实行动态调整。坚持鼓励创新和使用适宜技术相结合的原则，及时受理新增医疗服务项目，简化工作程序，提高工作效率，促进医疗新技术尽早进入临床使用。

（四）推进医疗服务定价方式改革

扩大按病种、按服务单元收费范围，逐步减少按项目收费的数量。到 2016 年底，城市公立医院综合改革试点地区实行按病种收费的病种不少于 100 个。各地可结合本地实际，按照价格法的规定，授权设区市和有条件的县（市）对医疗服务价格进行调整，并做好协调指导和监督管理工作。

（五）加强医疗服务价格监管

对实行政府指导价的医疗服务，要按照"管细、管好、管到位"的要求，加强医疗服务成本监审和价格监测，完善定价过程中公众参与、专家论证制度，主动接受社会监督。对实行市场调节价的医疗服务，医疗机构要遵循公平、合法和诚实信用的原则，合理制定和调整价格，并保持相对稳定。加强医药费用控制，各地要综合考虑经济发展水平、基本医疗保障和群众承受能力等因素，合理确定本地区医药费用总量，明确控费指标，确保区域内医疗费用不合理增长得到有效控制。建立全方位、多层次的价格监督机制，发挥 12358 全国价格监管平台作用，依法严肃查处各种乱收费行为。

三、保障措施

（一）明确部门分工。各有关部门要按照推进医疗服务价格改革要求和职责分工，及时细化落实改革措施。价格主管部门会同有关部门统筹研究制定医疗服务价格改革政策，建立多种形式并存的定价方式，合理确定和调整医疗服务项目及价格，强化价格行为监管。卫生计生行政部门（含中医药管理部门）会同有关部门制定全国医疗服务项目技术规范，加强行业监管和医疗机构内部管理，制定规范医疗服务行为、控制医疗费用不合理增长的政策措施，在 2016 年底前建立健全公立医疗机构医疗总费用、次均（床日）费用、检查检验收入占比、药占比、门诊和住院人次等指标定期通报制度，督促落实医疗服务价格公示制度、费用清单制度，强化社会监督和医疗机构控费意识。人力资源社会保障、卫生计生部门要做好医保与价格政策的衔接配合，加强医保对医疗服务行为的监管，并会同财政等有关部门积极推进医保支付方式改革，加强费用控制，制定医保支付标准的政策措施。

（二）协同推进改革。各有关部门要按照深化医药卫生体制改革要求，加快药品流通体制、医保支付制度、公立医疗机构薪酬制度和分级诊疗制度等改革，推动建立经营规范、竞争有序、服务高效的药品流通新秩序和合理用药、合理诊疗的医疗机构内在激励约束机制，切实减轻患者费用负担。各地价格、卫生计生、人力资源社会保障和中医药等部门要密切配合、相互协作，共同研究制定医疗服务价格改革具体方案，出台医疗服务价格改革政策时，同时公布医保支付和医疗控费等措施。

（三）鼓励探索创新。鼓励地方按照医疗服务价格改革的总体要求和目标任务，在推进医疗服务定价方式改革、医保支付方式改革以及控制医药费用、强化社会监督、发挥商业保险作用等方面大胆探索，勇于创新，积累经验，促进改革整体推进。充分发挥第三方在规范医疗服务项目、核算医疗服务成本和开展政策评估等方面的技术支撑作用，促进医疗服务价格管理更加客观、公正、规范、透明。

（四）做好跟踪评估。各地要建立医疗服务价格改革的督导、考核和评估机制，加强对改革进展和效果的跟踪评价，及时总结经验、完善政策，推广好的做法。要密切关注改革后医药费用变化情况，防止出现其他方面未见到实际效果，医疗服务价格却大幅上升，群众和全社会医疗负担加重的问题。对改革中出现的新问题，要及时研究分析，提出解决措施。要建立应急处置工作预案，第一时间研究处理社会反映的问题。

（五）加强舆论宣传。强化政策宣传和舆论引导，及时准确解读医疗服务价格改革政策措施，合理引导社会预期，积极回应社会关切，争取社会各界的理解和支持，引导广大医务人员积极参与，凝聚各方共识，为改革创造良好环境，确保改革顺利推进。医疗服务价格改革涉及面广、影响大、情况复杂，各地区、各有关部门要充分认识改革的重要性、艰巨性和复杂性，加强领导，落实责任，精心组织实施。国家发展改革委会同有关部门对改革落实情况加强监督检查，改革中出现的重大情况，各地要及时报告。